丁锦希 ◎ 著

评估准入与调整

全球视角下的创新药物 HTA 评价与医保管理

U0387186

化学工业出版社

·北京·

图书在版编目（CIP）数据

评估准入与调整：全球视角下的创新药物 HTA 评价与医保
管理 / 丁锦希著 . ——北京：化学工业出版社，2020.8（2021.1重印）
ISBN 978-7-122-37207-9

Ⅰ . ①评… Ⅱ . ①丁… Ⅲ . ①新药—研制—研究②医
疗保健制度—研究—世界 Ⅳ . ① R97 ② R197

中国版本图书馆 CIP 数据核字（2020）第 099306 号

责任编辑：李 倩 段丽娜 插图摄影：张弓锐

责任校对：宋 玮 封面设计：丁小米

文字编辑：薛阳晖 封面题字：丁锦希

装帧设计：陈振丰

出版发行：化学工业出版社

（北京市东城区青年湖南街 13 号 邮政编码 100011）

印 装：北京盛通印刷股份有限公司

880mm×1230mm 1/16 印张 22 ¾ 字数 351 千字

2021 年 1 月北京第 1 版第 3 次印刷

购书咨询：010-64518888

售后服务：010-64518899

网 址：http://www.cip.com.cn

凡购买本书，如有缺损质量问题，本社销售中心负责调换。

定 价：298.00 元

序

随着人口老龄化和疾病谱的改变，以及医疗新技术的不断涌现，医疗卫生服务的成本与费用高速增长，给国家医保基金带来了巨大压力。如何高效利用医疗资源，合理选择和购买医疗卫生产品与服务，为参保人争取最大化的健康效益，成为了医保管理者的神圣使命。在此背景下，卫生技术评估（Health Technology Assessment，HTA）获得了越来越多的关注和重视，并渗透到卫生研究与决策过程中，成为医保管理中体现"公平与效率"的重要组成部分。

虽然 HTA 在我国已有二十多年的发展历史，但在决策过程中应用程度并不高。本书从全球视角，向读者介绍创新药物 HTA 评价与医保管理的理论与实践进展，为我国学术探索与医保制度建设提供参考。本书有以下两个特点：

一是实践性。本书既涉及创新药物 HTA 评价的基本理论和方法，又注重医保准入决策和准入后管理中如何应用 HTA 评价结果，并对全球医保制度运行现状进行了较为全面的归纳和总结。同时，辅以大量典型实例与知识拓展，深入浅出介绍各国典型准入政策与管理模式，便于广大读者理解。

二是探索性。目前国内在 HTA 与医保准入领域的专著较少，学术观点也各有侧重。本书在梳理国内外相关学术理念与政策设计的基础上，对相关理论与应用进行了探索性研究，以期向读者展现学科全貌。

HTA 与医保准入政策研究在我国起步较晚。作为一门年轻的学科，还有许多领域尚待深入研究。加之作者理论水平及实践经验有限，书中难免会有一些错误或不成熟之处，敬请各位同仁和读者不吝赐教！

丁锦希

2020 年 5 月

中国药科大学天鹅湖畔

前　言

　　卫生技术评估（HTA）通过对卫生技术的安全性、有效性及经济学特性进行系统全面的评价，为决策者提供最优选择的决策依据，促进卫生资源的合理配置。从全球范围来看，各国建立了较完备的 HTA 体系，并将 HTA 应用于创新药物的市场准入过程，根据评估结果确定药物是否应纳入医保报销范围。

　　2017 年、2018 年、2019 年国家药品医保谈判中，我国开始将 HTA 评价理念引入医保准入管理制度中，但相关机制建设仍处于起步阶段。本书从"评估、准入、调整"三维度剖析，在创新药物医保全周期管理过程中，如何审评和应用 HTA 评估结果，以期为完善我国医保制度提供参考。

　　全书共十章。以医保目录准入为节点，分为上、下两篇。

　　上篇为准入篇。旨在分析创新药物医保准入机制，包含要素审评、价格测算和准入通道三个环节。医保准入是创新药物纳入医保给付范围的核心措施，各国均利用 HTA "临床价值"、"成本效益"和"预算影响"三要素审评结论，为医保准入决策和支付标准测算提供科学依据。同时，为提高准入的效率、规范性和可预测性，各国对准入通道实施精细化管理，出台流程性或技术性指南。

　　下篇为管理篇。介绍创新药物准入后的医保管理机制，包含协议、续约和退出三个环节。准入后管理关系到医保制度的有序运行，有利于医保目录的结构优化与医保资源的合理配置。部分品种在准入时存在不确定因素，医保支付方与企业签订了管理协议，以控制基金风险。协议到期后，医保部门根据临床价值的变化，或适应症与支付限制的变更情况，对相关品种开展再评价，以决定是否续约和调整支付标准。若目录内药物在安全性、有效性或经济性上出现不符合医保管理需求情况时，则启动退出机制，促进医保目录品种更新换代，实现医保基金的价值购买。

评估准入与调整——全球视角下的创新药物HTA评价与医保管理

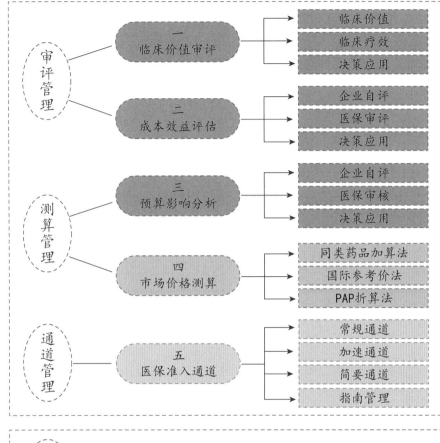

上篇 准入篇

审评管理
一 临床价值审评
　临床价值
　临床疗效
　决策应用

二 成本效益评估
　企业自评
　医保审评
　决策应用

测算管理
三 预算影响分析
　企业自评
　医保审核
　决策应用

四 市场价格测算
　同类药品加算法
　国际参考价法
　PAP折算法

通道管理
五 医保准入通道
　常规通道
　加速通道
　简要通道
　指南管理

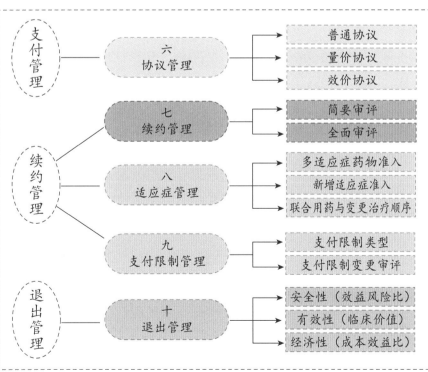

下篇 管理篇

支付管理
六 协议管理
　普通协议
　量价协议
　效价协议

续约管理
七 续约管理
　简要审评
　全面审评

八 适应症管理
　多适应症药物准入
　新增适应症准入
　联合用药与变更治疗顺序

九 支付限制管理
　支付限制类型
　支付限制变更审评

退出管理
十 退出管理
　安全性（效益风险比）
　有效性（临床价值）
　经济性（成本效益比）

医保全周期管理

本书逻辑框架图

目　录

上篇 准入篇

第一章　临床价值审评

　　临床价值审评是指，医保部门基于"价值导向"理念，综合多个评估指标，考量药物的临床价值，是医保准入的先决条件。其中，临床疗效是临床价值审评的核心要素，注重相对于参照药物的临床疗效的改善程度，即增量疗效。医保部门根据药物的增量疗效分级或疗效评估分值得出临床价值审评结论，以此作为医保准入决策的重要参考。

　　我国在 2017~2019 年两次医保目录调整与三次医保目录准入谈判中，已将临床价值审评引入到实际操作层面。本章从全球视角，介绍临床价值的通行审评方法，分"临床价值 - 临床疗效 - 决策应用"三个部分。

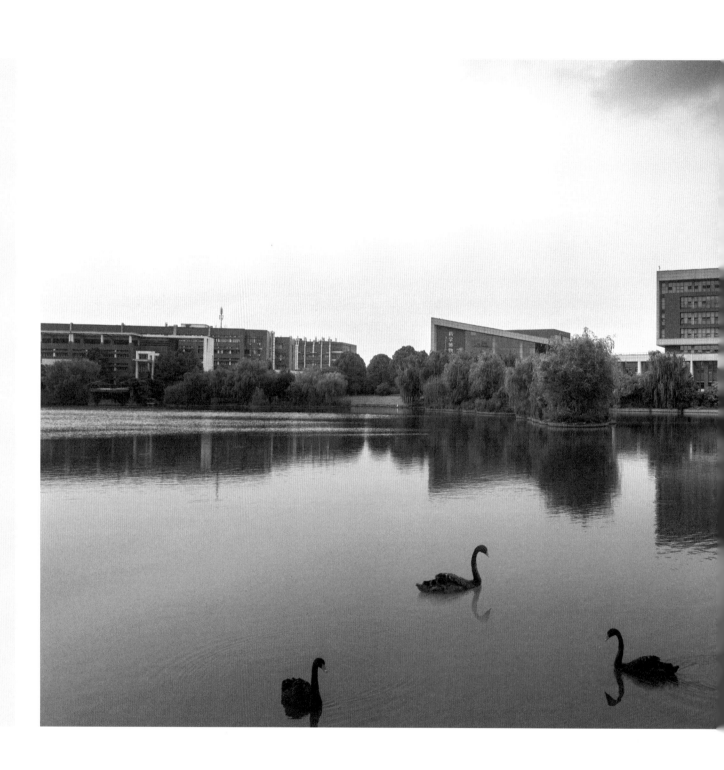

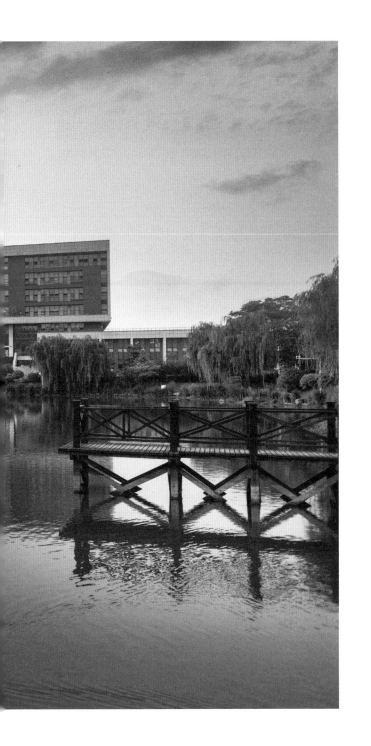

第一章 临床价值审评

第一节 临床价值

1 内涵及作用

2 评估指标与证据

3 中国现状及发展趋势

第二节 临床疗效

1 参照药物

2 临床疗效证据

3 中国现状及发展趋势

第三节 决策应用

1 增量疗效分级决策型

2 疗效评估分值决策型

3 中国现状及发展趋势

第一节 临床价值

药物的临床价值是指在临床用药过程中，药物满足临床治疗需求的程度[1]。医保部门主要根据企业提交的评估报告和相关证据从五个维度对药物进行审评。本节从内涵及作用、评估指标与证据等方面介绍临床价值审评内容。

1 内涵及作用

1.1 内涵

药物的临床价值对于患者、医保部门等不同群体有不同的意义。对于患者而言，临床价值是寿命延长、身体功能改善和生活质量提高的综合获益，此为临床价值的基础；对于医保部门，则是指医疗费用和治疗产出的临床效益的综合体现，主要依靠成本效益反映[2]。

通常，学界认为临床价值的核心要素是临床疗效[1]，是指对患者健康状态（如症状缓解）、功能（如活动能力增强）或治疗后生存质量等方面的有益影响，可通过疾病的改善程度衡量[3]。更广泛的临床价值要素则涵盖了患者的其他益处及护理人员、卫生保健系统、社会经济影响的益处等。

临床价值审评是医保部门判断药物临床价值的科学手段，主要根据临床疗效、疾病严重程度、未满足的临床需求等相关指标进行判断。整体来说，临床价值审评针对的是药物对于医保管理的综合价值，体现出医保审评机构"价值导向"的决策理念。

1.2 作用

作为医保准入审评的首要环节，临床价值审评对于医保决策有着重大影响。主要体现为以下两个方面。

医保准入方式 部分国家主要依据药物临床价值的审评结论，作出医保准入决策，即以增量疗效分级（德国）或疗效评估分值（美国）等审评结论来判断药物是否准入以及准入方式。

医保支付标准 部分国家以临床价值审评结论作为药物医保支付标准的制定依据，如法国。增量疗效分级的层级越高，企业制定支付标准的自主性越大。

2 评估指标与证据

对于药物的临床价值审评，各国医保部门通常出版官方指南，设立评估指标体系指导企业自行开展评估。各国医保部门通常以企业提交评估报告和证据为基础，综合其它相关证据得出审评结论。

笔者通过分析法国、德国、英国、意大利、荷兰等国家的相关评估指南文件,将临床价值的评估指标归纳为疾病负担、临床疗效、临床地位、创新水平、社会经济影响五个维度。如表 1-1 所示。

表1-1　临床价值评估指标[4-5]

序号	维度	审评指标	法国	德国	英国	意大利	荷兰
1	疾病负担	疾病的严重程度	SMR评级	增量疗效分级	生命终末期治疗药物	√	√
		患病率	√	√	√	√	√
		未满足的临床需求	√	×	√	√	√
2	临床疗效	有效性	√	√	√	√	√
		安全性	√	√	√	√	√
		健康相关生命质量	√	(考虑条件*)	(优先性*)	√	√
3	临床地位	临床不可替代性	√	—	—	√	—
		临床治疗顺序	√	特定治疗方案评估	NHS决定	√	—
4	创新水平	治疗机制/方法创新	(三个级别*)	—	ICER>£20000/QALY考虑	×	—
		健康受益创新	√	增量疗效评估	√	√	√
5	社会经济影响	公共卫生利益	√	×	√	—	√
		社会生产力	—	√	考虑非正式照护成本	考虑直接成本	√

*考虑条件:如果使用适用于临床试验的验证工具进行测量,则考虑健康相关生命质量(HRQoL)结果。
*优先性:在英国,HRQoL结果优先于替代/中间结果。
*三个级别:症状缓解、预防、治疗。

不同的审评维度考虑药物临床价值的侧重点不同,各国通常基于本国国情和卫生体系特点进行选择,这体现出医保临床价值审评的综合性以及"价值导向"的理念。下文将分别从五个维度,对医保准入审评中的临床价值评估指标及评价证据进行具体说明。

2.1 疾病负担

(1)评估指标

疾病负担是指药物所针对的适应症带给患者的损失,包括经济方面的损失、生活质量的恶化和生命年的减少[6]。疾病负担维度并非直接评估药物,而是通过药物适应症的危害与其临床需求程度的间接评估,主要考虑疾病的严重程度、患病率、未满足的临床需求三项指标。

疾病的严重程度 指疾病严重或危及生命的程度,主要以死亡率或致残率为标准。疾病的严重程度越高,对人体的健康危害越大,其治疗药物的临床价值也越大。另外,同一类疾病中,不同的疾病转归也会影响其治疗药物的临床价值大小。例如,同为病毒性肝炎,甲肝和戊肝多数预后较好,而乙肝和丙肝因为可慢性化使得疾病的流行程度较高,而且部分会转为肝纤维化甚至肝癌,疾病严重程度较高,相关治疗药物的临床价值也较大。

患病率 又称现患率、流行率,是调查期间特定一人群当前患有某疾病的频率,现患病例包括调查时新发生的病例和调查时尚未痊愈的病例[7]。一般来说,在其他因素相同的情况下,某种疾病的患病率越高,对社会的危害越大,该疾病的治疗药物临床价值越大。例如我国 2019 年慢性病患病率已达 23%,其中高血压、糖尿病、高脂血症、冠心病等位居前列①,为国家医疗卫生工作的重点,其治疗药物也相应具有较高临床价值。

未满足的临床需求 目前尚无有效治疗措施的疾病,若药物用于治疗此类疾病,可满足临床上的实际需求,则认为其具有较大的临床价值。例如,多年来临床针对标准化疗失败的转移性结直肠癌患者均采用支持治疗,无有效治疗措施。2012 年,瑞戈非尼(商品名 Stivarga®)获得美国食品药品监督管理局(U.S. Food and Drug Administration,FDA)批准,临床证据证明其可提高晚期转移性结直肠癌患者整体生存率,缓解此前无药可医的困境,即认为其可弥补未满足的临床需求。

(2)评价证据

在医保准入审评中,需基于不同来源的评价证据对疾病负担的三项指标进行评估(见表 1-2)。对于疾病严重程度和患病率的评估,以文献研究和统计部门信息为主要证据来源。而未满足的临床需求这一指标,可参考临床专家意见与权威指南。

表1-2 疾病负担的评价证据与来源

评估指标	评价证据	证据来源
疾病严重程度	对疾病基本信息的描述报告等	文献研究与权威临床指南
患病率	疾病的流行病学调查报告等	官方统计部门与文献研究
未满足的临床需求	专家意见和现有的治疗方案概述等	专家声明书与权威临床指南

在上述评价证据中,部分国家出具官方专家声明书,为药物的临床价值审评提供参考。对于专家声明书的具体来源要求,可参考澳大利亚药物福利咨询委员会(Pharmaceutical Benefits Advisory Committee,PBAC)出具的专家意见附录[8]。相关临床专家可对药物的临床需求、适应症、临床治疗方案等提供建议。由审评机构建立的顾问委员会或相关疾病领域的专业医师小组,通过临床专家会议、访谈的形式收集整理专家意见,将会议与访谈内容整理成会议纪要或访谈摘要作为证据提交。

---

① 数据来源:中国疾病预防控制中心

【案例分析1-1】 英国和中国台湾地区对艾尔巴韦格拉瑞韦片的疾病负担审评[9-10]

　　艾尔巴韦格拉瑞韦片（商品名：Zepatier®，图1-1）由默沙东公司开发，由固定剂量的两种药物（艾尔巴韦 50mg/ 格拉瑞韦 100mg）组合而成。艾尔巴韦 (Elbasvir) 是丙肝病毒 NS5A 蛋白的抑制剂，格拉瑞韦 (Grazoprevir) 是 NS3/4A 蛋白的抑制剂，主要用于治疗成人基因型 1 和 4 的慢性丙型肝炎。

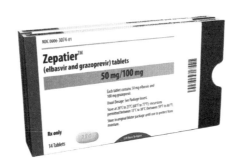

图1-1　艾尔巴韦格拉瑞韦片产品外包装示意图

　　中国台湾地区医保部门在审评艾尔巴韦格拉瑞韦片时，对丙型肝炎的患病率、严重程度进行考察。英国国家卫生与临床技术优化研究所（The National Institute for Health and Care Excellence，NICE）还考虑该疾病领域未满足的临床需求。

　　患病率　审评报告中指出，根据亚太肝脏研究学会 2015 年发表的文献，中国台湾地区成人的丙型肝炎病毒感染的患病率为 4.4%，南台湾地区更高达 8.6%。

　　疾病的严重程度　根据中国台湾地区医保部门的统计资料，急性丙肝病毒感染后有 70%~80% 的患者会变为慢性丙肝病毒感染者。其中，有约 20% 的患者在 20 年后会产生肝硬化。在肝硬化的丙肝患者中，每年有 1%~4% 的患者发展为肝细胞癌，4%~5% 的患者出现肝功能代偿失调。

　　未满足的临床需求　依据临床权威治疗指南和临床专家意见，长期以来，临床上主要通过注射聚乙二醇干扰素联合口服利巴韦林治疗丙型肝炎。但该治疗方案存在许多副作用，且患者依从性较差。临床专家还指出对于同时患有肾脏疾病的患者，临床上很少使用不含利巴韦林的治疗方案。而服用艾尔巴韦格拉瑞韦片不需要与利巴韦林联合使用，这可以提高肾病患者的耐受性，且口服的给药方式相较于注射治疗，可提高患者的治疗意愿。

2.2 临床疗效

（1）评估指标

临床疗效是指对患者健康状态（如症状缓解）、功能（如活动能力增强）或治疗后生命质量等方面的有益影响，可以通过疾病或病情进展的改善程度来衡量。临床疗效主要包含药物的有效性与安全性两项主要指标，健康相关生命质量为次要评估指标。临床疗效是药物临床价值审评的核心，故将在本章第二节将展开详细阐述。

有效性 药物有效性是对患者用药反应的评估或测量，主要体现为延长了患者的预期寿命或改善了患者的生活质量。针对现有的疾病，特别是严重程度较高的疾病，若评估药物比现有治疗方案存在疗效优势，则该药临床价值较大。

安全性 是指按照规定的适应症、用法、用量使用药物后，人体产生不良反应的程度。药物的安全性直接关系到患者的健康和生命安全，安全性评估主要依据对不良反应的统计。

若评估药物的有效性与现有治疗方案相近，但不良反应明显减少；或者药物在安全性方面无改进，但与现有治疗方案相比有效性显著提高，如用于治疗对现有治疗方案过敏或无反应的患者，也被认为具有较大的临床价值[1]。

健康相关生命质量（Health Related Quality of Life，HRQoL） 是指在病伤、医疗干预、老化和社会环境改变影响下的个人健康状态，以及与其经济、文化背景和价值取向相联系的主观满意度。这是一项多维指标，从身体、心理和社会等方面描述患者的生命质量。疾病对患者的生命质量影响程度越大，其治疗药物的临床价值也越大。

（2）评价证据

对于药物有效性和安全性两项评估指标，其证据来源关联比较紧密，在此统一叙述。首先需明确评估药物和参照药物的基本信息，之后根据企业提交的临床证据评价药物有效性和安全性。药物基本信息的资料大部分与注册环节衔接，是药物评审中最基础也必不可少的资料。临床研究证据则更加关注评估药物相对于参照药物的有效性与安全性，有效性主要依据临床试验的主要终点结果和替代 / 中间结果；安全性则主要依据临床试验的不良反应发生率、因不良反应而导致停药 / 致死的病人百分比、患者耐受情况、长期安全性数据。

对于健康相关生命质量这一评估指标，评价证据主要来自两类。一是欧洲五维健康量表（EuroQol Five Dimensions Questionnaire，EQ-5D）和六维健康调查简表（The Six Dimensions Short Form Health Survey，SF-6D）等量表评估报告；二是患者报告结局（Patient Reported Outcomes，PROs）等直接来自于患者对自身健康状况、功能状态以及治疗感受的报告[11]。

表1-3　临床疗效证据及来源

评估指标	评价证据	证据来源
有效性 和安全性	药物基本信息：评估药物和参照药物的名称、剂型、规格、用法用量（包括适用对象、年龄、每日一般剂量和最大剂量、给药方式、使用频率，疗程）、主要适应症、上市情况、作用机理、药物动力学和药效学、药物不良反应现象/发生率及治疗禁忌、参照药物的选择理由。	药品说明书、本国药物监管机构、世卫组织的ATC/DDD系统、临床治疗指南、相关文献检索。
	临床研究证据：基于随机对照试验（RCT）的系统综述（包括文献检索策略、纳入/排除标准）、RCT、间接比较Meta分析、非随机对照试验、专家意见等。	企业提交的关键临床试验数据、系统综述/Meta分析结果、相关文献检索、专家声明书。
健康相关 生命质量	量表评估报告、患者报告结局（PROs）	通过EQ-5D、SF-6D等量表测定；患者自填量表或问卷、面对面访谈、电话访谈。

在医保准入中对药物临床疗效进行审评时，临床研究证据是最为常见的证据类型。医保部门通过对企业提交的临床证据的可信度与说服力进行评估，考察临床试验方案的合理性和临床研究数据的真实有效性，对审评结论有重要影响。

知识拓展：临床研究证据等级

　　基于受试者临床终点的证据及每种证据的质量水平进行分级以确定临床证据水平（包括多个领域的评价，如可行性、外推性、有效性、安全性和经济性等）。证据级别越高，试验结果越可靠。笔者主要依据2011年在英国牛津循证医学中心网站上发布的证据分级标准，按照证据等级的高低分为[12]：

　　1.随机对照试验的系统综述和Meta分析　最高等级的证据是随机对照试验（Randomized Controlled Trial，RCT）的系统综述分析，这是一种从多个单一研究中汇集证据或结果的整合型方法，即以系统性文献回顾的方法进行文献检索，选择相关的RCT直接比较临床研究，以证明评估药物的疗效和安全性优于参照药物。需提供文献检索策略、纳入/排除评估的标准，具体文献引用情况，对每个纳入试验的结果进行分析和解释。

　　2.随机对照试验　单一原始数据研究通常以RCT为最高等级。RCT是将研究人群随机分配到不同的比较组，每组施加不同治疗或干预措施，然后通过一定时间的随访观察，估计比较组之间的临床结局的差别，以定量评估不同措施的作用或效果的差别，遵守对照、随机、盲法、重复的原则。需详细说明治疗人群（年龄、性别、疾病特征、数量）、干预措施、参照药物、治疗方案（剂量、给药方式、疗程）、治疗效果及统计分析。

　　其中，主要依据治疗效果中的临床终点和替代/中间终点评价药物有效性。临床终点即能够预测（疾病）临床结局的指标，如死亡率、总生存期等。替代/中间终点是指在直接对临床疗效进行测量非常困难或不现实的情况下，对疗效进行间接测量的指标，如无进展生存期和客观缓解率、血压、血糖降低[13]。

评价药物的安全性可通过统计不良反应发生率（至少发生一次不良反应事件的病人占比、至少发生一次严重不良反应事件的病人占比）、因不良反应而导致停药的病人占比、患者耐受情况、长期安全性数据等来证明。

3. 非随机对照试验　随机对照试验是临床治疗、干预措施效果评价的最佳证据来源。但受实际条件和伦理等因素的限制，在临床实践中，无法进行随机对照双盲的临床试验时，非随机对照试验同样具有重要参考价值，但是非随机对照试验由于缺少了随机化分组这个临床研究最基本的特征，其研究结果可能存在某些偏倚。非随机对照试验具体可分为叙述性研究、观察性研究、临床试验三类。

4. 间接比较的 Meta 分析　在临床实践中，经常会碰到没有直接比较的证据或有直接比较的原始研究但这些研究数量较少或质量较低，或者需要从众多干预措施中选择对患者最佳措施的情况。此时，研究者往往会从 RCT 中寻找间接证据进行比较，这就形成了间接比较的 Meta 分析或多种干预措施比较的 Meta 分析（网状 Meta 分析）。

5. 专家意见　专家委员会的意见（如关于某种特定干预措施的有效性）本身并不构成强有力的证据。以单个病例或者一系列病例形式呈现的专家经验，由于受限于多种形式的偏倚（选择偏倚、回忆偏倚、报告偏倚等），可能构成不良证据。当这种专家意见存在，应优先考虑严谨科学的相关研究的结果。在缺乏强有力的证据和需要实际指导的情况下，专家组的意见可用于对有限的现有证据进行推测和外延。

2.3 临床地位

（1）评估指标

临床地位是指药物在其适应症中的治疗作用和地位，不仅由自身的疗效和安全性决定，还需考虑治疗相同适应症的相关药物临床价值。主要体现为临床不可替代性、临床治疗顺序两项指标。

临床不可替代性　是指药物在其所治疗的疾病领域不具有可替代性的品种，为评估临床地位的主要指标。一般情况下，具有临床不可替代性的药物具有很高的临床价值。法国药物临床价值分级（Service Médical Rendu，SMR）的核心指标即包括"药物在治疗策略中的地位及有无替代治疗方案"，SMR 评级结果可决定药物医保报销比例。以转移性黑色素瘤治疗药物维莫非尼在法国的准入审评为例，由于该疾病阶段评估药物不可替代性很高，在综合考虑其他因素后其 SMR 评级为"重大"，最终医保报销比例定为100%[14]。

临床治疗顺序 是指临床治疗方案的选择和使用的优先顺序，如在肿瘤治疗领域通常包含一线治疗、二线治疗、三线治疗。一般来说，一线治疗是指首次治疗所采取的干预措施，包括手术及化疗用药等情况。二线治疗主要指的是首次治疗失败，或者首次治疗经过一段时间以后产生耐药性，导致肿瘤复发进展，从而更换的其他治疗方案。三线治疗是指一线、二线治疗均失败后的治疗。一线治疗的药物通常是疗效最理想且相对经济的临床首选药物，因而具有更高的临床价值。

（2）评价证据

临床地位方面的评价证据主要依据药物的临床实际应用情况，包括其他国家的相关临床审评报告、临床权威治疗指南及临床专家意见等。根据上述证据，判断该药物是否在临床实践中存在替代治疗，以及药物的主要治疗顺序。

【案例分析1-2】 英国对苯达莫司汀的临床治疗地位审评[15]

苯达莫司汀（商品名 Treanda®，图1-2），用于治疗慢性淋巴细胞性白血病（CLL），多发性骨髓瘤和非霍奇金淋巴瘤。

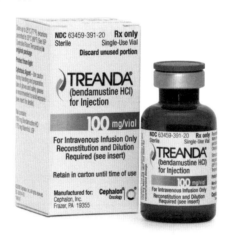

图1-2 苯达莫司汀产品外包装示意图

2011年2月，英国 NICE 在评估苯达莫司汀用于慢性淋巴细胞白血病的治疗时，考虑到其在慢性淋巴细胞性白血病临床治疗地位。评估委员会依据临床专家意见得知，当氟达拉滨联合化疗（即氟达拉滨，环磷酰胺和利妥昔单抗）不是合适的治疗方法时，唯一的治疗方法便是苯达莫司汀，且苯达莫司汀的毒性比氟达拉滨联合疗法低。在临床实践中，苯达莫司汀常用于一线治疗，有时还作为二线治疗，但是因为苯达莫司汀的二线治疗目前不在英国的上市授权范围内，故推荐将苯达莫司汀用于慢性淋巴细胞白血病的一线治疗。

2.4 创新水平

（1）评估指标

创新水平是指该药在治疗机制或临床治疗方法上具有重大突破或对健康受益产生重大的有益影响，有时也会将患者使用药物的舒适度和便利性考虑在内。在其他因素相同的情况下，药物如果具有较高的创新水平，其临床价值也会相应增加。

治疗机制/方式创新性　指药物在治疗机制（如新的作用靶点）或者治疗方式（如注射治疗转变为口服治疗）等方面具有突破性改进。例如，托珠单抗（商品名：Actemra®）是作用于全新靶点白细胞介素 6 受体的人源化单克隆抗体，为类风湿关节炎患者提供治疗新选择，具有较高的创新水平。

健康受益创新性　指药物的临床疗效大大改善，对于患者的健康受益具有重大突破，即显著延长患者的生存时间和/或显著改善患者的生命质量。药物的健康受益创新性通常通过其治疗机制的创新实现。例如，帕妥珠单抗（商品名：Perjeta®）是全球首个抑制原癌基因人类表皮生长因子受体 2（HER2）异源二聚化的大分子单抗，通过机制创新显著降低高复发风险 HER2 阳性乳腺癌患者的复发风险，提高了患者治愈机会。

知识拓展：英国对药物创新性的评价

英国 NICE 在 2013 年发布的 HTA 技术评估指南中明确指出，当药物的创新性带来显著又独特的实质性临床效益，但这部分临床效益在计算增量成本效果比（ICER）时没有完全体现出来，且 ICER>£20000/QALY 时，应当额外评估该药物的创新性水平，发布药物创新性的 HTA 报告。但是对于创新水平的理解，英国NICE 在不同的评估报告中显示出少许分歧，具体如表 1-4 所示。目前，全球相关审评机构对于药物创新水平的评价尚未形成统一标准。

表1-4　英国NICE对药物创新条件的解释存在差异的示例[16]

指标	评估报告	具体内容
治疗机制创新性	TA426	尽管"第二代"酪氨酸激酶抑制剂代表药理学方面的重要发展，但关键的创新应该是first in class药物的研发。
	TA375	改善病情的抗风湿药物（DMARDs）被认为是创新药物，但是其中有包含部分"第二代"DMARDs。
健康受益创新性	TA384	nivolumab的作用机制不是独特的，而是将其"低毒性"和"不良反应改善"等健康受益作为创新性的证据。
	TA422	ixekizumab提供了健康受益，但是认为它与现有疗法在作用机制上没有很大不同，未将其归类为创新疗法。

（2）评价证据

评估药物的治疗机制/方式创新性时，医保部门可以相关文献研究、药物专利属性或药监部门的注册审评分类为证据，企业需提供药监部门审批文件以及专利证明文件等。

相对于临床疗效维度，药物健康受益创新性的评价证据级别较强，主要是基于RCT的系统性文献回顾。其中，对于治疗效果的说明，评价健康受益创新性更加关注直接临床终点，即能够预测（疾病）临床结局的指标，如死亡率、总生存期等。此外，评价药物健康受益创新性也将患者直观感受作为测量临床结局的重要指标，主要以患者报告结局为评价证据。

表1-5　创新水平的评价证据及来源

评估指标	评价证据	证据来源
治疗机制/方式创新性	①药物作用机制/方式的相关文献研究、专家意见； ②药物主成分的专利信息（专利权人、专利申请时间与国家、专利号等）。	①相关文献检索、专家声明书； ②药监部门审批文件以及专利证明文件；
健康受益创新性	①以系统性文献回顾的方法学进行文献检索，选择相关的RCT以直接比较或间接比较的方式证明药物具有疗效的重大改善，治疗效果的说明以直接临床终点为主； ②患者报告结局。	①临床研究数据、相关文献检索； ②患者自填量表或者问卷、面对面定性访谈、电话访谈。

【案例分析1-3】 英国对沙库巴曲缬沙坦钠片的创新水平评估[17]

沙库巴曲缬沙坦钠片（Sacubitril valsartan，商品名：Entresto®，图1-3）是具有全新作用机制的突破性治疗心衰药物，由脑啡肽酶抑制剂沙库巴曲和血管紧张素受体拮抗剂缬沙坦结合而成。由诺华公司研发，用于射血分数降低的慢性心力衰竭（NYHA Ⅱ~Ⅳ级）成人患者。

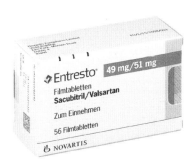

图1-3　沙库巴曲缬沙坦钠片外包装示意图

治疗机制创新性　依据相关文献研究得知，沙库巴曲缬沙坦钠片是全球首个血管紧张素受体脑啡肽酶抑制剂，治疗机制具有创新性。该药将脑啡肽酶抑制剂沙库巴曲和血管紧张素受体拮抗剂缬沙坦结合，通过沙库巴曲来增强利钠肽系统的有益作用，起到排钠利尿、舒张血管和保护心脏等作用；另一方面，通过缬沙坦来抑制肾素 - 血管紧张素 - 醛固酮的作用，起到舒张血管、改善水钠潴留和减轻心脏负荷等作用。

健康受益创新性 2016 年 4 月，英国 NICE 在评估沙库巴曲缬沙坦钠片用于治疗心力衰竭时，一项随机双盲对照的Ⅲ期试验（PARADIGM-HF）证明，由于治疗机制的创新性，该药物在改善总体死亡率、心血管疾病死亡率以及减少住院治疗方面比血管紧张素转换酶（ACE）抑制剂依那普利有更显著的治疗效果。而在此之前，ACE 抑制剂、β 受体阻滞剂和醛固酮拮抗剂同时服用是近 25 年来的该领域的"金标准"治疗方案。此外，沙库巴曲缬沙坦钠片已于 2014 年被认定为"潜在创新药物"（Promising Innovative Medicine，PIM），这表示该药在上市准入前即可通过"药物早期获取计划"在英国国民保健服务（National Health Service，NHS）中使用。

鉴于沙库巴曲缬沙坦钠片的创新水平，评审委员会认为其估算的该药 ICER 值 £26000~ £30000/QALY 具有成本效益，予以推荐（当药物 ICER > £20000/QALY 时，NICE 认为其成本效益不符合直接推荐标准，需额外考虑药物创新水平）。

2.5 社会经济影响

（1）评估指标

社会经济影响是临床价值的广义指标，指的是药物获得医保准入后，患者疾病改善对社会和经济发展产生的影响。社会经济影响主要包含对公共卫生效益和社会生产力的影响，除此之外，还包含对社会经济消费、社会服务、法律司法、教育、住房、环境的影响。

社会生产力 是指患者由于健康状况改善和医疗负担减轻，重返工作岗位，提高工作效率，进而提高的社会生产率。此外，也包含家属等护理人员可以减少因照顾病人而旷工的次数，提高社会生产率。在其他因素相同的条件下，疾病对患者的工作影响程度越大，治疗药物的临床价值也越大。例如，由于严重的抑郁和焦虑明显影响患者的工作，此类疾病的治疗药物（如盐酸帕罗西汀片）具有较大的临床价值。

公共卫生效益 公共卫生效益指的是卫生保健系统的利用率和相关成本，旨在提高公共卫生部门的效率和质量，促使公共卫生资源合理分配[18]。例如，用于预防宫颈癌的九价人乳头瘤病毒疫苗，可以降低宫颈癌患病风险，为国家和个人避免巨额卫生支出，从而减轻卫生保健系统的负担，具有较高的公共卫生效益。

（2）评价证据

在医保准入审评中，可基于三个来源的评价证据对药物的社会经济影响进行评估。一是药物可能使生产效率增加的案例（包括对文献的系统回顾）；二是通过前瞻性研究或用于衡量生产率影响的技术 / 仪器说明，药物一旦准入后如何对生产力产生影响；三是建立适当的模型，从社会视角进行额外情景分析。

需要注意的是，虽然医保部门对药物临床价值的审评可能涵盖上述五个维度的指标，但并非每个药物的准入审评均会使用所有维度的指标。并且，评估中不同维度指标的重要性也有较大差异。

3 中国现状及发展趋势

3.1 动态调整和准入谈判

近年来，国家医保局开始在医保目录的动态调整和准入谈判中探索对药物的临床价值评价。2019 年国家医保药品目录调整工作方案[19]中提出，"在基金可负担的基础上，突出临床价值……优先选择有充分证据证明其临床必需、安全有效且价格合理的品种。"

目前，我国已初步建立药物临床价值的审评指标体系，针对药物的临床地位、参保人获益、创新性等指标进行综合评分。在证据评价方面，由于评估药物数量过多，且药物信息收集方式比较单一，我国尚停留在以专家建议为主要依据的阶段，主观性较强。今后，我国将探索建立明确的证据分级制度，基于高质量证据对药物临床价值进行科学评审。

3.2 真实世界证据

真实世界证据（Real World Evidence，RWE）是指，通过对日常所收集的，与患者健康状况和 / 或诊疗及保健有关的数据，进行恰当和充分的分析所获得的关于药物的使用情况和潜在获益 / 风险的临床证据，包括回顾性或前瞻性观察性研究或者实用临床试验等干预性研究所获得的证据[20]。

在药物的临床价值审评中，RCT 一般被认为是评价药物有效性和安全性的金标准，证据可靠性较高，但是其研究结论外推于临床实际应用时具有较大的局限性①。我国已开始探索如何在药物研发和监管领域利用 RWE 评价药物的有效性和安全性。2020 年 1 月，国家药监局发布《真实世界证据支持药物研发与审评的指导原则（试行）》，以进一步指导和规范真实世界证据用于支持药物研发和审评的相关工作[21]。

3.3 临床综合评价

2016 年 10 月，国务院办公厅发布的《"健康中国 2030"规划纲要》提出，建立以基本药物为重点的临床综合评价体系。2018 年 12 月，为促进临床合理用药，使药物回归其本身临床价值，国家部署战略，要求于五年内全面建立药物临床综合评价体系。

---

① 《新英格兰医学杂志》（NEJM）2017年9月刊载的文章"Randomized, Controlled Trials in Health Insurance Systems"指出，尽管RCT在医保准入中显示为最高质量的临床证据，但其局限性也十分明显，主要表现在结果外推性等方面。

2019 年 4 月，国家卫生健康委药物政策与基本药物制度司发布《国家卫生健康委关于开展药物使用监测和临床综合评价工作的通知》的文件中，强调应充分认识药物使用监测和临床综合评价的重要性，提出需要加强药物临床综合评价组织管理，对药物临床使用的安全性、有效性、经济性等开展综合评价，以及建立评价结果应用关联机制[22]。

第二节 临床疗效

在临床价值的五个维度中，临床疗效是医保准入中最为关注的核心维度。因此，本书将在第一节基础上进一步延伸拓展，深入剖析"医保准入审评中如何评价临床疗效"这一核心问题。

相比于上市注册审批，医保部门更注重评估药物相对于参照药物的临床疗效改善程度，即增量疗效。其中参照药物和临床证据是决定疗效增量的关键因素。

1 参照药物

药物的临床疗效是一个相对概念，全球医保审评机构一般通过选取参照药物（Comparator）与评估药物进行临床对照试验，比较试验各参数情况，从而反映评估药物的临床疗效。因此，进行临床疗效评估的首要前提是科学选择参照药物。

1.1 内涵

全球范围内，目前尚无参照药物统一界定。欧洲卫生技术评估网络（EUnet HTA）的统计，全球 HTA 机构基本都将参照药物指定为临床实践中最常用的标准治疗药物[23]。

1.2 遴选标准

参照药物是在临床价值审评中评价增量疗效的重要依据和基础，也是药物经济学评价的参照对象和药物医保支付标准的测算基础。因此，参照药物的选择是启动医保准入评估的重要前提。

纵观全球,本书将参照药物遴选标准归纳为"3+2"模式。即 3 项主要标准:同适应症、已纳入医保目录和临床"金标准"；2 项附加标准：若根据 3 项主要标准可遴选出多个参照药物，则还需要考虑品种优选的附加标准，即药物的相似性原则和经济性优势。

（1）3项主要标准

同适应症　该标准是参照药物所必须具备的基本前提。首先，参照药物应当已被批准用于治疗与评估药物相匹配的适应症，具体包含病种、患者既往接受的治疗与患者特定基因突变情况等。

已纳入医保目录　在此基础上，部分国家和地区还设置了其他选择指标，例如德国、法国和中国台湾地区要求参照药物必须已经通过官方审评纳入医保报销目录范围。虽然在其他国家没有强制要求,但大多数国家在遴选参照药物时倾向于选择医保目录内药物。

临床"金标准" 指官方机构或权威指南推荐的标准治疗药物或疗效首选药物。除此之外,"临床常用"(通过市场份额确定)也经常出现于参照药物选择标准之中,20个欧盟国家的参照药物标准为"临床最常使用药物"。德国、英国、法国等国家要求参照药物需有一段时间的临床使用周期以便收集真实世界研究数据进行评估。

【案例分析1-4】 英国NICE选择纳武利尤单抗的参照药物[24]

2017年11月,英国NICE发布了纳武利尤单抗(商品名:Opdivo®,图1-4)作为二线药物治疗成人化疗后的局部晚期或转移性鳞状非小细胞肺癌评估报告,该评估选取多西他赛作为参照药物。在选择参照药物时,NICE将范围锁定在相同适应症的多西他赛、厄洛替尼、最佳支持疗法(Best Support Care)之中。

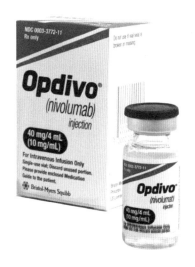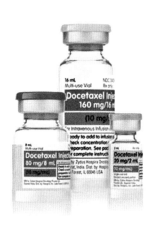

图1-4 纳武利尤单抗(左)与多西他赛(右)产品外包装示意图

首先,考虑到厄洛替尼在评估时尚未形成临床使用习惯,因此将其排除在选择之外;其次,根据临床专家的意见,多西他赛在临床上的使用一般优先于最佳支持疗法,多西他赛有效时大多数患者不会进行最佳支持疗法。因此,多西他赛最终作为成人化疗后局部晚期或转移性鳞状非小细胞肺癌的参照药物。

值得注意的是,随着医疗技术的不断进步、药物的不断上市更新,临床上对于疾病的标准治疗方法也在快速迭代更新,根据临床金标准确定的药物范围亦将会发生改变,参照药物的选择处于动态发展变化之中。

知识拓展：程序性死亡受体1（PD-1）抑制剂参照药物选择趋势

目前，临床上对于肿瘤的治疗已经呈现由传统的手术治疗、化疗、放疗方法向生物分子靶向治疗以及免疫治疗的过渡趋势。

通过梳理 PD-1 抑制剂帕博利珠单抗（Keytruda®）不同适应症在英国等国家医保准入过程中参照药物的选择，发现全球医保审评机构的选择规律呈现出"细胞毒性药物 - 靶向治疗药物 - 免疫治疗药物"的迭代更新发展趋势，这与目前临床上对肿瘤的治疗由传统的手术、化疗、放疗向靶向治疗和免疫治疗过渡的趋势大致相似。

表1-6 帕博利珠单抗在英国和德国准入时参照药物的选择*

审评时间	审评部门	适应症	参照药物	参照药物类型
2015/10	英国NICE	成人晚期黑色素瘤（伊匹单抗治疗后续疾病进展）	达卡巴嗪	化疗药物
2016/02	德国IQWiG	成人晚期不可切除或转移性黑色素瘤	维莫非尼	靶向治疗药物
2017/02	德国IQWiG	化疗后局部晚期或转移性PD-L1阳性非小细胞肺癌	伊匹单抗	免疫治疗药物

* 资料来源：英国 NICE、德国 IQWiG 官方网站

（2）2项附加标准

依据主要遴选标准确定参照药物选择范围后，如果有多个候选品种，则可依据附加标准进行品种优选：

相似性原则 即在候选品种中优先选择结构、机理、剂型、规格更相似的品种作为参照药物。相似性原则有利于排除潜在影响因素，更加科学地通过参照药物考察评估药物的临床价值。

经济性优势 有多个参照药物供选择时，应当选择具有经济性优势的品种，即价格较低的产品。经济性优势有利于提高评估标准，节约医保支出，选择时主要通过比较价格的方式实现，即选择备选范围内价格低的品种作为参考药物（比价对象大多为疗程价格而非单药价格），代表国家为德国和加拿大。

【案例分析1-5】 加拿大选择马昔腾坦的参照药物[25]

马昔腾坦（商品名：Opsumit®，图1-5），是一种内皮素受体拮抗剂，用于治疗肺动脉高压（PAH），于 2013 年获得美国 FDA 批准上市。

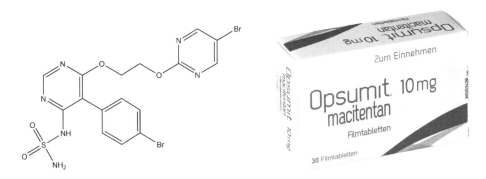

图1-5 马昔腾坦分子结构式（左）和外包装示意图（右）

加拿大在评估马昔腾坦用于治疗肺动脉高压时，选取参照药物首先将范围锁定在加拿大卫生部已批准的四类（8种）治疗PAH的药物（主要标准：同一适应症）如下：①前列腺素（前列环素、曲前列环素）；②内皮素受体拮抗剂（波生坦、安倍生坦）；③5型磷酸二酯酶（PDE5）抑制剂（西地那非、他达拉非）；④可溶性鸟苷酸环化酶（sGC）刺激物（利奥西呱）。

在以上范围中，基于临床应用广泛和价格低的基础上疗效最好两项优选标准，选取波生坦以及安倍生坦作为马昔腾坦主要参照药物，同时在评估过程中也会依情况与其他PAH治疗药物进行比较。

1.3 选择模式

目前，参照药物的选择除参考国际通用指南（如《欧洲卫生经济学评价指南》）以外，各国也根据实际评估情况制定了不同的选择模式，详见表1-7。

表1-7 域外国家典型参照药物选择模式

国家	模式类型	选择依据	选择主体
德国	政府决定	《德国社会法典》第五册(SGB V)第35a条section 35a SGB V	德国联邦联合委员会(G-BA)
英国	政府推荐企业选择	技术审评流程指南	英国国家卫生与临床技术优化研究所(NICE)
加拿大	政府制定规则企业选择	加拿大药物经济学评价指南	加拿大药品专家委员会(CDEC)

由上表可知，参照药选择的标准均由医保准入审评的主管部门进行制定，企业可以向审评机构提供建议，但无权自主决定。按照政府主导的强弱程度，可以分为以下三种模式。

政府决定（德国模式） 政府按照选择标准确定好参照药物，企业必须采用政府推荐的参照药，否则价值评估结果不予接受；

政府推荐企业选择（英国模式） 在此模式下，政府为企业推荐大致的选择范围，而企业从范围中选择出合适的参照药物；

政府制定规则企业选择（加拿大模式） 政府制定好相应的选择规则，企业严格按照规则选择参照药物。

三种模式的政府主导程度由强至弱，但都起到了政府主导而非企业自主选择参照药物的作用，从而保证后续疗效价值评价和经济价值评价结果的可靠性。

1.4 沟通机制

在卫生技术评估开始之前，为了参照药物选择等相关事宜达成一致意见，多数官方审评机构基于事前沟通机制同企业开展协商。沟通机制可在评估过程的起始阶段有效提升机构与企业之间的信息公开程度，有助于无争议地选择参照药物。具体操作上，域外国家通常会在评估技术指南中将参照药物的选择原则在范围界定（Scoping）步骤中进行事先说明。在范围界定的过程中企业和评估机构将关于参照药物的选择进行讨论，评估机构根据收到的意见进行修改，并拟定最终的参照药物或者可选择范围。

加拿大药物卫生技术局 (Canadian Agency for Drugs and Technologies in Health，CADTH) 通常在确定了审评主题后，对审评主题进行详细的范围界定，并在 CADTH 网站上公布一份拟议的范围界定文件。随后在 10 个工作日内征询任何利益相关者对拟议的项目范围的反馈意见，特别是关于患者人群、参照药物、结果指标的反馈意见以用于指导制定方案。所有反馈意见都由 CADTH 进行审查，用于最终确定临床疗效审评的范围。

综上，全球多数国家通过在技术评估之前关于参照药物的选择进行范围界定，征询所有利益相关者的意见后拟定一份范围界定文件，来确定最终的参照药物或者参照药物的选择范围。

知识拓展：PICO原则与应用

在卫生技术评估的范围界定中，评估机构通常基于"PICO 原则"界定研究问题，提供全面的沟通背景信息。"PICO 原则"具体是指通过标准流程界定评估对象的患者人群（Participants）、干预措施（Interventions）、参照药物（Comparisons）和结局指标（Outcomes），旨在清晰呈现评估对象的临床循证信息，为参照药物选择的沟通双方提供充分的信息基础，并提示相关问题。

新加坡卫生部属下的护理效果评估中心（Agency for Care Effectiveness，ACE）通过举办利益相关者研讨会来确定 PICO 原则定义的相关研究问题[*]。利益相关者研讨会通常由 8~10 位在疾病领域或在待评估的医疗技术方面具有专业知识的医疗保健专业人员组成，必要时，也可以包括医疗保健领域以外的其他利益相关者。在利益相关者研讨会之后，ACE 技术团队会根据专家的意见最终确定范围，相关的利益相关者共享此最终确定的范围，企业依据此范围来确定参照药物。

*资料来源：世界卫生组织和新加坡ACE官方网站

2 临床疗效证据

医保准入中，临床疗效的评估内容通常体现为药物的有效性和安全性，需要有详细的临床数据佐证，特别是评估药物与参照药物之间的比较数据。此时证据质量的高低可很大程度上反映药物疗效结果的真实性和可靠程度，因此需要对临床疗效证据进行严格的质量评价。

2.1 证据内容及形式

针对健康相关生命质量，通常不会在临床价值审评阶段独立评估，而是基于药物经济学评价方法应用于药物的成本效益评估中（本书第二章介绍）。本节主要介绍有效性和安全性两类指标。

（1）有效性

有效性是对受试者用药反应的评估或测量，可体现为延长了人们的预期寿命或改善了患者的生活质量。患者对评估药物的反应虽可有多个疗效指标分析，但一般选定临床上最有意义的指标（临床终点或经过验证的替代终点）作为主要疗效指标，其余可列为次要疗效指标。具体评估中，一般由主要疗效指标是否达到统计学上的显著意义来决定，次要疗效指标则可进一步补充说明及支持。

以抗肿瘤药物为例，评价药物有效性指标包括生存指标、缓解指标、辅助指标三类，其中总生存期、无进展生存期和客观缓解率通常为主要疗效指标（见表 1-8）。

表1-8 抗肿瘤药物有效性评估指标

指标类型	指标名称	英文缩写及全称	基本定义
生存指标	总生存期	OS: Overall Survival	从随机化分组开始，至因任何原因引起死亡的时间
	无进展生存期	PFS: Progression Free Survival	从随机分组开始到第一次肿瘤进展或死亡的时间
缓解指标	客观缓解率	ORR: Objective Response Rate	指肿瘤缩小达到一定量并且保持一定时间的病人的比例（CR+PR）
	疾病控制率	DCR: Disease Control Rate	肿瘤缩小或稳定且保持一定时间的病人的比例（CR+PR+SD）
	缓解持续时间	DoR: Duration of Response	从肿瘤第一次评估为CR或PR开始，到第一次评估为PD或任何原因死亡的时间
辅助指标	完全缓解	CR: Complete Response	所有目标病灶消失
	部分缓解	PR: Partial Response	基线病灶长径总和缩小≥30%
	病情稳定	SD: Stable Disease	基线病灶长径总和缩小未达30%或增大未达20%
	疾病进展	PD: Progressive Disease	基线病灶长径总和增大≥20%或出现新病灶

【案例分析1-6】 法国评估纳武利尤单抗的有效性指标[26]

2016 年 2 月，法国国家卫生管理局（Haute Autorité de Santé，HAS）发布了纳武利尤单抗（商品名：Opdivo®）治疗成人晚期（不可切除或转移性）黑色素瘤评估报告，报告中考察了 3 项产品有效性指标（见表1-9）。可以看出，在晚期黑色素瘤的治疗中，纳武利尤单抗的总生存率、中位无进展生存期、客观缓解率指标均明显优于参照药物。

表1-9　法国评估纳武利尤单抗的有效性指标

考察指标	参照药物	临床证据	患者人群	指标结果 （Opdivo VS 参照药物）
总生存率	达卡巴嗪	随机双盲试验	BRAF野生型（418名）	24%vs 46% P＜0.0001
中位无进展生存期	伊匹单抗	随机双盲试验	BRAF野生型和突变型（945名）	6.9个月 vs 2.9个月 （P＜0.0001）
客观缓解率	达卡巴嗪	随机、开放性试验	BRAF野生型和突变型（405名）	32% vs 11%

（2）安全性

安全性评估主要依据对不良反应的统计，不良反应是受试者在接受一种药物治疗后出现的不良的医学变化。在评价时，主要关注各种不良反应发生率（见表 1-10），总不良反应发生率、剧烈的不良反应、因不良反应引起治疗中断、严重的不良反应、副作用等具体指标。

表1-10　药物安全性评估指标及内容

指标名称	具体评价指标	附加值结果
总不良反应率（Overall rate of ADRs）	RR值与P值	根据HR值差异和P值显著性评价药物危害性
剧烈的不良反应（Severe ADRs）		
因不良反应引起治疗中断 (Treatment discontinuations due to ADRs)	OR值与P值 提交材料无有效数据	
严重的不良反应（Serious ADRs）		
副作用		

RR值：Risk ratio，相对危险度或危险比，两组真实发病率、患病率或死亡率的比值；

P值：在特定的统计假设模型下，数据的某个统计指标（如两组样本均数之差）等于观察值或比观察值更为极端的概率；

OR值：Odds ratio，比值比，是病例对照研究中表示暴露与疾病之间关联强度的指标，比值(odds)是指某事物发生的概率与不发生的概率之比。比值比指病例组中暴露人数与非暴露人数的比值除以对照组中暴露人数与非暴露人数的比值；

HR值：Hazard ratio，风险比，［HR=暴露组的风险函数h1(t)/非暴露组的风险函数h2(t),t指在相同的时间点上］。

【案例分析1-7】 法国审评索非布韦时关注的安全性结果[27]

索非布韦（商品名 Sovaldi®）是吉利德公司开发用于治疗慢性丙肝的新药，2013年12月6日经美国 FDA 审批上市。法国准入时对索非布韦的临床价值审评主要基于5项针对丙型肝炎病毒（HCV）基因型1-6患者的Ⅲ期临床试验得出。法国 HAS 透明委员会通过分析试验涉及的1555人次患者服药期间数据，得出如下结果，详见表1-11。

表1-11　索非布韦法国医保审评安全性结果*（基于主要Ⅲ期研究数据）

项目	FISSION POSITRON FUSION SOF+RBV（12周）	FUSION SOF+RBV（16周）	VALENCE SOF+RBV（24周）	NEUTRINO SOF+PEG +RBV（12周）	FISSION PEG+RBV（24周）	POSITRON 安慰剂
患者人数统计	566	98	250	327	243	71
治疗中断	3.2%	0	1.6%	2.1%	22.2%	4.2%
治疗中断不良反应	1.6%	0	0.4%	2.4%	11.9%	4.2%
治疗相关不良反应，不分级	72.1%	76.5%	91.2%	93.0%	93.8%	56.3%
不良反应，3或4级	2.7%	2.0%	6.8%	12.8%	16.0%	0.0%
不良反应，≥2级	28.4%	22.4%	40.8%	53.5%	61.3%	16.9%
严重不良反应	0.4%	0	0.4%	0.6%	0	0

*上述5项针对HCV基因型1-6患者的Ⅲ期临床试验分别为：Neutrino(GS-US-334-0110)，Fission(P7977-1231)， Fusion(GS-US-334-0108)，Positron(GS-US-334-0107)和Valence。

委员会经评估认为，在索非布韦与利巴韦林和干扰素联合治疗的过程中，常见的不良反应发生频率与预期中使用利巴韦林和干扰素治疗时一致，并没有产生更频繁或者更严重的药物不良反应。因此，索非布韦的安全性可以被接受，在安全性层面认可其准入资质。

2.2 证据质量评价

证据质量评价主要考察企业提交评估报告中临床试验方案的合理性和临床数据的真实有效性，对审评结论有重要影响。本书将从评价要素与步骤、评价方法两个维度进行具体阐述。

（1）评价要素与步骤

证据质量评价的要素主要包含证据的临床重要性（clinical importance）、证据的内部效度（internal validity）和证据的适用性（applicability）[28]。证据的临床重要性是指证据是否具有临床应用价值，通常采用客观指标来评价证据的临床意义；证据的内部效度指就该证据本身而言，其研究设计是否科学严谨、研究方法是否合理、统计分析方法是否正确、结论是否可靠等；证据的适用性即证据的外部效度，是指研究结果在目标人群以及日常临床实践中能够重复再现的程度，或者研究过程及其预后与临床实践日常模式间得相似程度。

证据评价步骤则包含以下四步：第一，确定评价目的，有针对性地进行评价；第二，对研究证据进行初筛，初步判定研究证据的真实性和相关性；第三，明确研究证据的类型，不同的临床问题，其研究设计方案不同；第四，合理选择评价工具，不同类型证据所适用的质量评价工具各有不同，例如针对随机对照试验常用评价工具[29]包含考科蓝（Cochrane）协作偏倚风险评估工具①和Jadad量表②。

（2）评价方法

对于临床疗效的证据的评价方法主要有证据水平分级法和量表评价法。证据水平分级法通过制定分级标准，将不同类型的临床证据进行分级，级别越高证据有效性越高，德国、法国即采用此种方法；量表评价法是指利用临床试验评估量表，从内部有效性、外部有效性、偏倚性等多方面评估证据质量，最终确定该证据是否可接受，目前中国台湾地区即采用此种方法。

证据水平分级法　通常基于受试者主要临床结局的证据及每个证据的质量（包括多个领域的评价、如可行性、外推性、有效性、安全性和经济性等）进行分级以确定证据水平。部分国家（德国和法国）有专门的证据分级水平，国际上也有通行的证据分级标准，如GRADE分级（见表1-12）。通常证据级别越高，试验结果越可靠。

表1-12　GRADE证据质量分级和推荐强度

质量等级	定义	推荐强度
高级	真实效果值接近估计效果值，进一步的研究几乎不能改变我们对效果估计值的确信程度	支持某项措施的强推荐
中等	对效果估计值有中等程度的确信程度，真实值有可能接近于估计值，但也存在两者大不相同的可能性	支持某项措施的弱推荐
低级	对效果估计值的确信程度有限，真实值与估计值大不相同	不支持某项措施的弱推荐
极低级	对任何效果估计值都非常不确定，真实值与估计值大不相同	不支持某项措施的强推荐

① 该工具包括7项评估内容：a.随机序列的产生；b.盲法分配；c.所有研究参与者采用盲法；d.结果评估的盲法；e.结果数据的完整性；f.选择报道；g.其他。以文字、表格或图示表现所有纳入研究的评价结果。
② Jadad量表通过评价给不同临床试验评分，从最差的0分到最高的5分。≤2分者为低质量临床试验，>2分者为高质量临床试验。评价项目包含随机序列的产生、双盲法、退出与失访三个方面。

通过梳理域外国家的证据分级方式（见表1-13）发现，医保审评机构通常按来源判断相关证据的质量水平，并将随机临床试验作为"质量标杆"，一旦相关证据来源于随机对照试验，其质量水平将会排列在最高层级。此外，部分国家也允许采用荟萃分析、回顾性研究、非随机试验等研究的临床证据，但其质量水平相对较低。

表1-13　域外国家的典型证据分级方式

国家/机构		级别	主要内容
通行标准	英国牛津循证医学中心[28]	五级	Ⅰ级　Ⅰa：同质性RCT的系统综述；Ⅰb：可信区间窄的RCT；Ⅰc：观察结果为"全或无"（未治疗前所有患者均死亡或部分死亡，治疗后部分死亡/全部存活）
			Ⅱ级　Ⅱa：同质性队列研究的系统综述；Ⅱb：单个队列研究；Ⅱc：结局性研究
			Ⅲ级　Ⅲa：同质性病例对照研究的系统综述；Ⅲb：单个病例对照研究
			Ⅳ级　系统病例观察（包括低质量的队列研究和病例对照研究）
			Ⅴ级　专家意见或基于生理、病理和基础研究的证据
	GRADE(美国和加拿大)[30]	四级	高级　无缺陷、一致性好、精度高、直接结果且不存在偏倚证据的RCT、真实性可靠并由很大效应量的观察性研究
			中等　存在严重缺陷的RCT、不影响真实性/存在剂量效应关系的观察性研究
			低级　存在极严重缺陷的RCT、不会影响真实性的观察性研究
			较低级　存在极严重缺陷且结果不一致的RCT、不能直接肯定结果的观察性研究、非系统性的观察性研究（病例分析或病例报告）
自行建立临床证据等级	法国[31]	四级	Ⅰ级　高效（high powered）随机对照试验、Meta分析、决策分析
			Ⅱ级　低效（low powered）随机对照试验、非随机试验、队列研究
			Ⅲ级　病例对照研究
			Ⅳ级　回顾研究、病例对照研究、描述性流病研究、偏倚对照试验
	德国[32]	五级	Ⅰ级　Ⅰa：对证据Ⅰb研究的系统综述；Ⅰb：随机临床研究
			Ⅱ级　Ⅱa：对证据Ⅱb研究的系统综述；Ⅱb：前瞻性比较队列研究
			Ⅲ级　回顾性比较研究
			Ⅳ级　病例系列和其他非比较性研究
			Ⅴ级　观察性研究、病理生理学研究、描述性研究、单一案例报告、未经证实的公认专家意见、共识会议和报告

量表评价法　是指借助于评估量表，对证据的内部效度、外部效度、偏倚性等多方面进行综合性评估，从而判断其可接受程度，代表地区为中国台湾。台湾采用 SIGN50 checklist（SIGN50 量表）和 Cochrane's Risk of Bias checklist（考科蓝风险与偏倚量表）两种评估量表体系，其主要评估内容如表 1-14 所示。

表1-14 SIGN50和Cochrane's Risk of Bias评估量表主要内容[33]

评估量表	评估要素	主要内容	结果
SIGN50 checklist	内部效度	考虑十类问题：目标问题是否适当；受试者是否随机分配；研究方法是否合适；受试者和研究者是否保证"双盲"；治疗组与对照组基线是否相似；治疗组与对照组属于是否单因素差异；相关结果衡量方式是否标准、可靠；受试个体或群体是否有退出；受试者随机分配程度；若为多中心研究，结果是否可以比较。	·有问题 ·被解决的问题 ·很少解决 ·未提及 ·未报告 ·不适用
	偏倚性	考虑七类偏倚因素：随机性；"盲"性分配；受试者和研究者双盲；结果评估的"盲"性；数据结果的不完整性；选择性报告；其他偏倚性。	·风险低 ·风险不确定 ·风险高
Cochrane's Risk of Bias checklist	外部效度	考虑三方面内容：研究对象特征；研究措施的实施方法；结果选择标准。	
	偏倚性	考虑四类偏倚：选择性偏倚（selection bias）；实施偏倚（performance bias）；随访偏倚（attrition bias）；测量偏倚（measurement bias/detection bias/ascertainment bias）。	

3 中国现状及发展趋势

近年来，随着我国医保准入制度的不断改革，临床价值导向理念的不断强化，临床价值审评思路已在国家医保谈判及目录动态调整过程中初步体现。

3.1 参照药物选择

我国近年来三次医保药物准入谈判中，均引入了参照药物的理念，但对于参照药物如何选择尚未形成规范化的标准。现阶段仅《中国药物经济学评价指南》（2019版）[34]对参照药物的选择做了模糊规定："尽可能采用适应症相同的标准治疗方案（常规治疗中被证明效果最好的治疗方法）；如果没有标准治疗方案，可以考虑临床上的常规治疗方案（临床最常用的治疗方法或根据市场份额确定的治疗方法）。"

医保准入实践中，我国对参照药物的选择采用"综合参考＋专家遴选"模式。综合参考产品在中国和主要推荐国上市注册临床试验以及医保准入评价时，所选择的主要参照药物。专家遴选即请临床权威专家，从我国医保目录内的药物中选择适应症和治疗效果相似的药物作为参照药物。并综合上述信息确定参照药物。

上述模式基本属于政府主导，而非企业自主选择，符合国际发展方向。但由于参照药物选择的标准尚未完全明确，因此企业与政府之间可能会存在争议，增加了评估结果的不确定性。因此明确参照药物的选择标准，并加强企业与审评部门的事前沟通机制，将成为改革趋势。

3.2 临床疗效证据质量评估

在 2017 年、2018 年和 2019 年的药物医保谈判过程中，医保部门已对企业需提交临床证据的类型进行了规定，但尚未建立证据质量水平分级机制，也未正式开展证据质量评价工作。建立适合中国国情的证据质量评价机制至关重要，通过对证据的质量评价以确保证据的真实性与可靠性，提升临床价值证据在医保准入中的定量决策作用。

第三节 决策应用

企业提交评估报告与相关证据后，医保部门在对证据质量进行评估的基础上，分析数据所反映出的药物临床价值，综合得出审评结果，以此为依据作出医保准入决策。本书梳理欧美地区主流国家的应用情况，按评估结论的量化程度分为定性"增量疗效分级决策型"和定量"疗效评估分值决策型"两类典型模式。

1 增量疗效分级决策型

医保准入中，评估药物相对于参照药物的增量疗效是全球普遍关注的关键因素。多数域外国家的临床价值审评结论均围绕增量疗效进行分级，其后端的准入与支付标准制定决策也与分级相衔接。

1.1 分级模式

按照增量疗效在决策中作用权重，审评结论可分为综合审评结论和单纯增量疗效结论[①]两种类型[35]。其中综合审评结论在重点关注药物增量疗效的基础上，还综合考虑了更广泛的评估因素，如药物的创新性、患者依从性、对公共卫生的影响等，旨在得出更加全面科学的审评结论供决策参考，被德国、法国等欧洲主流国家广泛应用，具有较高参考价值，本节主要介绍综合结论类型及其决策模式。

表1-15　德国和法国的审评结论分级情况[*]

代表国家	综合临床价值分级情况	依据的评估指标
德国	附加价值分级： ①重要附加价值（major） ②主要附加价值（considerable） ③次要附加价值（minor） ④不可量化价值（not quantifiable） ⑤无附加价值（no additional benefit） ⑥附加价值低于参照药物（less than comparator）	患者的死亡率、发病率（症状和并发症）、药物安全性、与健康相关的生活质量、患者满意度和疾病治疗时间
法国	疗效改善程度（ASMR）分级： Ⅰ：Major improvement（重大改善） Ⅱ：Significant improvement（重要改善） Ⅲ：Modest improvement（中等改善） Ⅳ：Minor improvement（微小改善） Ⅴ：No improvement（无改善）	药物的安全性、有效性、质量可控性、依从性、创新性、满足社会需求和其他社会特性等

*信息来源：德国IQWiG、法国HAS官方网站

---

① 部分国家（如比利时、荷兰和西班牙等）为简化审评过程、明确决策标准，在临床价值审评中单纯围绕增量疗效形成分级结论，与医保支付标准制定决策相衔接。其分级方法较类似（分为疗效重大、中等、微弱改善和无改善几类），对于疗效重大或中等改善的评估药物，在定价过程中通常具有协商或溢价权利。

德国和法国均依据以增量疗效为主的综合指标，针对评估药物开展疗效分级（见表1-15）。但在具体应用过程中，两国分级制度所涉及的细化指标各有不同，在其后续决策转化环节中也发挥了关键作用。

根据德国《医药行业改革法案》，德国联邦联合委员会（Gemeinsamer-Bundesaussehuss，G-BA）下设的 HTA 机构医疗质量和效率研究所（Institut für Qualität und Wirtschaftlichkeit im Gesundheitswesen，IQWiG）负责对创新药物进行临床价值审评，根据药物的临床附加价值等级①评估标准，将创新药物的附加价值划分为 6 个等级，其分级情况直接与评估药物的准入方式、支付标准制定相挂钩。

法国最高卫生委员会设立药物第三方评级机构透明委员会，对即将上市药物或新增适应症的已上市药物，根据评级指标进行药物疗效改善程度分级（Amélioration du Service Médical Rendu，ASMR），审评认定创新药物为 ASMR Ⅰ级至 ASMR Ⅲ级，常规药物为 ASMR Ⅳ级或 ASMR Ⅴ级，其分级情况与后续决策应用紧密关联，是制定药物支付标准的主要参考。

1.2 决策应用

在结论决策应用阶段，医保部门基于增量疗效分级审评结论，重点围绕"是否准入及准入方式"和"医保支付标准如何制定"两个重点问题，以临床价值为关键要素进行决策转化。

（1）医保准入方式

应用增量疗效分级结论的相关国家在准入决策中，通常会以增量疗效的等级来判断药物是否准入、以及准入的具体方式。以德国为例，德国医保准入采用的是基于药物分级的谈判准入模式，G-BA 将根据 IQWiG 提供的药物 6 类附加价值等级（详见表1-15），形成下阶段的审评或准入决策，具体如下。

谈判准入（1、2、3、4级）　具有重要、主要、次要附加价值以及没有实际数据可以量化该药物疗效价值，可进入到下一阶段的经济性审评，并由德国医疗保险基金会与厂商进行价格谈判，最后由 G-BA 正式将药物纳入医保给付范围。

参考定价准入（5级）　不具有附加价值，可纳入医保目录，但直接进入参考定价组，按参考定价规则约束确定支付标准，没有创新溢价空间②。

拒绝准入（6级）　附加价值低于参照药物，进入负目录，不予医保补偿。

---

① 德国的药物临床附加价值（add-benefit）等级是基于药物临床疗效及其他相关指标，对评估药物相对于参照药物的"附加价值"进行分级评价，其核心内容即为药物的增量疗效情况，可认为二者呈包含关系。

② 德国根据1989年实施的《医疗改革法案》建立药物参考定价体系，评估药物的支付标准依据同类药物（基于ATC分类系统、生物等效性和治疗结果相似性、药品属性3个标准判定）的市场价格参考制定。

【案例分析1-8】 阿法替尼在德国的医保准入审评过程[36]

阿法替尼（商品名：Gilotrif®）是勃林格殷格翰研发的肿瘤靶向药物，是表皮生长因子受体（EGFR）和人表皮生长因子受体2（HER2）酪氨酸激酶的强效、不可逆的双重抑制剂。2013年7月经美国FDA批准用于治疗晚期（转移性）非小细胞肺癌（NSCLC）患者，之后陆续在全球70多个国家获批。德国将阿法替尼所适用的适应症细分为4个亚群分别进行了评估，其附加价值评估结论不同，因而所获得准入结果也不同。

在审评过程中，G-BA以LUX-Lung 3临床试验数据中的总生存期（OS）、生存质量（Quality of Life，QoL）以及安全性（Safety）作为评价指标，与参照疗法（培美曲塞＋顺铂联合化疗）进行比较，最终得到了4组不同的评估结论。有研究[37]整理了阿法替尼在德国的疗效审评结论和准入决策（详见表1-16）。

表1-16 阿法替尼各细分适应症在德国的附加价值评级结论

适应症		未经预治疗的ECOG PS 0至1和EGFR突变Del19的患者	未经预治疗的ECOG PS 0至1和EGFR突变L858R的患者；年龄＜65	未经预治疗的ECOG PS 0至1和EGFR突变L858R的患者；年龄≥65	未经预治疗的ECOG PS 0至1和EGFR其他位点突变患者
参照药物		培美曲塞+顺铂			
评价指标	总生存期	优于参照药物	不劣于参照药物	不劣于参照药物	差于参照药物
	生存质量	优于参照药物	优于参照药物	差于参照药物	不劣于参照药物
	安全性	不劣于参照药物	不劣于参照药物	不劣于参照药物	不劣于参照药物
评估结论		重要附加价值（2级）	次要附加价值（3级）	不可量化的附加价值（4级）	低于参照药物（6级）

根据上表中的评估结果，G-BA对前三组被评为2、3、4级的适应症作出纳入医保给付范围的决策，而最后一组则因为附加价值小于参照药物（6级）而被拒绝纳入。由此可见，德国在对药物临床附加价值评估时主要依据支持性临床证据的有效性、药物的增量疗效以及新药的安全性做出审评结论。

（2）医保支付标准制定

医保准入过程中，医保支付标准制定是除"是否准入"外的关键决策。增量疗效分级决策型国家在制定支付标准时也重点参考了评估结论分级情况。一般来说，药物增量疗效分级级别越高，企业确定支付标准的自主性越大。

法国是运用疗效分级结果来制定药物支付标准的典型国家，主要参考依据为评估药物的 ASMR 等级：通常情况下，纳入医保目录的药物需达到 ASMR Ⅳ级以上。而 ASMR Ⅴ级的药物要想纳入目录，需要具有价格优势，即比同类药物价格低时才能纳入医保目录。

具体来说，ASMR Ⅰ，Ⅱ，Ⅲ级别的评估药物，以及净成本节约的 ASMR Ⅳ级别的评估药物，企业可在英国、德国、意大利和西班牙四国平均价和最低价的区间内自主制定医保支付标准。而 ASMR Ⅳ，Ⅴ级的评估药物，医保部门要求企业经过谈判作出价格折让承诺并签订量价协议后，方能纳入医保目录。

其制定流程如图1-6所示：

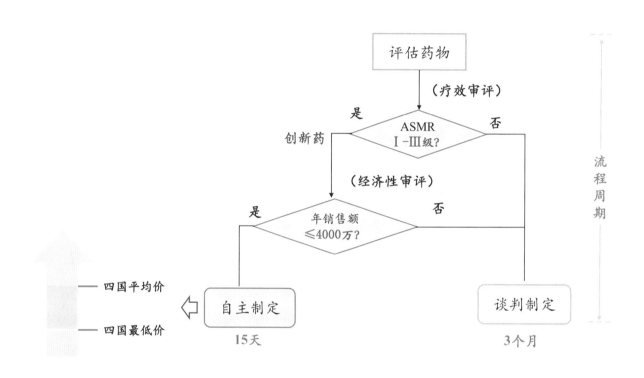

图1-6 法国依据疗效分级的支付标准制定流程

【案例分析1-9】 维莫非尼在法国基于增量疗效等级的准入审评[14]

维莫非尼（商品名:Zelboraf®,图1-7）是 Plexxikon 和 Genentech 公司开发的 B-Raf 酶抑制剂，用于治疗不可切除或转移黑色素瘤 BRAFV600E 突变的创新药，2011 年 8 月 11 日获得美国 FDA 批准，2012 年 2 月 20 日获得欧洲药品管理局（European Medicines Agency，EMA）批准。

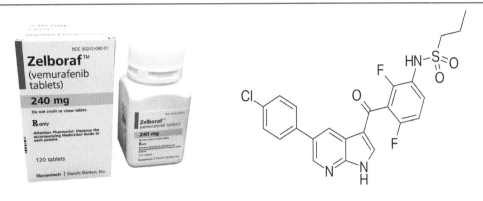

图1-7 维莫非尼产品外包装（左）与分子式（右）示意图

与参照药物达卡巴嗪相比，其中位总生存期和无进展生存期均有改善。维莫非尼组的中位总生存期估计为 9.23 个月，相对于达卡巴嗪组 7.75 个月，增加 1.48 个月。维莫非尼组的无进展生存期估计为 5.32 个月，相对于达卡巴嗪组 1.61 个月，增加 3.71 个月。安全性方面，维莫非尼组的不良反应发生率较高于达卡巴嗪组 4%，且有增加皮肤鳞状细胞癌的风险。

最终 HAS 透明委员会认为，维莫非尼治疗不可切除或转移黑色素瘤的 BRAF V600E 突变的临床效益改善程度为中等，即 ASMR III。结合 ASMR 评价等级并经过与经济委员会协商，维莫非尼在法国的支付标准制定为 228898 欧元。

2 疗效评估分值决策型

疗效评估分值是指从药物的临床疗效、安全性等方面对药物临床价值进行评分。很多临床治疗学术协会都采用这个方法，如欧洲肿瘤内科学会（European Society for Medical Oncology，ESMO）、美国国家综合癌症网络（National Comprehensive Cancer Network，NCCN）和美国肿瘤协会（American Society of Clinical Oncology，ASCO）等。各学术协会通常都会有一套自己的药物价值评分体系，其评估结论主要用于为医生临床用药参考，为患者选择最优的治疗方法。

2.1 评分模式

疗效评估分值结论通常依据评估药物的临床疗效、安全性等关键指标，借助标准价值评估体系，可量化的导出具体分值。本书以美国 ASCO 机构为例，介绍其结论类型及典型特点。

ASCO 于 2016 年公布了"肿瘤治疗价值"评价体系，使用前瞻性随机试验得出的数据，对一种新的肿瘤治疗方案与现行标准治疗方案进行比较，以量化的方式计算净健康获益（Net Health Benefit，NHB）。NHB 评分体系主要包含增量疗效、毒性（安全性）、附加分[38]三个方面，NHB 总分为 130 分，其中 80 分为增量疗效得分，20 分为安全性得分，30 分为附加分。NHB 分值越高，表明评估药物与标准疗法或指定参照药物相比毒性更小、增量疗效更显著。当前，ASCO 已经开发了两个版本的框架：一个用于晚期癌症治疗，另一个用于潜在的治疗（辅助或新辅助治疗）。

知识拓展：美国ASCO药物净效益评分体系

在晚期癌症治疗 ASCO 评分体系中，将新药物或治疗方案与临床标准治疗方案或特定的参照药物进行比较时，临床效益得分的首要参考依据为危险比（hazard ratio, HR），表示风险的相对差异。对于预后较差的肿瘤，可以通过数周或数月的时间来衡量生存率的小幅提高，对于易于治疗的肿瘤，通过高效治疗产生更大的绝对增益，也可以得出类似的危险比，因此 HR 提供了一个更完整的相对疗效评估。如果 HR 未被报告，则选用总体生存期（OS）或无进展生存期（PFS）来确定相对临床效益。

毒性得分的计算依据新治疗方案相对于对照方案的相对毒性。如果正在评估的方案毒性大于参照药物，则毒性评分将从临床效益评分中减去；如果该方案的毒性低于参照药物，则毒性评分将添加到临床效益评分中。

附加分具体是指：①如果在新治疗方法的随机试验中报告了任何与癌症相关的症状显著缓解且有统计学意义，则应给予缓解加分；②如果在新治疗方法相对于参照药的随机试验中报告了无治疗间隔时间有统计学上的显著改善，则应给予无治疗间隔加分。这一附加分表明对癌症患者停止治疗一段时间，他们的疾病没有进展，从而能避免继续治疗所带来的相关的毒性。

用于晚期癌症治疗的具体评分体系见表 1-17。

表1-17　ASCO药物净效益评分体系（用于晚期癌症治疗）[38]

步骤1：确定临床效益		
1A：是否有死亡风险比（HR）数据？	是。按公式（1–死亡风险比率）×100计算相应分数，并跳转到步骤1F	填入分数
	否。跳转到步骤1B	
1B：是否有中位OS数据？	是。按公式（实验组OS百分比–对照组OS百分比）×100计算分数，并跳转到步骤1F	填入分数
	否。跳转到步骤1C	
1C：是否有疾病进展风险比？	是。按公式（1–疾病进展风险比率）×100×0.8计算分数，并跳转到步骤1F	填入分数
	否。跳转到步骤1D	
1D：是否有中位PFS？	是。按公式（实验组PFS百分比–对照组PFS百分比）×100×0.8计算分数，并跳转到步骤1F	填入分数
	否。跳转到步骤1E	
1E：是否有ORR？	是。按公式ORR×100×0.7计算分数，并跳转到步骤1F	填入分数
1F：计算临床效益分数	只允许按上述重要性排列顺序填写5个数据中的1个，跳转至步骤2	临床效益分数

续表

步骤2：确定毒性		
实验组药物与对照组药物相比是否在毒性上有改善？	对于毒性为1、2级，频率＜10%的，其分值为0.5，频率≥10%的，其分值为1；对于毒性为3、4级，频率＜5%的，其分值为1.5，频率≥5%的，分值为2 按公式[（实验组毒性分数−对照组毒性分数）/对照组毒性分数]×20计算相应分数 若实验组药物毒性大于对照组药物，则用临床获益分数−毒性分数；若实验组药物毒性小于对照组药物，则用临床获益分数+毒性分数。 跳转至步骤3	毒性分数
步骤3：确定附加分		
3A：与对照组相比，实验组OS和PFS曲线尾部是否有50%或以上的增长？	是。若OS曲线尾部增长至少50%，加20分，若PFS曲线尾部增长至少50%，加16分。跳转至步骤3B	曲线附加分
	否。无附加分，跳转至步骤3B	
3B：是否有数据显示癌症相关症状显著缓解？	是。若癌症相关症状在统计学上有显著缓解，加10分。跳转至步骤3C	缓和附加分
	否。无附加分，跳转至步骤3C	
3C：是否有数据显示生活质量显著提升？	是。若实验组药物能在统计学上显著提高生活质量，加10分。跳转至步骤3D	生活质量附加分
	否。无附加分，跳转至步骤3D	
3D：是否有数据显示能显著提升无治疗生存期？	是。若实验组药物在统计学上能显著提高无治疗生存期，按提高百分比×20进行加分。跳转至步骤3E	无治疗空白期附加分
	否。无附加分，跳转至步骤3E	
3E：计算附加总分	将上述四项分数加总，得到附加总分	附加分总分
步骤4：确定净健康获益（NHB）得分		
计算NHB	将步骤1、2、3的得分加总，算出总分	NHB得分

2.2 决策应用

当前，由于疗效评估分值结论大多来源于非官方临床学术机构，在具体应用过程中对正式医保决策的影响较弱，主要体现于临床用药实践的指导中。

具体来说，此类临床评分框架是评价癌症等重大疾病治疗方案价值及指导制定治疗决策的重要工具。临床医生可应用该工具与患者讨论治疗方案，使患者直观获得治疗方案价值的临床信息和成本信息，从而"明智选择"满足个性化需求的高价值治疗方案。但此类评分体系的科学性和可参考性还需进一步检验，不同机构评分之间的可转换性也有待完善。

有研究[39]收集评估了2006年至2015年8月间由美国FDA、欧洲EMA和加拿大卫生署批准的抗肿瘤药物的随机临床试验数据，利用美国ASCO价值框架和欧洲ESMO-MCBS临床获益量表进行背靠背评分，并计算皮尔曼相关系数以评估价值框架之间的构建有效性，同时对评分和英国NICE、泛加拿大肿瘤药物审查（pan-Canadian Oncology Drug

Review，pCODR）推荐之间的关联进行考察。研究结果表明，两评分价值框架之间相关性较弱，且评分与 NICE 和 pCODR 的官方准入推荐关联性较弱。

3 中国现状及发展趋势

现阶段，我国医保准入中的药物临床价值审评以专家临床经验判断为主。未来医保部门将探索建立临床价值定性和定量评估机制，提升评审科学性，发挥其在医保准入决策中的核心作用。

3.1 中国现状

2017~2019 年，在我国两次医保目录调整与三次医保准入谈判实践中，已将药物临床价值作为药物遴选的主要标准之一。笔者根据 2019 年 4 月 19 日国家医疗保障局公示的医保药物目录调整工作方案，整理得出我国医保目录准入品种的多轮次遴选流程[19]，具体如图 1-8 所示。

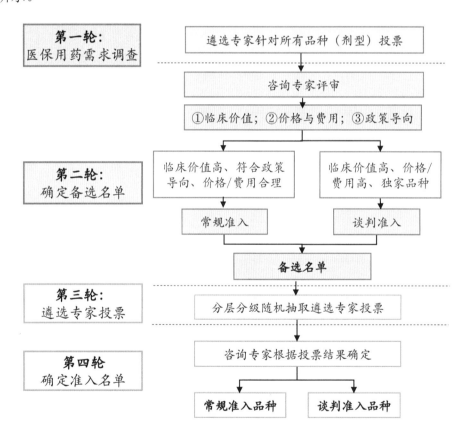

图1-8　我国医保目录准入品种遴选流程

我国医保目录遴选工作可分为四步，具体为：首先抽取部分遴选专家对评估药物进行投票，开展全国范围内的医保用药需求调查；其次，咨询专家在医保用药需求调查结果的基础上，评审药物的临床价值与价格合理性，确定其准入方式；之后由遴选专家对备选药物名单进行投票遴选；咨询专家最终根据投票结果确定常规准入名单与谈判准入名单。由此可见，目前我国的目录遴选工作中，主要依据专家的经验判断评估药物的临床价值，评估结果的科学性有待进一步提升。

3.2 政策背景

我国历次医保目录调整形成以专家选择为主的遴选方式，原因主要有三点：一是评估药物数量多，以 2019 年医保目录调整工作为例，2018 年 12 月 31 日（含）以前经国家药监局注册上市的药物都被纳入筛选范围；二是药物价值的信息收集方式单一，以国家药监局批准上市的药物信息为基础，尚未开通企业报告通道；三是评价主体广泛，遴选专家数量大且来源广，包括不同地区、不同级别医疗机构、不同科室和专业的临床医学、药学以及医保管理专家等[19]。

因此在进行医保准入工作时，短期内无法对每种评估药物都进行深入分析和精准评价，主要依据专家临床用药经验判断临床价值，这符合我国当时的国情。通过两次目录调整与三次准入谈判工作，我国已将大部分具有较高临床价值的药物纳入目录，使参保人的福利待遇及用药可及性得到很大提高。

3.3 发展趋势

今后医保目录动态调整将以企业申报品种为主流趋势，遴选品种主要集中于创新药物，评估药物数量相对较少。并且评估药物的信息收集渠道将更加多元化，除国家药监局批准上市的药物信息之外，由企业提供药物的临床价值评估报告，医保部门组织专家和第三方广泛收集评估药物的临床资料,这些都为开展药物临床价值评审提供前提条件。

在此基础上，笔者建议探索建立增量疗效分级机制，作为评估药物准入决策主要依据。另外，对于临床信息较全面的药物，可探索疗效评估分值机制，采取定量评估的方法，进一步提升医保准入决策的科学性与合理性。

参考文献

[1] 刘炳林，薛斐然 . 药物临床价值评估的主要考虑因素及问题 [J]. 中国新药杂志，2017, 26(5): 504-508.

[2] Louis P. Garrison, Mark V. Pauly, Richard J. Willke, Peter J. Neumann. An Overview of Value, Perspective, and Decision Context-A Health Economics Approach: An ISPOR Special Task Force Report[J]. Value in Health. 2018(21):124-130

[3] Jessica J. Lee. Defining Clinical Benefit in Clinical Trials: FDA Perspective[EB/OL]. https://celiac.org/main/wp-content/uploads/2015/04/great3-07.pdf，2015-04

[4] Angelis A, Lange A, Kanavos P. Using health technology assessment to assess the value of new medicines: results of a systematic review and expert consultation across eight European countries[J]. The European Journal of Health Economics, 2018, 19(1): 123-152.

[5] Guide to the methods of technology appraisal 2013 (The reference case) [EB/OL].

https://www.nice.org.uk/process/pmg9/chapter/the-reference-case，2013-04

[6] 张洁，钱序，陈英耀 . 疾病负担研究进展 [J]. 中国卫生经济 , 2005, 24(5):69-71.

[7] Rothman KJ. Epidemiology. An Introduction. [M]. Oxford: Oxford University Press; 2002:168-80.

[8] PBAC Appendix 1 Expert opinion [EB/OL].

https://pbac.pbs.gov.au/appendixes/appendix-1-expert-opinion.html，2016-09

[9] Elbasvir–grazoprevir for treating chronic hepatitis C [EB/OL].

https://www.nice.org.uk/guidance/ta413，2016-10-26

[10] 中国台湾地区医保部门，賀肝樂膜衣錠 (Zepatier tablet) 醫療科技評估報告 [EB/OL].

https://www.nhi.gov.tw/Content_List.aspx?n=8DC3FA7425237A9E&topn=23C660CAACAA159D, 2017-06-08

[11] 吕宏梅，张岩波 . 患者报告结局 (PRO) 在临床疗效评价体系中的应用与思考 [J]. 医学与哲学 (临床决策论坛版),2011,32(12):1-3.

[12] 张薇，许吉，邓宏勇 . 国际医学证据分级与推荐体系发展及现状 [J]. 中国循证医学杂志 ,2019,19(11):1373-1378.

[13] 刘炳林 . 药物临床试验中有效性指标的分类 [J]. 中国新药杂志 ,2016,25(10):1103-1107.

[14] 赵华婷，颜建周，邵蓉 . 法国临床效益评价对我国创新药医保目录动态调整的启示 [J]. 中国卫生经济 , 2019, 38(5): 94-96.

[15] Bendamustine for the first-line treatment of chronic lymphocytic leukaemia Technology appraisal guidance [TA216][EB/OL].

https://www.nice.org.uk/guidance/ta216/chapter/4-Consideration-of-the-evidence,2011-02-23

[16] Charlton V, Rid A. Innovation as a value in healthcare priority-setting: the UK experience[J]. Social Justice Research, 2019, 32(2): 208-238.

[17] Sacubitril valsartan for treating symptomatic chronic heart failure with reduced ejection fraction Technology appraisal guidance [TA388] [EB/OL].

https://www.nice.org.uk/guidance/ta388,2016-04-27

[18] Henshall C, Schuller T. Health technology assessment, value-based decision making, and innovation[J]. International journal of technology assessment in health care, 2013, 29(4): 353-359.

[19] 关于公布《2019 年国家医保药品目录调整工作方案》的公告 [EB/OL].

http://www.gov.cn/xinwen/2019-04/19/content_5384349.htm，2019-04-19

[20] U.S.Food and Drug Administration. Use of Real-World Evidence to Support Regulatory Decision-Making for Medical Devices: Guidance for Industry and Food and Drug Administration Staff [EB/OL].

https://www.fda.gov/regulatory-information/search-fda-guidance-documents/use-real-world-evidence-support-regulatory-decision-making-medical-devices，2016-07-27

[21] 国家药监局关于发布真实世界证据支持药物研发与审评的指导原则（试行）的通告 (2020 年第 1 号) [EB/OL].

http://www.nmpa.gov.cn/WS04/CL2182/373175.html，2020-01-07

[22] 国家卫生健康委关于开展药品使用监测和临床综合评价工作的通知 [EB/OL].

http://www.nhc.gov.cn/yaozs/pqt/201904/31149bb1845e4c019a04f30c0d69c2c9.shtml，2019-04-09

[23] EUnet HTA. Criteria for the choice of the most appropriate comparator(s) Summary of current policies and best practice recommendations [EB/OL].

https://eunethta.eu/wp-content/uploads/2018/03/Criteria_WP7-SG3-GL-choice_of_comparator_amend2015.pdf，2015

[24] Nivolumab for previously treated squamous non-small-cell lung cancer Technology appraisal guidance [TA483] [EB/OL].

https://www.nice.org.uk/guidance/ta483/chapter/4-Committee-discussion#comparators, 2017-11-01

[25] Canadian Agency for Drugs and Technologies in Health，Macitentan (Opsumit) Common Drug Review Clinical Review Report [EB/OL].

https://www.cadth.ca/sites/default/files/cdr/clinical/SR0364_Opsumit_CL_Report_e.pdf，2015-01-28

[26] Brief Summary of The Has Board Opinion(Opdivo) [EB/OL].

https://www.has-sante.fr/upload/docs/application/pdf/2016-10/opdivomelanome_summary_ct14578.pdf，2016-02

[27] Haute Autorité de santé,Transparency Committee Opinion-Sovaldi 400 mg, film-coated tablets [EB/OL] .

https://www.has-sante.fr/upload/docs/application/pdf/2015-01/sovaldi_en_ct13392_prlabo.pdf，2014-05-14

[28] 王家良 . 循证医学 [M]. 第 3 版 . 北京出版社，2015

[29] 马捷，刘莹，钟来平等 .Jadad 量表与 Cochrane 偏倚风险评估工具在随机对照试验质量评价中的应用与比较 [J]. 中国口腔颌面外科杂志，2012(5):417-422.

[30] Howard Balshem 等，GRADE 工作组，李幼平，杨晓妍，高霆 .GRADE 指南：Ⅲ . 证据质量分级 [J]. 中国循证医学杂志，2011,11(04):451-455.

[31] General method for assessing health technologies. [EB/OL].

https://www.has sante.fr/portail/upload/docs/application/pdf/general_method_eval_techno.pdf

[32] PHARMACEUTICAL REIMBURSEMENT AND PRICING IN GERMANY [EB/OL].

http://www.oecd.org/els/health-systems/Pharmaceutical-Reimbursement-and-Pricing-in-Germany.pdf, 2018-06

[33] 中国台湾地区医保部门，醫疗科技評估方法學指引 (2014) [EB/OL].

https://tools.ispor.org/PEguidelines/source/HTA_guidelines_Taiwan.pdf, 2014

[34]《中国药物经济学评价指南》课题组 . 中国药物经济学评价指南 (2019 版)[M]. 科学出版社，2019

[35] Van Wilder P, Mabilia V, Kuipers Cavaco Y, et al. Towards a Harmonised EU Assessment of the Added Therapeutic Value of Medicines[J]. Study of the ENVI Committee.

[36] Tragende Gründe Zum Beschluss des Gemeinsamen Bundesausschusses über eine Änderung der Arzneimittel-Richtlinie (AM-RL): Afatinib [EB/OL].

https://www.g-ba.de/beschluesse/1983，2014-05-08

[37] Kleijnen S, Lipska I, Leonardo Alves T, et al. Relative effectiveness assessments of oncology medicines for pricing and reimbursement decisions in European countries[J]. Annals of Oncology, 2016, 27(9): 1768-1775.

[38] Schnipper L E, Davidson N E, Wollins D S, et al. Updating the American Society of Clinical Oncology value framework: revisions and reflections in response to comments received[J]. Journal of Clinical Oncology, 2016, 34(24): 2925-2934.

[39] Cheng S , Mcdonald E J , Cheung M C , et al. Do the American Society of Clinical Oncology Value Framework and the European Society of Medical Oncology Magnitude of Clinical Benefit Scale Measure the Same Construct of Clinical Benefit?[J]. journal of clinical oncology, 2017:JCO2016716894.

第二章 成本效益评估

　　如何在有限的资源下保障卫生服务的可支付性是全球医保所面临的共同问题。成本效益评估通过测算药物的"性价比"，帮助医保决策部门在不同治疗方案间作出选择，有利于实现参保人获益与医保基金支出之间的平衡。

　　作为医保准入审评的关键要素之一，成本效益评估主要涉及企业自行评估和医保部门审评两个步骤，其评估结论在医保准入决策中发挥关键作用。

　　本章聚焦"企业自评 - 医保审评 - 决策应用"三个关键环节，介绍成本效益评估的操作机制与应用模式。

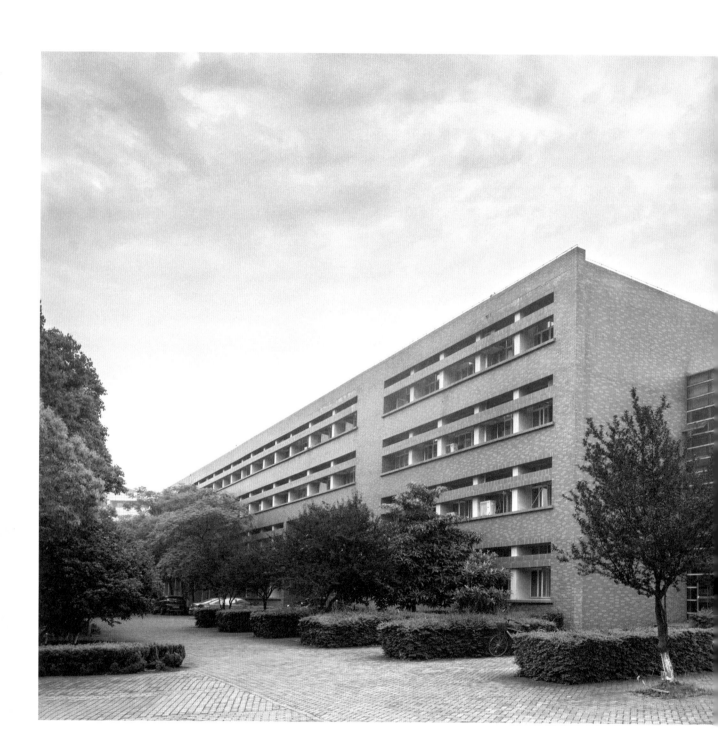

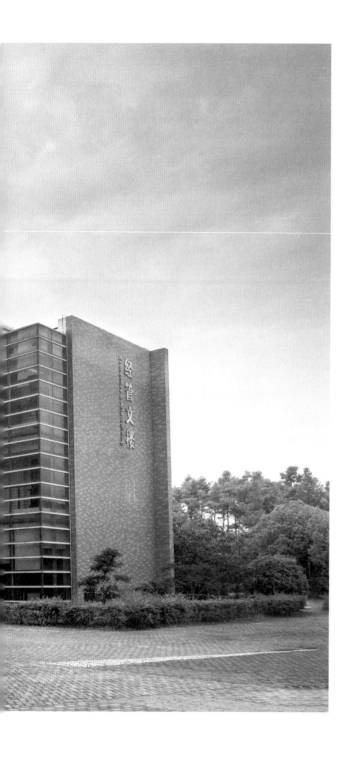

第二章 成本效益评估

第一节　企业自评

企业自评即企业（或企业委托第三方）收集相关数据，针对评估药物自主开展成本效益评估的过程。企业自评旨在通过药物经济学手段，衡量评估药物的真实"性价比"，从而在后续审评、决策阶段全面体现评估药物的临床价值，提升准入可能性。

为提高企业自评的规范性，医保部门通常会出具技术指南或流程指南进行规范化指导，对评估方法、模型、数据等要素进行规定或建议（详见第五章相关内容）。本书从医保准入视角，梳理了成本效益评估中企业自评的关键步骤，将其概括为"五步走"模式——"评估目标 - 评估方法 - 数据收集 - 建模分析 - 形成报告"。

1　第一步：评估目标

明确评估目标是企业开展自评的基本前提，对后续步骤产生决定性影响。具体而言，企业需在理清研究角度、研究对象（即评估药物与参照药物）以及目标人群这三个关键问题的基础上开展自评工作。如表 2-1 所示。

表2-1　成本效益评估的研究基本前提*

项目	内容与要求
研究角度	一般包括全社会角度（societal perspective）、卫生体系角度（healthcare system perspective）医疗保障支付方角度（insurer's perspective）和患者角度。不同的研究角度决定了成本范围、效果指标及测算的差异，评估中应当坚持角度的一致性。
研究对象	评估药物和参照药物的描述应当包含药物剂型、规格、用量、治疗方式、合并用药和治疗背景等信息；参照药物的选择应尽可能采用适应症相同的标准治疗方案或常规治疗方案。若某些疾病目前无有效医疗措施或不建议干预，则可与安慰剂进行比较。
目标人群	需要明确药物的适用人群、纳入及排除标准；评估通常在整体人群水平上进行。根据需要也可以在亚组水平上进行，亚组分析可按人群特征、疾病亚型以及有无合并症等分组。

*信息来源：加拿大CADTH、英国NICE等。

知识拓展：研究角度的选择

研究角度的选择可直接影响后续研究设计、分析方法、成本和效果测算等一系列评估过程。不同研究角度下的成本范围、效果指标及测算存在明显差异。若在相对模糊的研究角度下展开评估，则企业可能忽略部分本该计入的成本项，或重复计算部分健康效益，以达到更优的评估结果，表 2-2 显示了不同研究角度下成本测量的范围。

表2-2 不同研究角度下成本的测量范围[1]

研究角度	成本测量范围
全社会	直接医疗成本、直接非医疗成本、间接成本、外部性成本
医疗保障支付方	直接医疗成本中医保补偿的部分
卫生体系	医院消耗的医疗资源成本
患者	直接医疗成本中患者自付部分、直接非医疗成本、间接成本

在域外国家的药物经济学指南中，全社会角度和医疗保障支付方角度是最常用的研究角度[2]。企业在开展自评时，应注意研究角度的一致性，在后续的评估过程中依据所选角度进行规范操作。

2 第二步：评估方法

评估方法即如何测量与比较评估药物和参照药物的成本和效益。药物的成本均以货币的形式计量，但效益的计量形式却因疾病的特点而不同，应选择适当的评估方法，以全面反映药物对目标人群健康的影响。

2.1 方法选择

药物经济学的分析方法包括成本效用分析（Cost-Utility Analysis，CUA）、成本效果分析（Cost-Effectiveness Analysis，CEA）和成本效益分析（Cost-Benefit Analysis，CBA）和最小成本分析（Cost-Minimization Analysis，CMA）。企业在选择其中一种方法展开评估时应说明理由。四种方法在适用范围、判定标准及计量指标上各具特点，见表2-3。

表2-3 药物经济学分析方法应用特点[3]

方法类型	适用范围	判定标准	计量指标
成本效用分析	广泛适用于两方案间经济性比较，需科学选择测量工具	无内生经济性判定标准，需寻找外部依据作为标准	成本：货币 效用：健康效用指标
成本效果分析	适用于具有相同临床产出指标方案之间的比较	无内生经济性判定标准，需寻找外部依据作为标准	成本：货币 效果：临床效果指标
成本效益分析	CEA、CUA的适用情况均适用，但方法学未达成广泛统一	有内生经济性判定标准	成本：货币 效益：货币
最小成本分析	适用于被比较方案的临床产出相同或相当的任何方案间的经济性比较	成本最低者经济	成本：货币 效果/效用/效益：被比较方案健康产出相同或相当

成本效果分析和成本效用分析[①]是全球药物经济学实践中应用最广泛的评估方法，其中成本效用分析也是多数国家官方药物经济学指南优先推荐的方法[4]，基于该方法得出的评估结果已成为多国采纳的决策指标。

2.2 增量分析

增量分析是评估药物与参照药物间进行成本和效益比较的主要结果呈现方式。在四类方法中，成本效益分析以净效益或效益费用比（Benefit-Cost Ratio，BCR）作为分析结果；最小成本分析利用评估药物与参照药物间总成本的差值体现分析结果；而成本效用分析和成本效果分析将成本与产出进行比较，应用增量分析方法，得出增量成本效果比（Incremental Cost-Effectiveness Ratio，ICER）[②]。

作为药物经济学的基本决策原则，增量分析结果十分关键，多数医保决策机构要求企业提交的自评报告中必须包含增量成本效果比[③]。计算公式如下：

$$ICER = \frac{C_{sample} - C_{standard}}{E_{sample} - E_{standard}}$$

注：C为成本，用货币值衡量；E为健康产出，常用QALYs衡量；sample为评估药物；standard为参照药物。

增量分析结果可通过象限图划分为四种类型（见图2-1）。其中Ⅱ象限是"劣势方案"，代表评估药物相比于参照药物成本更高、健康产出更差，不具有成本效益；Ⅲ象限也为劣势方案，代表评估药物相比于参照药物成本更低、健康产出也更低，不具备研究意义；而Ⅳ象限是"优势方案"，代表评估药物相比于参照药物成本更低、健康产出更好，可直接判断评估药物具有成本效益。

---

① 由1999~2019年发表的中文和英文药物经济学文献检索结果表明，绝大部分的文献选择成本效果分析（CEA）开展研究。但不同国家对CUA和CEA分类和称呼存在差异，部分文献与教材中倾向不对效果和效用进行严格区分，认为CUA属于CEA范畴。因此统计文献中也存在将CUA纳入CEA统计的情况。

② 传统药物经济学教材中CUA增量分析结果被称为增量成本效用比(Incremental Cost-Utility Ratio，ICUR)，是增量成本与增量效用的比值，在医保准入实践中，多数国家将其与CEA的增量分析结果统称为ICER。

③ 狭义上指成本效果分析产生的增量成本效果比，广义上指药物经济学中的增量分析结果，可体现增加一单位健康产出时，增加成本的多少。

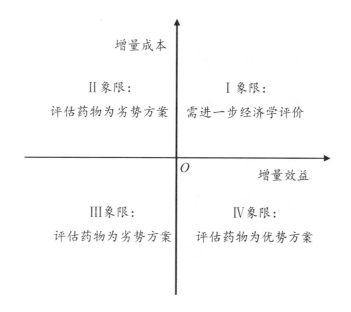

图2-1 成本产出增量分析结果类型

在医保准入评估中，当评估药物的增量分析结果处于 I 象限时，可引入外生决策参考阈值，作出准入决策和制定支付标准（详见本章第三节）；当评估药物处于 II 、III 象限，为劣势方案时，通常直接否定其准入申请；当评估药物处于IV象限，即为优势方案时，通常直接采纳其准入申请，无需利用药物经济学方法进行决策转化。

【案例分析2-1】 应用增量分析评估一项成本效果分析的经济性结果[5]

以一项小儿毛细支气管炎治疗药物的成本效果分析为例，该研究以增量成本效果比作为判断特布他林、沙丁胺醇和异丙托溴铵三种支气管舒张剂的经济性。

研究根据一定的纳入、排除标准，选取 2017 年 6 月~2018 年 12 月在驻马店市中心医院住院且第一诊断为毛细支气管炎的 73 例患儿，根据使用药物的不同，将患儿分为三组。成本仅包含治疗用药物的成本，效果则以患儿症状和体征的消失时间确定的总有效率表示（总有效率=$\frac{\text{显效病例数+有效病例数}}{\text{总病例数}} \times 100\%$ ）。三种方案的成本效果分析数据如表2-4所示。

表2-4 三种治疗方案的成本效果分析

组别	成本/元	总有效率/%	C/E	ΔC	ΔE	ΔC/ΔE
特布他林组	402.57	95.83	4.2	10.08	4.53	2.22
沙丁胺醇组	632.52	92.31	6.85	240.03	1.01	237.65
异丙托溴铵组	392.49	91.30	4.29	\	\	\

以异丙托溴铵为参照药物进行增量分析的结果显示，与沙丁胺醇相比，特布他林的增量成本效果比更低，说明其经济性更优。

3 第三步：数据收集

认定与测量不同治疗方案的成本投入与健康产出，比较评估药物与参照药物之间的成本与效益是企业评估报告的核心问题。本书分别从成本和效益两个部分，分析企业可能遇到的关键问题及其处理方法。

3.1 成本

成本效益评估中，"成本"是指实施预防、诊断或治疗疾病所消耗的资源或付出的代价，主要分为"直接医疗成本、直接非医疗成本、间接成本和隐性成本"四类（详见图2-2）。为科学认定成本范围，企业应依循研究角度和研究时限，尽可能包含与评估药物相关的所有成本，排除无关成本。

例如，医疗保障支付方角度下仅纳入直接医疗成本中医保补偿的部分，其余不在医保补偿范围内的直接医疗成本、直接非医疗成本、间接成本和隐性成本不应包含在总成本内。

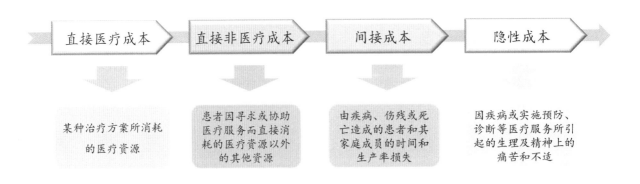

图2-2 企业自评中的成本分类与内涵

实践中，由于评估药物的相关疾病特征、数据收集情况不同，在成本的认定和测量中可能会出现部分典型问题，若不科学处理可导致评估结论的可靠性降低。

（1）并发症与合并症

并发症是指一种疾病在发展过程中引起另一种疾病或症状的发生；而合并症是指一种疾病在发展过程中，同时发生了另一种或几种疾病，但后一种疾病不是前一种疾病引起的。一般来说，治疗并发症的费用应当计入直接成本，而治疗合并症的费用不应计入直接成本。

企业评估中进行此类成本确认时，应当从临床角度确认两种疾病间的因果关系。例如2型糖尿病病人在接受治疗的过程中，治疗糖尿病足病、糖尿病眼病等各种并发症的成本应当纳入总成本中，而高血压、超重或肥胖、高脂血症等常见的合并症成本则不应纳入[①]。

（2）药物不良反应和不良事件

药物不良反应（Adverse Drug Reaction，ADR）是在药物正常治疗过程中出现的纯概率性的意外损害，在现实治疗中无法避免，因此 ADR 的成本通常应当纳入成本分析中。而药物不良事件（Adverse Drug Events，ADE）则是任何由于某种药物的使用（或不使用）或与其相关的医疗干预所引起的伤害，可能与药物质量、用药失误等因素相关，一般不纳入成本[6]。

例如 CAR-T 免疫疗法易发生细胞因子释放综合征等免疫相关不良反应。有研究[7]显示临床试验中 44% 受试者在接受 CAR-T 疗法 Kymriah® 治疗后需在重症监护室中进行细胞因子释放综合征治疗，其平均治疗管理成本约为 20 万美元，该费用在评估过程中应被纳入成本。

（3）参照药物价格数据

由于增量分析是成本效益评估的基本方法，故参照药物价格（通常纳入直接医疗成本）直接决定评估药物的"相对经济性"，其数据真实性和选择合理性将对评估结论产生重要影响。一般而言，参照药物的原研品种与仿制品种价格存在一定差异，原研品种的价格往往高于仿制品种。在此情况下，企业自评中往往倾向于选择原研品种价格，以提高评估药物的经济性，最终可能影响评估结果的科学性与客观性[8]。

（4）贴现率

企业自评中涉及的成本和效益通常发生在不同的时间，为使成本或效益能够在同一时点进行价值比较，通常对其进行贴现（Discounting）。贴现率指将未来支付改变为现值所使用的利率，其选择应反映社会经济发展速度、价格变化、消费者的时间偏好等多种因素，多数国家推荐使用一年期的国家指导利率或国债利率。各国指南推荐贴现率一般在 1.5%~5% 之间[9]。

3.2 效益

成本效益评估中，"效益"是指评估药物所产生的对人体健康的广义促进效果，也可称为"健康产出"。健康产出的测量指标通常包括效果（Effectiveness）、效用（Utility）、效益（Benefit）三类。

[①]发布于权威期刊Value in Health的"中国2型糖尿病患者从甘精胰岛素转为地特胰岛素的成本-效果分析"基于中国6家三级和3家二级医院的调查结果，将糖尿病相关的心血管、肾脏、眼病等并发症纳入总成本。

表2-5　健康产出指标的内涵及表达形式

指标类型	基本内涵	表达形式
效果	表示健康产出的医疗卫生服务的卫生统计指标或影响疾病和健康的结果指标	临床效果指标，如血压、血脂、无进展生存期、总生存期等
效用	患者或社会对于某种干预措施所带来的健康结果的偏好程度	常用指标包括质量调整生命年（QALY）和质量调整预期寿命（QALE）等
效益	健康产出的货币价值	货币

在实际测量过程中，医保准入视角下对不同健康产出指标存在不同操作要点：

（1）效果：终点指标与中间指标

效果指标可分为终点指标（Final Endpoints）和中间指标（Intermediate Endpoints）。终点指标是最终效益的代表性指标，如避免疾病状态的发生、避免疾病导致死亡以及恢复健康相关生存质量等。而中间指标通常是疾病治疗过程中短期的效益，如血压、血脂、血糖等生化指标，这些中间指标虽然能灵敏反映一定时期内目标人群健康状况的变化，但并不是最终健康的直接体现。中间指标对患者健康的最终影响通常难以确定，且不同疾病之间的中间指标难以比较。为提高可比性，医保部门通常建议采用终点指标，若需要采用关键中间指标进行分析，应提供依据说明其与终点指标的相关程度。

知识拓展：肿瘤治疗领域中间/终点效果指标

以肿瘤治疗领域中的体现治疗效果的两项典型指标为例。终点指标"总生存期"（Overall Survival, OS）定义为从随机化分组开始至（因任何原因）死亡的时间[①]，中间指标"无进展生存期"（Progression-Free Survival, PFS）定义为从随机化分组开始到第一次肿瘤进展或死亡的时间。

当患者的生存期能被充分评估时，OS在肿瘤临床试验中被认为是最佳的疗效终点指标（金标准）。研究数据显示OS提高，可认为是有意义的直接临床获益证据，但其缺点在于大型试验的随访期较长，试验成本较高。

相比之下，中间指标PFS增加了"肿瘤进展"这一判断节点，肿瘤进展往往早于患者死亡之前发生，因此PFS通常可在相对较短的随访期中得出结果。但该指标必须根据特定肿瘤类型进行明确定义，并说明PFS的具体评估、观察、随访和影像学评价依据，最好由影像学专家和临床专家组成的处于盲态的独立裁定小组进行，以保障指标数据的可靠性[10]。

① 随机化分组是临床试验的基本原则之一，是指研究对象有均等的机会被分配到对照组或实验组，从随机化开始即患者开始入组接受试验。

（2）效用：健康效用值测量工具

效用是指目标人群对于评估药物所带来的健康结果的一种偏好。常用的效用指标包括质量调整生命年（Quality-adjusted life years，QALY）和质量调整预期寿命（Quality Adjusted Life Expectancy，QALE）等，二者均能综合反映生命的"质"和"量"的变化。效用值的测量通常受到测量工具和测量方法等因素的影响，因此企业对健康效用值测量工具的选择尤为重要。健康效用值的测量方法包括直接测量法与间接测量法，域外实践中通常优先推荐使用间接测量法，两类方法常用的效用值测量工具如表2-6所示。

表2-6　健康效用值常用测量工具分类[11]

测量工具	直接测量法	间接测量法
通用量表	时间权衡法（TTO）、标准博弈法（SG）、模拟视觉标尺法（VAS）等	欧洲五维健康量表（EQ-5D）、健康质量量表（QWB）、健康效用指数（HUI）、六维健康状态分类系统（SF-6D）等
疾病专用量表	\	美国国立卫生研究院卒中量表（NIHSS）、风湿性关节炎生命质量疾病专用自填量表（QOL-RA）、慢性阻塞肺炎评估量表（CAT）、鼻炎症状效用指数（RSUI）和肺癌治疗功能评价系统（FACT-L）等

当目标人群中包含健康人群时，通常使用通用量表。它既可用于健康人群，也可用于疾病人群健康效用值的测量。疾病专用量表则适用面较窄，但其更加敏感，通常用于某种特殊疾病状态下的测量。

（3）效益：避免与成本双重计算

效益是健康产出的货币化表示，也可以看作治疗方案带来的疾病成本的降低，包括医疗成本的节约、劳动力恢复减少的生产力损失、健康状态改善以及过程效用的货币价值等。由于效益和成本均货币化计量，因此在测量效益时要特别防止双重计算，避免将所改变的卫生资源同时计入成本和效益变量中[12]。

例如，终末期肾病患者在肾脏移植后的若干年不需要继续透析，透析成本的节约既可看作疾病治疗所避免的成本，在成本中减去；也可看作治疗措施的间接效益，计算在效益中[13]。

4　第四步：建模分析

模型整合各种不同来源的成本和效益数据，对评估药物的经济性作出定量判断。在未收集评估所需的所有数据、收集的数据不完整、或仅收集了中间指标而未收集终点指标等情况下，企业需建立模型进行辅助分析。全球医保准入实践中，一般情况下都要求企业自评时建立模型，因此建模规范性尤为重要。

4.1 模型种类

典型的分析模型主要包含决策树模型、马尔可夫模型、分区生存模型和离散事件模拟等。规范要点总结如表 2-7 所示。

表2-7　典型分析模型的规范要点

模型类型	适用对象	模型结构
决策树模型	静态模型，不考虑时间因素。适用于病程较短的急性疾病或病情不太复杂的疾病	六要素：疾病状态、决策节点、机会节点、分支概率、最终节点和路径
马尔可夫（Markov）模型	动态模型，考虑时间因素。适用于病情延续时间长、反复发作的慢性疾病	五要素：健康状态、循环周期、模型概率、健康产出和成本、循环终止条件
分区生存模型（Partitioned Survival Model）	类似于马尔可夫模型，适用于晚期或转移性癌症治疗的经济性评估	五要素：健康状态、循环周期、生存曲线、健康产出和成本、循环终止条件
离散事件模拟模型（Discrete-Event Simulation）	利用仿真模拟过程从个人角度分析并记录所有离散事件，更贴近于现实治疗情况；适用马尔可夫模型的情形均可用离散事件模拟模型处理	四要素：实体、属性、事件、结果

目前域外国家主要采取马尔可夫（Markov）模型进行评估，原因有三：一是 Markov 模型考虑时间因素，适用于病情延续时间长、反复发作的慢性疾病转归过程的模拟；二是 Markov 模型包含无限多健康状态，各状态间相互关联，能够更加灵活地模拟各类药物的复杂治疗过程，贴切地反映其疾病转归过程；三是 Markov 模型早在 20 世纪 80 年代便用于医学领域，相较于离散事件模拟模型和分区生存模型，其研究方法更为成熟、更加体系化[14]。

【案例分析2-2】　基于Markov模型的非小细胞肺癌的成本效用分析[15-16]

以基于 Markov 模型的阿法替尼和吉非替尼一线治疗表皮生长因子受体（EGFR）突变阳性的非小细胞肺癌（NSCLC）的成本效用分析为例。研究者根据 NSCLC 的疾病进展规律，将患者的疾病划分为 3 个马尔可夫状态，分别为 PFS 状态，疾病进展（Progressive Disease，PD）状态以及死亡状态（如图 2-3）。综合考虑给药时间、治疗周期以及疗效评估的时间，将模型的循环周期定为 3 周，总模拟时间长度为 10 年，以确保所有患者在模型运行结束后大都处于死亡状态（终止条件），从而模拟 EGFR 突变阳性的 NSCLC 疾病进展的全过程。

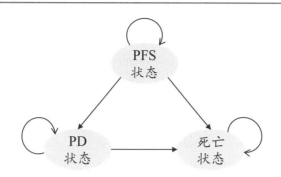

图2-3 模拟NSCLC的疾病进展过程的Markov模型

模型状态间的转移概率通过 R 语言 3.44 版本曲线拟合软件，以拟合度 R2 为判断依据，对生存曲线进行分布拟合。在健康产出与成本的计算中，该研究从中国医疗卫生角度出发，成本计算仅考虑直接医疗费用（主要包括一线治疗花费、不良反应处理成本、进展治疗成本、随访成本和管理成本），并采用 3% 的贴现率。患者在 PFS 及 PD 状态的效用值分别为 0.804 和 0.321，数据则采用 Beenish 等通过问卷收集的对中国 NSCLC 患者的健康效用值。

企业在建立模型开展分析时，往往会遇到数据选择以及数据处理方面的问题，对分析结果的科学性与准确性造成一定影响。本书选取数据来源及差异性与不确定性两个要点进行说明。

4.2 数据来源

由于模型参数可以来自各种来源，如 Meta 分析、随机对照试验、观察性试研究、数据库、病例资料、专家意见、以及指南规定等，故数据的选择应当与模型特征相统一，并与评估药物作用的人群相关。在临床价值审评中，医保部门以证据水平分级法和量表评价法对评估药物临床疗效证据质量进行评价。其中以证据水平分级法为主要评价方法，级别越高证据有效性越高（详见本书第一章）。因此，企业自评过程中选择数据来源时，也应遵循此法选择证据等级较高的数据，常见的循证医学证据分级标准如表 2-8 所示。

表2-8 循证医学证据分级[12]

证据分级	研究设计
Ⅰ级	收集所有质量可靠的RCT后作出的系统评价或Meta分析结果（基于多个大样本多中心随机对照试验）
Ⅱ级	单个大样本的RCT结果
Ⅲ级	设有对照但未用随机方法分组的研究病例对照研究和队列研究
Ⅳ级	无对照的系统病例观察
Ⅴ级	专家意见、描述性研究、病例报告

4.3 差异性与不确定性

差异性（Variability）和不确定性（Uncertainty）是指在开展成本效益评估的过程中，由于研究环境的特殊性、研究设计和假设的合理性，以及成本、健康产出等的测量误差等原因，而产生的一些研究内容与真实情况不一致的现象。敏感性分析（Sensitivity Analysis）是处理基于模型的成本效益评估中差异性和不确定性的主要方法，可确定评估结果（如 ICER）对于特定的一个或多个因素变化的敏感程度。为考察这种不一致性对评估结果的影响以及结果的稳定性，需开展敏感性分析，减少研究的偏倚。

5 第五步：形成报告

药物经济学自主评估涉及复杂的交叉学科领域，应用时存在一定灵活性。故企业提交的自评报告类型根据具体情况各有不同，主要包括观察性研究、试验性研究和二次文献研究三种类型。各类型选用的研究设计方案不同，其数据来源、研究方法和研究质量也有较大差异（见表 2-9）。

表2-9　不同报告类型的内涵与特点

报告类型	研究设计	内涵	优点	不足
观察性研究 (真实世界研究)	前瞻性队列研究	对患者进行跟踪随访开展的经济学研究	可反映真实条件下的成本效果，对于慢性病的药物经济学研究具有明显的优势	患者依从性差、研究干扰因素多，内部效度低；分析难度较大
	回顾性队列研究	通过收集已有的数据资料进行的经济性研究	直接从现有数据库中检索数据，研究成本低	对混杂因素的控制难度大，收集变量有限
试验性研究 （一手数据）	平行研究	在随机对照实验中同时开展的经济学研究	借助RCT获得较高可行度和内部效度	试验环境与真实世界的治疗环境差异较大
	实际临床研究	在药物的日常环境中进行的经济学研究	试验环境接近实际治疗环境，外部效度高；可满足实际决策需求	研究成本高；干预和控制很少，内部效度降低
二次文献研究 （二手数据）	Meta分析	对具有相同目的且相互独立的多个研究结果进行综合评定和定量分析	整合多方研究结果，得到更具说服力的综合证据	研究结果依赖已有研究质量的好坏

那么，什么类型评估报告最合适作为医保准入决策的主要依据呢？

笔者发现，各国创新能力、药物经济学研究水平以及医保审评能力的不同，其医保决策对不同类型报告的依赖程度呈"梯度分布"，其审评模式也有相应梯度性变化（具体审评模式变化详见本章第二节，本节主要介绍三类报告）。

5.1 观察性研究

观察性研究即为真实世界研究，是在自然状态下对研究对象的特征进行观察、记录，并对结果进行描述和对比分析。这与试验性研究预先提出一种因果假设后加以验证有显著区别。按照数据收集时间和方式的不同，主要分为对患者进行跟踪随访的前瞻性队列研究和通过收集已有数据的回顾性队列研究。观察性研究可以直接利用现有数据，操作简单，但对于各种混杂因素的控制难度较大。

医保管理能力较高的国家，往往可以接受各种类型的自评报告，其成熟的经验可以对包含混杂因素的观察性研究证据进行甄别和质疑。而对企业来说，在医保部门具有较高审评能力的前提下，通常会选择数据易获取、研究成本低且外部效度高的观察性研究，以提高自评效率，缩短评估药物的准入周期。

【**案例分析2-3**】 基于观察性研究的雷西纳德的成本效用分析[17]

雷西纳德（图2-4）是一种尿酸盐转运蛋白抑制剂，用于治疗有高尿酸血症的痛风患者，2015 年美国 FDA 批准上市。

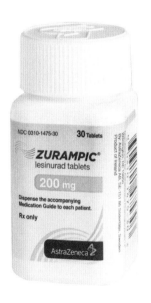

图2-4 雷西纳德外包装示意图

2017 年，企业向英国 NICE 提交了该药用于治疗痛风患者的慢性高尿酸血症的自评报告。报告采用的研究方法为 CUA，模型为半马尔可夫模型。该研究选取一项随访研究中的用雷西纳德治疗不超过两年的患者，以降低尿酸水平可以延长痛风患者寿命为研究主题，选择别嘌醇为参照药物开展观察性研究。效用值来自 CLEAR 试验的 SF-36 量表，成本包括药物成本、痛风结节的治疗成本以及相关并发症的成本。最终公司测算所得 ICER 值为 24,024 英镑 /QALY。

5.2 试验性研究

试验性研究以试验为基础对患者的治疗方案进行干预。可分为在随机对照试验（RCT）中同时开展的药物经济学研究和专门为药物经济学研究开展的实际临床研究（Pragmatic Clinical Trial，PCT）。试验性研究所得为一手数据，证据质量较高，但研究成本较高。

对于在医保准入决策中应用 HTA 时间不长，经验积累不够丰富的国家，尚不具备大规模甄别数据和独立评估分析的能力，所以大多要求企业提交质量高的试验性研究报告，并以此作为准入决策及确定支付标准的主要依据。企业需按规定在严格的试验设计和研究条件控制下开展评估，得出可依赖的结果。

【案例分析2-4】 基于试验性研究的仑伐替尼的成本效用分析[18]

仑伐替尼（图2-5）是一种多受体酪氨酸激酶抑制剂，用于治疗甲状腺癌、肾癌、肝癌等，2015 年经美国 FDA 批准上市。

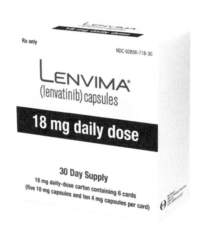

图2-5 仑伐替尼外包装示意图

2015 年 11 月，企业向澳大利亚药物福利咨询委员会（PBAC）提交了自评报告，以期将仑伐替尼纳入澳大利亚药物福利计划（Pharmaceutical Benefits Scheme，PBS），用于放射性碘难治性分化型甲状腺癌的III或IV期的治疗。企业分别选取了安慰剂和索拉非尼为参照药物，选取 CUA 为分析方法开展评估。

成本和健康产出来源于两项 RCT 试验，纳入了药物成本、不良反应治疗成本以及管理相关的成本；药物的效用以生命年和质量调整生命年为指标进行测算，并得出增量分析结果（未公开）。报告建立了以 1 个月为周期、总模拟时间长度为 10 年的分区生存模型，将疾病分为响应（Response）、稳定（Stable）、进展（Progressed）和死亡（Dead）4 个状态。经敏感性分析后显示，仑伐替尼以安慰剂和索拉非尼为参照药物时，ICER 值分别为大于 20 万美元和 7.5 万 ~10.5 万美元之间。

5.3 二次文献研究

二次文献研究是利用已公开发表的文献资料，对不同药物的治疗方案进行系统的综述分析。该类研究使用二手数据，因此研究周期短，成本低，但必须基于充足的现有文献及不同研究文献的可比性等前提条件。

部分国家和地区的药物创新能力和自主供应能力较弱，上市药物多为进口药物，市场信息和评估信息较为完善。为实现快速准入，医保部门允许企业不提交本土药物经济学评价，仅收集域外机构成本效益评估报告与证据，综合得出决策意见。

6 中国现状与发展趋势

我国 20 世纪 80 年代开始引入药物经济学，短短 30 年，成果斐然。在学科发展方面，各类药物经济学教材不断涌现，各大高校也纷纷开设相关研究中心与课程，药物经济学日益受到重视。在研究机构方面,中国药学会药物经济学专业委员会在 2008 年批准成立，成为药物经济学在中国发展的重要里程碑。在指南制定方面，我国于 2011 年正式发布了第一版《中国药物经济学评价指南》，并定期更新，为相关人员开展药物经济学评估提供了系统的方法指导和案例支持[19]。

与此同时，我国对药物经济学在医保准入中的应用进行了积极探索。《2016 年国家基本医疗保险、工伤保险和生育保险药品目录调整工作方案（征求意见稿）》明确指出:"对同类药品按照药物经济学原则进行比较"。2017 年医保准入谈判中，首次要求企业提交自评报告，并涉及药物经济学证据的应用。2019 年的准入和续约谈判中，随着相应审评机制的完善，企业自主开展的药物经济学评估报告已成为准入过程中的关键要素。

尽管药物经济学在医保准入中的重要性日益增加，但仍存在部分问题亟待解决。首先是缺乏相关的落地政策，在国家层面尚未成立官方的专业机构对药物经济学评估报告进行审评和认定，也未出版官方指南作为医保准入的药物经济评估规范依据；其次，我国在中医药药物经济学研究起步较晚，中药医保准入评估不确定性较大。

第二节　医保审评

针对企业提交的药物经济学评估报告，医保部门在证据审评的基础上，综合多方意见形成审评结论，供决策参考。本节从审评要点与审评模式两方面介绍成本效益评估中的医保审评机制。

1 审评要点

成本效益评估中，医保部门围绕企业自评报告开展审评流程，其中关键技术要点是各界关注的核心内容，明析"审评要点"可提升准入的可预测性。从全球视角来看，成本效益评估中审评要点包括方案科学性、数据真实性和结果可靠性三方面。

英国医保管理体系和卫生技术评估经验相对成熟，本书以英国为例介绍审评要点的应用情况。英国的成本效益审评主体为 NICE 委托的外部学术组织——证据审查小组（Evidence Review Group，ERG）[①]，ERG 依据规范性要求对企业材料进行审评分析，形成 ERG 报告供决策参考。

1.1 方案科学性

（1）内涵

方案科学性是指，评估的研究设计、研究方法和操作流程等要素的科学合理程度，是评估报告可依赖的前提，审评内容包括：目标人群的适用性、分析时限的合理性、分析方法的适当性、关键指标测量方法（或工具）的科学性、分析模型的内部效度和外部效度。

（2）应用

英国 NICE 技术评估流程指南中对企业开展药物成本效益评估的具体步骤作出明确要求，提高了评估和审评规范化程度[20]。审评过程中，ERG 依循上述规范，对自评报告的方案科学性进行审评，主要关注以下重点内容：评估报告是否基于规范要求，明确研究背景（研究假设、研究角度、目标人群、研究时限评估药物与参照药物）、评价方法与分析模型的选择与有效性、健康产出的测算方法等。

若企业自评资料中存在违背相关规范性的问题，则表明企业评估方案的科学性存疑。ERG 可要求企业补充材料进行解释说明，必要时 ERG 会基于企业自评证据对相关步骤进行自主分析和修正。

---

① ERG作为英国NICE药物成本效益的实质性审评主体，是一类独立学术组织（目前包含约克大学、谢菲尔德大学、BMJ等10个学术机构的下设组织）。

【案例分析2-5】 培美曲塞的方案科学性审评[21]

培美曲塞（图2-6）是一种用于治疗晚期非小细胞肺癌的化疗药物，2007年8月经NICE推荐准入英国医保报销范围。ERG在审评该药物成本效益企业自评报告时，从研究时限的角度对方案科学性提出质疑。

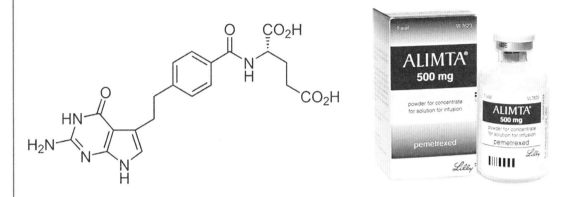

图2-6 培美曲塞分子结构和外包装示意图

在选题阶段，NICE为企业提供了材料准备的参考情形，其中要求该药物经济性分析模型的研究时限应当不小于6年，以保障模型转归的内部效度。但企业自评中实际选用的研究时限为5年，不符合规范要求，故该评价方案被认为不具备科学性。因此，ERG基于企业提交的经济性模型开展了自主分析，延长了模型生存分析的时间跨度（6年），对健康产出进行重新分析估算，并将其ICER值从16458英镑/QALY调升为17460英镑/QALY。

1.2 数据真实性

（1）内涵

数据真实性是指，成本效益评估中所涉及数据的真实有效，以及数据纳入的合理程度。企业自评中对于相关数据项目的选择和计算的偏差可直接影响评估结果，因此数据真实性审评具有重要意义。审评内容包括：成本及健康产出数据的来源及适用性、相关数据项的选择合理性、时效性和可重复性。

（2）应用

英国ERG对数据真实性的考察聚焦于成本及健康产出数据的准确性和时效性，包括：成本的认定过程中是否存在错误，健康产出的测量过程是否存在错误，针对特定成本项目的识别是否提供依据，健康产出关键指标之间的转换关系是否提供明确阐述，相关数据是否为最新数据（是否符合时效性要求）等。当ERG认为企业提交数据存在明显错误，或企业自评中使用明显不符规范的数据时，可要求企业补充数据或重新计算。

【案例分析2-6】 马来酸匹杉琼的数据真实性审评[22]

马来酸匹杉琼(图2-7)是用以治疗复发性或侵袭性非霍奇金 B 细胞淋巴瘤的药物，2014 年 2 月经 NICE 推荐准入英国医保报销范围。

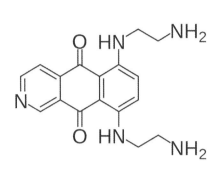
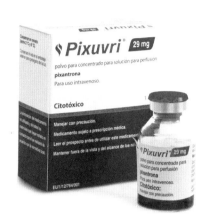

图2-7 马来酸匹杉琼分子结构和外包装示意图

企业自评时采用 62 版《英国国家药物处方集》（BNF62，2011 年 9 月出版）①作为药物成本核算的参考依据，使用的药物单价为 343.8 英镑（50ml/ 瓶）。ERG 审评时认为，企业自评时 66 版《英国国家药物处方集》（BNF66，2013 年 9 月出版）已公布，62 版中的数据不符合时效性要求，故 ERG 要求企业基于 66 版进行重新计算。企业重新提交的材料中将评估药物的单价变更为 553.5 英镑（50ml/ 瓶），评估药物的 ICER 值也从 28,423 英镑 /QALY 调升为 28503 英镑 /QALY。

1.3 结果可靠性

（1）内涵

结果可靠性是指，成本效益评估结果的适用性与透明程度，是评估结果转化为决策依据的关键要点。审评范围包括：结果指标的选择与测算的合理性、关键指标贴现率的适用性、敏感性分析结果能否弥补关键结果的缺陷等。

（2）应用

英国 ERG 在审评结果可靠性时，主要围绕评估药物的关键结果指标（如 ICER）进行二次验证，比较 ERG 独立评估与企业提供评估结论间差异程度，以此衡量结果的可靠性。

---

①《英国国家药物处方集》（BNF）由英国医学协会和英国制药协会联合出版，可反映与药物使用有关的法律和专业准则，主要内容包括：药物的详细使用信息，药物的处方、监测、分发和相对费用信息等。处方集每年3月与9月更新两次。

有研究[23]统计了2005~2009年95项NICE技术评估报告中企业上报的评估药物ICER与ERG计算得出ICER间的差异（利用官方统计或相关文献数据，非企业提交数据进行独立核算）。其中仅25%评估药物的ERG计算结果低于20,000英镑/QALY（即符合直接推荐范围），而企业提交数据则显示55.8%低于20,000英镑/QALY（具体见图2-8）。可见，ERG自行核算的ICER值往往高于企业提交的数值。

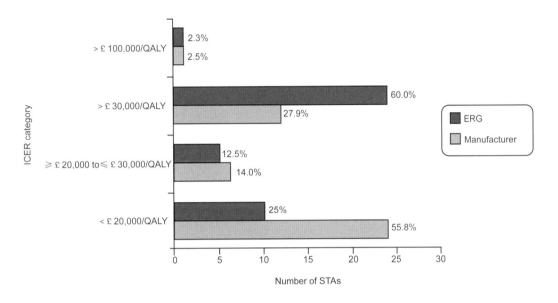

图2-8　企业与ERG计算ICER情况对比

2 审评模式

虽然全球医保在准入审评思路上逐步趋同，如选择高质量评价证据、利用ICER作为关键指标、关注三大审评要点等。但因各国在产品创新程度、药物经济学研究水平和医保管理能力等方面的差异，在操作中形成了梯度化的"个性"审评模式。本书概括为验证式、评价式和借鉴式三类审评（见表2-10）。

表2-10　成本效益评估"梯度化"审评模式特点

模式特点	验证式（高梯度）	评价式（中梯度）	借鉴式（低梯度）
创新能力	创新程度高，通常在全球率先纳入医保	创新程度一般，在主流国家纳入医保后考虑准入问题	创新和自主供应能力弱，以进口药物为主
可接受报告类型	可接受范围广	主要依赖试验性研究	借鉴域外评估结果与二手文献
审评能力	具有较强证据甄别和独立评估能力	规范化要求完善具备常规审评能力	审核评估能力较弱具有快速准入需求

2.1 验证式

验证式审评是指,医保部门可针对企业自评报告进行证据甄别,并在此基础上对质疑内容提出澄清要求,必要时可对关键项目开展独立评估加以验证。其审评结论综合各方证据及意见,可信度与决策转化程度较高。本模式适用于评估药物创新程度较高、医保管理能力较强的国家,具有较高的证据甄别和独立评估能力,对于企业自评报告类型的接受范围较为宽泛。

以英国为典型,NICE 委托外部学术机构 ERG 开展医保准入中的成本效益评估,具有较强的审评专业性。同时,评估药物创新程度高,大多上市后首先在英国开展医保准入工作,故可供进行企业自评的周期较短,企业提交证据中观察性研究占有较高比例。针对此类混杂因素控制难度较大的证据,ERG 在初步审核的基础上要求企业提交澄清材料,必要时开展独立评估以弥补企业证据的不足,最终形成 ERG 报告供 NICE 参考。具体审评流程详见图 2-9。

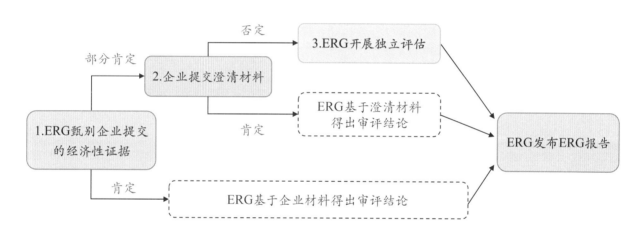

图2-9 英国验证式审评流程

（1）证据甄别

在初步证据审评阶段,ERG 基于方法学指南对自评报告的主要证据进行审评,形成三类初期审评结果:①肯定,ERG 基于企业材料得出正面评价;②部分肯定,总体符合要求,但部分细节需要企业澄清核实;③否定,不符合审评要求,需要企业再次递交澄清材料或 ERG 开展独立评估。

表 2-11 梳理了企业澄清的常见内容[24]。

表2-11 企业澄清的常见类型与项目

类型	常用项目
基本问题	①详细解释从初始数据推导某结论的计算过程与方法学基础 ②详细解释关键方法中的纳入、排除标准 ③证明分析过程中未出现重复计算
经济数据和临床数据的不一致性	①两部分数据在纳入和排除标准、研究时限等方面出现差异 ②解释某研究的经济数据被采用而临床数据未被采用的原因
数据来源解释	①流行病学数据的具体地区来源与时间跨度 ②对数据采样周期及规律的解释 ③解释综合数据分析中的具体来源及原因
提供额外分析	①增加成本识别项目时需要重新分析 ②改善/降低参照药物的生存估计值 ③扩大计量模型置信区间时需展开敏感性分析

企业针对 ERG 质疑展开补充解释或额外分析，形成澄清材料反馈至 NICE，为 ERG 的后续审评提供参考。

【案例分析2-7】 英国对帕妥珠单抗的企业澄清要求[25]

帕妥珠单抗（图2-10）是一种用于治疗 HER2 阳性转移性乳腺癌的单克隆抗体。在英国的准入审评中，ERG 基于初期材料审评结果，对企业从文献检索、成本效益数据和结果分析三方面提出了 26 项澄清要求，企业在接到澄清要求的 2 周内进行了详尽反馈，其中 22 项澄清结构得到 ERG 采纳，4 项未采纳内容 ERG 对其进行开展独立评估以进一步验证。

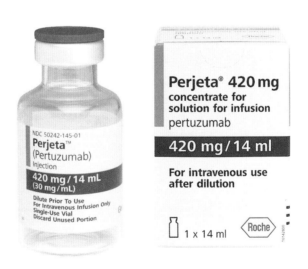

图2-10 帕妥珠单抗外包装示意图

以结果分析中的主要澄清项目为例，企业自评材料中提供了马尔可夫模型和Meta分析两类方法得出的评价结果，ERG经初步审评认为两类结果的可比性尚不明确，要求企业补充分析两类方法对于关键指标无事件生存率（EFS）[①]的结果差异。企业在澄清材料中提交了评估药物与对照药物在两类方法下的EFS曲线（如图2-11），其中马尔可夫模型预测曲线中EFS水平较低，ERG后续审评中采信了该结果。

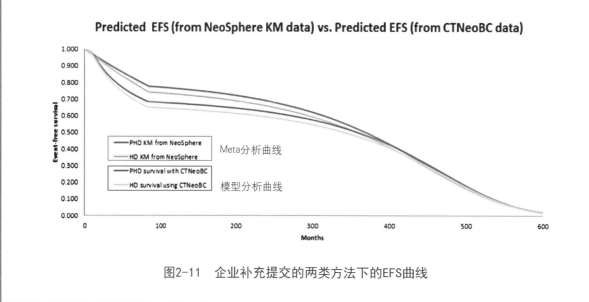

图2-11　企业补充提交的两类方法下的EFS曲线

（2）独立评估

为提高审评效率，ERG大多情况下不开展独立评估。仅当企业自评证据及澄清材料均无法满足审评需求时，才会在前期审评基础上开展独立评估，针对相关项目进行额外分析与校正。独立评估结果能深刻影响ERG审评结论，其主要类型及启动条件如表2-12所示。

表2-12　ERG独立评估的主要类型及启动条件

类型	启动条件
判断事项（Matters of Judgement）	ERG认为企业选择的关键指标或数据存在适用性问题
修正错误（Fixing Errors）	ERG认为企业提交的经济分析模型中存在明确错误
解决违规问题（Addressing Violations）	ERG认为企业自评中未遵守最佳操作方法（例如参照药物不符合NICE选题要求等）
ERG偏好的基本情况（The ERG Preferred Base-case）	ERG对企业报告的基本情况（研究设计、模型构建、数据选择等）进行综合判断，若明显不符合ERG偏好，且企业澄清仍未满足相关要求，则ERG会在其偏好条件下开展一系列独立评估

[①] 无事件生存率（EFS）是指从患者入组开始到发生任何事件的时间，事件类型包括死亡、疾病进展、更改治疗方案、发生致死性或不能耐受的副作用等。

以"修正错误"为例,医保部门审评企业报告时,分析模型的检验是关键环节之一。若企业材料无法证实模型的科学有效,ERG 将根据具体情况,从模型数据输入、模型结构合理性和模型结果可靠性等角度出发,自主修正相关错误。

2.2 评价式

评价式审评是指,医保部门围绕企业自评报告开展常规审评,评审结论对报告质量的依赖性较高。本模式适用于评估药物的创新程度一般,通常已在全球主流国家上市且纳入医保,医保应用 HTA 准入审评处于起步阶段的国家。在证据甄别能力与行政投入水平有限的情况下,主要依靠企业提交高质量的自评证据(主要是试验性研究证据)得出审评结论。

以澳大利亚为例,医保准入中的成本效益评估由 PBAC 下设的经济学附属委员会(Economics Sub Committee,ESC)主导开展。ESC 明确建议提交利用成本效用分析、基于 RCT 的药物经济学自评证据,并要求在调整和补充关键结果后,通过分步呈现(stepped manner)透明化显示以 ICER/QALY 为核心的结果指标,进而得出综合审评意见(详见图 2-12)。

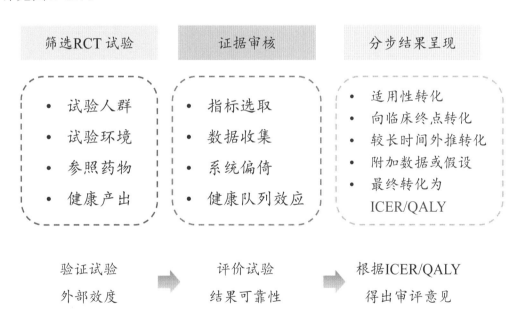

图2-12 澳大利亚评价式审评核心步骤

(1)前期筛选

由于该模式对企业证据质量要求较高,因此在正式审评前,ESC 针对成本效益评估所依托的 RCT 试验进行筛选,考察关键要素在试验中与实际决策环境的匹配程度(即外部效度)。

①试验人群:受试患者应与评估药物适应症范围的医保获益人群一致。

②试验环境：评估药物试验环境应与申请准入的应用环境一致。

③参照药物：试验中主要参照药物应符合 PBAC 确定的遴选规则。

④健康产出：健康产出数据应在适当时间范围内利用科学方法测量或报告。

（2）审核与结果呈现

由于前期筛选针对研究背景进行初步考察，在正式的证据审核中，ESC 重点关注健康产出结果的可靠性与试验的不确定性。ESC 要求企业利用分步结果呈现法将试验的评价数据转化 ICER/QALY 的核心结果，清晰显示其修正外推过程。主要步骤包含：适用性的转化、替代指标向临床终点的转化、较长时间范围的外推转化、附加数据的模拟或附加假设的验证、临床终点转化为最终健康产出。

【案例分析2-8】 澳大利亚对阿替利珠单抗联合贝伐珠单抗的评价式审评[26]

以阿替利珠单抗联合贝伐珠单抗治疗非小细胞肺癌（NSCLC）在澳大利亚医保准入的成本效益评估为例。阿替利珠单抗是作用机制为 PD-L1 抑制剂的肿瘤免疫治疗药物，贝伐珠单抗则是典型肿瘤靶向药物，该联合疗法于 2019 年 9 月获批准入澳大利亚 PBS 保障范围。

在药物成本效益方面，企业提交了基于 RCT 的药物经济学评估结果，该评估应用 CUA 方法，并通过模型修正了环境及时间范围因素。ESC 对部分亚组试验结果不确定性提出质疑，但综合其他数据可靠性评价结果，认为企业提交的证据可信。评估药物干预组的最终分步经济学评估结果如表 2-13 所示。

表2-13　阿替利珠单抗联合贝伐珠单抗治疗NSCLC的ITT Population*人群阶梯式经济性评估结果

步骤和组成	阿妥珠单抗+贝伐单抗+铂双线化疗	铂双线化疗	增量
步骤1：基于试验的成本和结果			
成本	$■	$■	$■
获得的生命年	1.205	1.006	0.199
质量调整生命年	0.864	0.715	0.149
每增加额外生命年的增量成本			$■
每增加额外质量调整生命年的增量成本			$■
步骤2：将时间范围延长至7.5年			
成本	$■	$■	$■
获得的生命年	2.175	1.390	0.785
质量调整生命年	1.549	0.984	0.565
每增加额外生命年的增量成本			$■
每增加额外质量调整生命年的增量成本			$■

续表

步骤和组成	阿妥珠单抗+贝伐单抗+铂双线化疗	铂双线化疗	增量
步骤3：合并管理和医疗资源利用成本			
成本	$■	$■	$■
获得的生命年	2.175	1.390	0.785
质量调整生命年	1.549	0.984	0.565
每增加额外生命年的增量成本			$■
每增加额外质量调整生命年的增量成本			$■
步骤4：合并不良反应费用			
成本	$■	$■	$■
获得的生命年	2.175	1.390	0.785
质量调整生命年	1.549	0.984	0.565
每增加额外生命年的增量成本			$■
每增加额外质量调整生命年的增量成本			$■
步骤5：包括进展后的后续治疗费用			
成本	$■	$■	$■
获得的生命年	2.175	1.390	0.785
质量调整生命年	1.549	0.984	0.565
每增加额外生命年的增量成本			$■
每增加额外质量调整生命年的增量成本			$■
步骤6：包括生命终末期费用			
成本	$■	$■	$■
获得的生命年	2.175	1.390	0.785
质量调整生命年	1.549	0.984	0.565
每增加额外生命年的增量成本			$■
每增加额外质量调整生命年的增量成本（基本情况）			$■

*ITT population全称为intention to treat population，意为意愿治疗药物干预组；
表格中关键增量成本效果比数据保密。

综合其他因素，ESC 对企业提交的成本效益结果予以认可，并最终由 PBAC 给出肯定的准入意见，在签订保密折扣协议后，该联合疗法的总体 ICER 范围在 $45,000~$75,000/QALY 之间。

2.3 借鉴式

借鉴式审评模式是指，企业及医保部门不需对评估药物进行完整的药物经济学评价，主要借鉴域外官方评估报告以开展快速审评。本模式适用于药物创新和自主生产供应能力不强，临床供应以进口药物为主，有丰富域外市场信息和成本效益评估证据。本模式流程简便，行政成本低，主要考察域外评估结论外推性问题。

以我国台湾地区为典型，为减轻企业与医保部门负担，台湾地区的医药科技评估组在开展成本效益评估时，未强制要求企业提交本土药物经济学评价报告，而是通过参考评估药物在域外的官方评估结论，辅助以数据库检索结果，综合得出审评结论。

（1）结论借鉴

在借鉴对象的选取上，中国台湾地区选择了 HTA 评价体系完善、成本效益评估结论明确的域外权威机构（英国 NICE、加拿大 CADTH 和澳大利亚 PBAC）。并在总结梳理三国评估报告原始数据与结论的基础上，考虑以下要点：评估报告的发布时间、评估药物的经济与临床限定条件、药物经济学评价的方法及模型、ICER 值的大小范围、敏感度分析过程、评估药物的给付建议等。进而综合 Cochrane、PubMed、Embase 等数据库检索获得的二次文献，完整客观地呈现评估药物的域外审评情况。

（2）外推性分析

由于评估药物的临床试验在域内外环境间可能存在种族差异，将他国成本效益评估结果引入中国台湾地区时，须对报告数据的外推性进行分析[1]。医药科技评估组在外推性分析过程中重点考虑应用程度和转移效度两项决策影响因素。应用程度是指研究结果是否能够适用于其他环境，主要分析数据的有效性和敏感性；转移效度是指研究结果在不同国家或医疗体系之间转移的适用性，主要分析患者特性、流行病学背景和医疗资源使用等要素的差异程度。

3 中国现状与发展趋势

近年来，我国医保准入制度快速发展，HTA 在准入审评中的重要性日益提升。2017 年准入谈判首次引入药物经济学评估，企业报送相关材料为"可选项"。2018 年升级为"必选项"，且要求提供域内外参照药物信息。2019 年开始聚焦 ICER、数据真实性和模型科学性问题，要求提交原始评价报告及分析模型。

随着我国医保审评中药物经济学应用的专业性与精准度越来越高，评估操作中的规范化问题更加凸显。为进一步完善我国成本效益评估机制，本书从审评要点和审评模式两方面提出思考。

3.1 审评要点

实践中，审评关键内容与主要方法尚未明晰。为提高医保准入的公平性与可预测性，可围绕以下三维度颁布官方技术指南，明确审评要点（详见表2-14）。

---

[1]指"能否将一种环境或群体中的结果应用于或外推至另一种环境或群体（Willke，2003）"。外推性也称可转换性（Transferability）、可移植性（Transportability）、外部效度、相关性（Relevance）或适用性（Applicability）。

表2-14 我国成本效益审评要点建议

审评要点	主要内容
方案科学性	①评价目标及对象的合理性 ②分析方法的选择及其理由 ③研究类型的选择及其理由 ④分析模型的选择及其科学性
数据真实性	①成本及健康产出数据的确认、测算等过程的真实性 ②数据的纳入与处理是否符合研究角度及审评要求 ③关键指标项目的数据来源及其选择依据 ④贴现率的选择合理性
结果可靠性	①结果指标设置的合理性 ②关键结果的决策环境外推性 ③不确定性与差异性的处理情况

3.2 审评模式

如何在"满足人民不断增长的医疗服务保障需求"和"保持医保基金可持续支出"之间均衡发展，不仅是我国医保管理基本原则，也是医保准入审评核心要求。同时，相对于欧美发达国家，我国医保准入审评和 HTA 应用尚处于起步阶段。因此，如何立足国情，寻找适合我国医保审评模式和发展路径，是成本效益评估中亟待解决的问题。

（1）主流模式：评价式审评

现阶段我国谈判准入的创新药物，大多在域外主流国家已上市并被纳入医保，通常具有丰富的价格信息、临床证据和发达国家评价结论。其在国内外上市审批过程中，亦不同程度地开展了包括平行试验在内的高质量试验型研究。

我国可借鉴澳大利亚，以评价式审评为主流审评模式。一方面，通过出版技术指南和完善沟通机制，引导企业提交规范化、高质量的自评报告；另一方面通过审查健康产出结果的可靠性，外推转化为我国准入决策所需要的审评结论。这有利于保障审评完整性的同时提高准入效率，最大化利用我国有限的医保审评资源与行政管理资源。

（2）探索模式：验证式审评

建设创新型国家是我国的基本国策。随着创新投入的不断增加，我国自主研发的"全球新"药物上市数目也在逐年增长[①]（详见表 2-15）。在此背景下，我国可探索应用验证式审评模式，针对治疗机制有重大突破、域外市场价格和成本效益数据相对缺失的创新药物，组织一流专家对其企业自评报告开展全面审评，在证据甄别基础上要求企业提交澄清材料，必要时开展独立评估以弥补企业证据的不足，综合多方信息形成评价结论。

[①]"全球新"药物即化学药品新注册分类中的1类新药，系指境内外均未上市的创新药，含有新的结构明确的、具有药理作用的化合物，且具有临床价值的药品。信息来源：总局关于发布化学药品注册分类改革工作方案的公告（2016年第51号）。

表2-15　2017～2019年NMPA批准1类新药*（全球新）

上市时间	分类	序号	通用名	医保准入
2017年	生物制品	1	重组埃博拉病毒病疫苗（腺病毒载体）	
2018年	化学药	1	呋喹替尼胶囊	√
		2	罗沙司他胶囊	√
		3	马来酸吡咯替尼片	√
		4	盐酸安罗替尼胶囊	√
		5	达诺瑞韦钠片	
		6	注射用艾博韦泰	
	生物制品	7	特瑞普利单抗注射液	
		8	信迪利单抗注射液	√
		9	重组细胞因子基因衍生蛋白注射液	√
2019年	化学药	1	甲磺酸氟马替尼	
		2	本维莫德乳膏	
		3	聚乙二醇洛塞那肽注射液	
		4	甘露特钠胶囊	
		5	可利霉素	
		6	注射用甲苯磺酸瑞马唑仑	
		7	甲苯磺酸尼拉帕利胶囊	
	生物制品	8	注射用卡瑞利珠单抗	
		9	替雷利珠单抗	

*数据来源：国家药品监督管理局（National Medical Products Administration，NMPA）、米内网

（3）应急模式：借鉴式审评

近年来，国家推出系列政策加速临床急需进口药物的上市进程。针对其中疗效和成本效益信息明确的进口药物，如果临床不可替代，且急需解决医疗保障问题，在此背景下我国可启动借鉴式审评模式，以域外官方评估报告及二手文献为主要依据，开展快速审评流程。审评重点在于解决域外权威机构的评估结论的外推性问题，即应用程度和转移效度两项决策影响因素，在此基础上作出是否纳入医保的快速决策。

当然，需要注意的是，中国医药市场体量庞大，进口药物品种繁多（详见图2-13）、情况复杂，域外评估结论外推性存在较大不确定性。因此，借鉴式审评模式仅能作为一个应急预案使用。

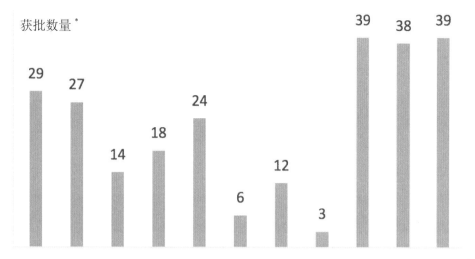

*数据来源：国家药品监督管理局、医药魔方

图2-13 2009-2019年NMPA批准上市的进口药物数量

第三节 决策应用

企业提交评估报告后，医保部门基于产品性质、报告类型与证据质量，选择不同审评模式，综合考量得出药物成本效益的评审结论，在此基础上做出"是否准入"和"如何制定支付标准"决策。本节重点介绍这两项决策机制。

1 准入决策

全球 HTA 机构普遍使用增量成本效果比（ICER）作为评估药物与参照药物相对经济性的决策指标。但 ICER 本身仅反映增量效益，须与本国医保基金支出水平综合考量，才能判断评估药物"性价比"是否符合纳入本国医保目录的标准。

因此实践中，域外各国通常引入外生标准——成本效果阈值（cost-effectiveness threshold，简称"阈值"）作为准入决策转化依据，将 ICER 与该阈值进行比较，得出是否准入、以何种方式准入的决策意见。

1.1 决策阈值

本质上，阈值是 ICER 的设定临界值，可通过与 ICER 进行比较判别，得出成本效益评价结论。与 ICER 计量单位一致，阈值最常见的表现形式为"每 QALY 所需支付的成本"，可判定医保为评估药物增加一单位效益所支付的成本是否值得。医保决策部门通常基于成本效益评估结果与阈值的比较情况，得出直接准入、谈判准入以及不予准入三类意见。

以英国为例，NICE 针对成本效益评估结果设置了决策阈值范围[27]：20000~30000 英镑/QALY。对于 ICER 低于 20000 英镑/QALY 的评估药物，NICE 将予以直接准入的推荐意见；对于 ICER 在 20000~30000 英镑/QALY 之间的评估药物，将结合其他证据进行综合判断，并推荐进入谈判程序；对于 ICER 高于 30000 英镑/QALY 的评估药物，通常情况下，做出不予准入的否定结论，但在特殊情况下 NICE 也可能采取放宽阈值措施①。

1.2 阈值类型

按公布主体和法律效力，全球阈值类型可分为官方明确阈值和非官方隐性阈值两种，代表国家与具体阈值水平详见表 2-16。

---

① 针对符合"生命终末期"标准的评估药物，可将阈值放宽至50000英镑/QALY；针对符合"超孤儿药"标准的评估药物，可在综合考虑预算影响的情况下将阈值放宽至100000英镑/QALY（详见第五章）。

表2-16 成本效果阈值分类情况[28]

阈值类型	代表国家	阈值或阈值范围
官方明确阈值	英国	20000~30000英镑/QALY
	泰国	160000泰铢/QALY
	波兰	46272美元/QALY
非官方隐性阈值	加拿大	50000加元/QALY
	美国	50000~150000美元/QALY
	瑞典	80000~135000欧元/QALY
	澳大利亚	69900澳元/QALY

（1）官方明确阈值

官方明确阈值是指，医保部门或其他官方机构明确出台相关规范，使用某一具体阈值或阈值范围作为成本效益评价的决策标准，具有官方法律效力。全球范围内，仅有少数国家（如英国、泰国、波兰）设置官方明确阈值。

官方明确阈值可为医保决策提供定量决策标准，具有较强的政策透明度、准入可预测性与公众顺应性。但此类阈值对医保管理能力、理论与实践水平要求较高，决策主体也可能承受较大舆论压力。

（2）非官方隐性阈值

非官方隐性阈值是指，无官方机构正式公布阈值标准，但通过对过往医保决策或实践经验进行回顾性分析，或基于非官方机构提出的阈值观点，可推算或印证在实际应用中存在隐性阈值或阈值范围[29]。

非官方隐性阈值可给予决策部门更大自由裁量权，还能一定程度上避免企业递交虚假资料或相关寻租行为。但此类阈值的决策依赖性与应用效力较为模糊，公信力较低，决策科学性有待论证。

1.3 阈值设置

由于非官方隐性阈值是根据相关数据或信息推断得出，无统一设置方法。而官方明确阈值，则需要基于本国卫生体制、医保管理能力与基金水平等情况，进行科学论证与合理设置，使得准入决策满足"参保人刚性福利与基金可持续"之间的均衡发展。

从全球实践来看，设置方法分为：经验制定法、意愿支付法和WHO推荐法三种类型，不同方法在管理能力要求和决策科学性等方面呈现梯度性变化。

（1）经验制定法：英国模式

经验制定法是指基于过往的决策数据、数据库信息或文献资料进行回顾分析，制定符合本国决策环境的阈值或阈值范围。该方法具有较强针对性，可通过对决策案例大样本数据分析，寻找最适合本国决策偏好和基金水平的阈值范围，但对医保管理能力要求较高。

英国是应用经验制定法的典型国家。2004 年，NICE 对过去 5 年技术评估案例进行回顾，对被推荐准入与未被推荐准入案例的决策指标 ICER 进行排序分析。结果显示，绝大多数被推荐准入药物的 ICER 均小于 30000 英镑/QALY，且 ICER 大于 15000 英镑/QALY 起开始出现拒绝准入的案例。最终，NICE 综合多方意见将阈值设置为 20000~30000 英镑/QALY[30]。

英国基于自身准入审评实践数据制定的决策阈值具有较强的实用性，但需要高水平医保管理体系的支撑与前期大样本评估和决策数据的积累[①]。在 2009 年和 2016 年，英国又根据长期实践经验或特殊药物的准入需求，为"生命终末期药物"和"超孤儿药"放宽了决策阈值范围。

（2）意愿支付法：泰国模式

意愿支付法是将支付意愿（Willing to Pay，WTP）与评估药物的增量效益（一般以 QALY 为单位）相关联[②]，认为若评估药物的 ICER 不超过固有的意愿支付值，那么医保部门就应准入该药物。其对应的决策阈值即为测算得出的 WTP/QALY，具体操作中该方法可三个角度展开[31]：①按社会支付意愿；②按政府支付意愿；③按个人支付意愿。

泰国是应用意愿支付法（按政府支付意愿）的典型国家。2008 年，泰国卫生部门首次测算了政府针对医保目录内药物的支付意愿，并据此设置了官方明确阈值（具体测算过程未公布）。2010 年与 2013 年泰国根据实际支付意愿两次更新阈值，现行决策阈值为 160000 泰铢/QALY[32]。

该方法具有较强的操作性与灵活性，可从不同角度、在不同时间测算反映支付机会成本的决策阈值，与医保支付能力紧密关联。但由于支付意愿的测算具有一定主观性，在医保决策领域尚未形成规范化标准，在方法科学性上存在局限。

（3）WHO 推荐法：波兰模式

2002 年，世界卫生组织（World Health Organization，WHO）宏观经济与健康委员会提出：各国可基于自身经济发展情况，选择将"1~3 倍人均国民生产总值（GDP）"作为阈值，以判断药物的经济性。

具体标准为：当评估药物的 ICER 小于 1 倍人均 GDP/QALY 时，认为评估药物具有经济性优势；当 ICER 处于 1~3 倍人均 GDP/QALY 之间，认为其经济性不确定，需

①英国在积累样本数据的过程中未公布官方明确阈值（即无明确过渡政策），采取评估委员会综合讨论的方法得出准入意见。
②支付意愿是一个经济学概念，指消费者接受一定数量的消费品或服务所愿意支付的金额。是消费者对特定资源的估价，具有主观评价的特点。

综合生活质量的改进程度、技术的普遍性、疾病严重程度等方面进行判断；当 ICER 大于 3 倍人均 GDP/QALY 时，认为其经济性较差。

WHO 推荐法在应用时具有简便、明确的特点，适用于医保管理水平较弱、实践数据与测算能力不足的国家。但仅围绕人均 GDP 制定阈值，往往难以匹配真实决策环境与医保基金水平，在决策指导中可能存在一定缺陷①。有研究基于机会成本理念对部分国家最符合本国管理特征的决策阈值进行重新估算，发现最佳阈值往往在该国 1 倍人均 GDP 以下 [33]。

知识拓展：波兰利用WHO推荐法设置阈值[34]

2012 年，波兰参考 WHO 推荐标准，通过立法将本国医保准入的阈值设置为 3 倍人均 GDP/QALY，世界银行最新数据（2018 年）显示波兰人均 GDP 为 15424 美元，故当前波兰医保准入决策阈值为 46272 美元 /QALY。

具体决策应用方法如下：当评估 ICER ≤ 3 倍人均 GDP/QALY 时，且其预算影响水平较低（官方指南尚未明确预算影响决策阈值），则推荐准入目录；当 ICER>3 倍人均 GDP/QALY 时，企业可提交意见书证明评估药物具有显著增量疗效，若医保部门接受企业意见，且其预算影响水平较低，则推荐准入目录；否则，不推荐评估药物准入目录。

---

2 支付标准制定

除了准入决策外，医保部门在制定医保支付标准时也会重点参考成本效益评估结论。主要表现为两种形式：一是基于评估结论与企业通过谈判确定支付标准，以英国为代表；二是基于评估结论利用效率边界法测算支付标准，以德国为代表。

2.1 谈判制定

谈判制定是指，在评估过程中将药物 ICER 与决策阈值相比较，并以此作为医保支付标准制定的依据，通过价格谈判方式确定最终支付标准。该模式以英国为典型，当 NICE 基于 20000~30000 英镑 /QALY 的决策阈值作出准入推荐时，英国卫生部与制药行业协会将针对性采取定价措施，其中以价格谈判为主，辅助以风险分担协议确定最终支付标准。制定过程如图 2-14。

---

① 该标准自提出后沿用至今，是反映宏观社会意愿的一种特殊方法。2015 年，WHO澄清指出，不应将固定的成本效果阈值用作医保决策的独立标准，WHO未建议在国家层面决策中采用这种做法。

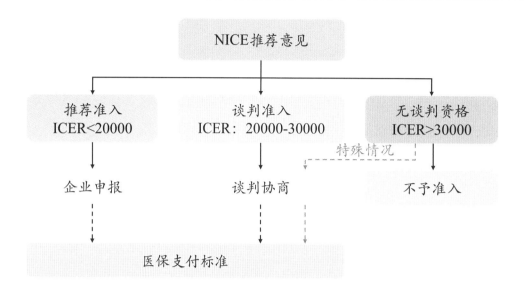

图2-14 英国医保支付标准制定过程

（1）企业申报

如上图所示，若审评结果显示评估药物 ICER 值在 20000 英镑 /QALY 以内，则 NICE 直接推荐准入，且企业的申报价格可直接作为医保目录的公示价格（list price）。在此基础上，企业也可能与医保部门签订保密折扣协议。

（2）谈判协商

若评估药物 ICER 值在 20000~30000 英镑 /QALY 之间，NICE 会在委员会综合判断的基础上推荐药物进入价格谈判程序，以 ICER 值与阈值的比较结果和企业申报价格作为主要谈判依据，充分协商，达成医保支付标准，结合风险分担协议等措施进行支付管理。

（3）不予准入

若评估药物 ICER 值在 30000 英镑 /QALY 以上，理论上 NICE 将不推荐该药物准入，即不具有谈判准入资格。但针对部分特殊情况，如"生命终末期药物"或"超孤儿药"，NICE 将依据特定的宽松阈值政策，结合药物的创新性、获得药物的人数、情况的特殊性以及药物的社会收益等方面进行综合考虑，并在征询各方意见后给出准入意见，在此基础上开展价格谈判与协议管理程序。

【案例分析2-9】 卡非佐米在英国谈判制定支付标准[35]

卡非佐米是用于治疗难治且易复发的多发性骨髓瘤的药物，2015 年 11 月在欧盟获批上市。英国 NICE 针对该药物治疗已接受其它治疗方案的多发性骨髓瘤患者开展了成本效益评估，其评估结论如表 2-17 所示。

表2-17　卡非佐米的NICE成本效益评估结论

治疗方案	患者人群	定量结论	NICE最终意见
卡非佐米联合地塞米松	先前只接受过一种治疗方案，不含硼佐替米	存在增量疗效获益；ICER≈27,269英镑/QALY	认为具有成本效益，予以推荐
卡非佐米联合来那度胺和地塞米松	—	存在增量疗效获益；ICER>41,400英镑/QALY	认为成本效益不确定，不予推荐

基于上述评估结论，NICE评估委员会认为该药物联合地塞米松的治疗方案存在增量疗效获益，且ICER在"谈判准入"的阈值范围之内，故推荐国民健康保健服务（NHS）开展准入价格谈判。企业对评估药物出具的申报价格为1056英镑（60mg/瓶），在充分协商谈判的基础上，NHS最终在不降低药物申报价格的前提下，与企业形成简单折扣协议（具体折扣保密）。

2.2 效率边界制定

德国是应用"疗效导向决策型"的代表国家，其准入决策与评估药物的增量疗效等级挂钩（详见第一章相关内容）。具有增量疗效的评估药物（附加价值等级为1~4级），HTA机构医疗质量和效率研究所（IQWiG）将推荐其准入医保，并进一步利用成本效益评估测算其理论支付标准，作为价格谈判的重要依据。在操作中，德国采用效率边界分析法进行测算[1]，具体流程可分为以下三个步骤[36]：

（1）第一步：理论效率边界的确定（图2-15）

首先，以效益为纵轴，以成本为横轴，分别将可比较的参照药物和评估药物的坐标点标出（图Ⅰ）[2]。然后，从原点开始连接效率最高（即斜率最高）的参照药物坐标点（图Ⅱ），以此类推，形成该评估体系下的理论效率边界（图Ⅲ）。

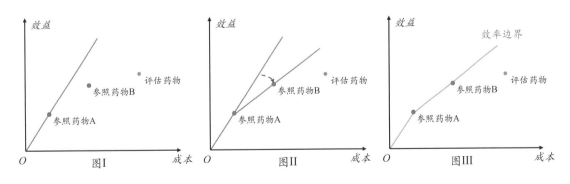

图2-15　理论效率边界的确定

---

① 由IQWiG卫生技术评估指南介绍，效率边界分析是成本效益分析（CBA）的一种扩展内容，将评估药物和参照药物的健康产出货币化，与其净成本一同纳入坐标系，绘制比较方案之间的效率边界，进而推算评估药物的最大补偿价格。
②效率边界分析要求尽可能多的将可比较的参照药物纳入分析范畴，可使理论效率边界更加精确。为便于理解，笔者下文中用两种参照药物简化介绍。

（2）第二步：效率边界分析（图2-16）

IQWiG 的效率边界分析标准为评估药物的效益成本比应不小于参照药物。由于纳入成本效益评估的药物已被认定具有增量疗效，IQWiG 利用效率边界将评估药物可能落在的区域划分为两部分："经济区域"，即效率边界左侧具有更高的效益成本比的区域；"非经济区域"，效率边界右侧效益成本比较低的区域。所以，位于"经济区域"的评估药物 1，其当前医保支付标准时合理的（图Ⅳ）。

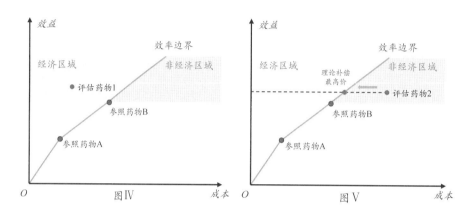

图2-16　效率边界分析与支付标准调整

当评估药物 2 位于"非经济区域"时，其当前医保支付标准不合理，应当沿水平方向左移至效率边界，即可获得 IQWiG 认可的理论补偿最高支付标准（图Ⅴ）。

（3）第三步：价格谈判与校准

IQWiG 完成成本效益评估后，德国医疗保险基金协会将依据效率边界分析得出的理论补偿最高价作为谈判依据与企业开展价格谈判，降价幅度（包括强制折扣）通常为20%~30%。此外，对于已准入的目录内药物，IQWiG 指南中建议可基于效率边界分析判断其当前支付标准是否合理，并进行校准。

【案例分析2-10】 索非布韦/西咪匹韦在德国的效率边界测算[37]

2014 年，德国联邦联合委员会（G-BA）在对治疗丙肝的索非布韦/西咪匹韦联合疗法进行临床价值审评后，认定其具有不可量化的附加价值（4 级），可以经谈判后准入医保。故对其启动成本效益评估。

理论效率边界的确定：IQWiG 选择聚乙二醇干扰素＋利巴韦林二联疗法（PegInterferon+Ribavirin，PR）与博赛泼维 +PR 三联疗法作为参照方案，二者均已在德国准入医保。通过 Markov 模型得出评估方案与参照方案的成本效益数据，转化于坐标轴中绘制理论效率边界。

效率边界分析：通过效率边界分析可知，索非布韦/西咪匹韦处于"非经济区域"，经推算可得，索非布韦/西咪匹韦在最佳效益（SVR24：93.31%）下的理论补偿最高（P'）为 106868.76 欧元（如图 2-17）。

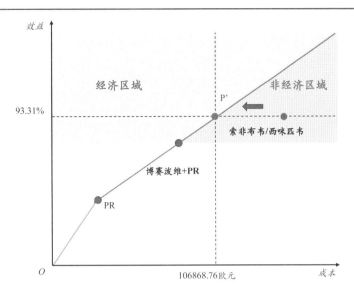

图2-17 索非布韦/西咪匹韦的效率边界测算

价格谈判：基于效率边界分析结果，德国医疗保险基金协会与企业开展了价格谈判，最终该联合疗法中索非布韦（400mg/28片）医保支付标准下调6.9%（从18858.76欧元下调至17556.86欧元），西咪匹韦（100mg/28片）医保支付标准下调8.5%（从15319.62欧元下调至14017.72欧元），满足效率边界要求。

效率边界分析可将评估药物与参照药物的成本和效益转化为"治疗效率"，在同一体系内精确判断评估药物是否具有成本效益。该方法无需引入外生阈值，其本质上是利用参照药物信息为每一评估药物建立"个性化"的决策边界，具有较强的针对性，被认为是运用药物经济学测算合理医保支付标准的有效方法[38]。同时，该方法对关键数据质量和医保管理能力要求较高，且倾向于纳入多个参照药物进行比较。

3 中国现状与发展趋势

近年来，我国医保部门将药物经济学引入了准入决策层面，应用范畴也不断拓展。本书从"准入决策"和"支付标准制定"两方面，结合成本效益评估的应用现状，谈谈我国未来发展趋势。

3.1 准入决策

我国《2019年国家医保药品目录调整工作方案》规定，"调入分为常规准入和谈判准入两种方式，在满足有效性、安全性等前提下，价格（费用）与药品目录内现有品种相当或较低的，可以通过常规方式纳入目录；价格较高或对医保基金影响较大的专利独家品种应当通过谈判方式准入。"

当前，我国准入决策模式逐渐从"定性"向"定量"过渡，但药物经济学的实际作用及地位尚不显著，尤其是在目录遴选环节，评估药物能否纳入常规准入目录或谈判准入目录，主要采用同类药物快速比对或定性判断方法，而并非药物经济学精确测算的定量模式。

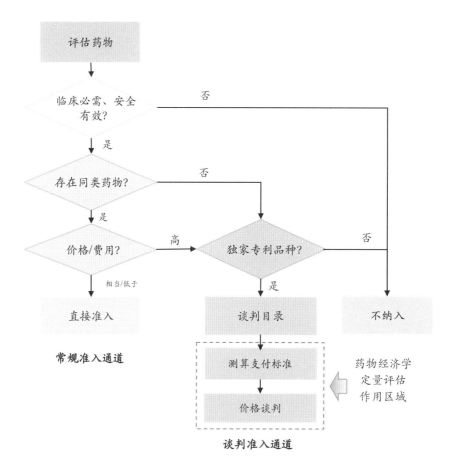

图2-18 我国医保准入决策通道图

具体而言，我国医保准入中首先由专家遴选确定临床必需、安全有效的药物备选名单，并判断评估药物是否有同类药物以确定其适用通道类型[①]。

对于目录内有同类药物的评估药物，适用于常规准入通道，可与同类药物进行价格/费用快比对，对于价格/费相当或低于同类药物的品种，直接纳入目录。

对于目录内无同类药物，或疗效、价格均高于同类药物的独家品种，适用于谈判准入通道。由专家定性判断纳入谈判目录后，通过遴选参照药物，判断评估药物与参照药物的增量成本效果比，测算形成评估药物的合理支付标准作为谈判底价。

今后，药物经济学定量精确评估能否前移至医保准入决策环节，还需根据评估药物的品种数量以及数据质量进行综合考量。笔者认为，未来若能依托于企业申报制度，定期收集评估药物关键数据，则有可能在准入环节提升药物经济学定量评估的决策比重。

---

① 同类药物是与评估药物同适应症、同药理作用机制，且价格水平相当的一类药物。参见文献《医保准入中同类药品与参照药物对比研究》（丁锦希等，2020）。

3.2 支付标准制定

在医保支付标准测算过程中，评审专家基于谈判品种的实际情况，应用市场测算法（将在本书第四章详细介绍）和药物经济学方法进行综合测算，形成评估药物的谈判底价，本节介绍药物经济学测算基本思路。

（1）应用现状

我国当前主要应用药物经济学倒推法对评估药物的成本效益进行精确测算（图2-19），通过比较评估药物 ICER 与决策阈值，倒推合理的医保支付标准。主要包含以下三个步骤。

第一步：企业自评确定 ICER　企业通过药物经济学方法测算得出评估药物的核心评价结果 ICER，当 ICER 为正值（评估药物相对参照药物效益更高、成本更高，图2-19中图Ⅰ），且医保部门认为企业数据真实、方法科学，所选择的参照药物符合标准时，可引入药物经济学方法进行分析。

第二步：比较 ICER 与决策阈值　引入决策阈值，比较企业提交 ICER 与决策阈值之间的差异。若 ICER 高于阈值水平，则存在倒推降价空间（图2-19中图Ⅱ中评估药物1）；若 ICER 低于阈值水平，则认为其具有成本效益优势，无需倒推（图2-19中图Ⅱ中评估药物2）。

第三步：药物经济学倒推降价　基于增量分析原理，评审专家可利用 ICER 与阈值间的差值，利用公式倒推测算符合决策阈值的医保支付标准[①]。

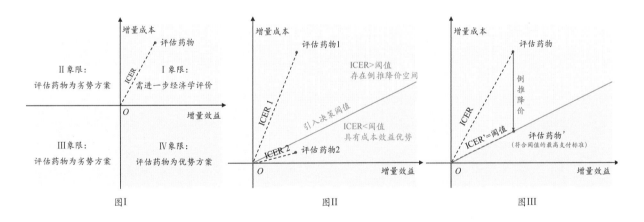

图2-19　我国药物经济学倒推步骤

（2）发展趋势

综合国内外准入实践，笔者认为，我国应用药物经济学测算支付标准的发展趋势如下。

---

① 评估药物的ICER由评估药物、参照药物的成本及效益计算而得，其中评估药物的成本可从医保支付角度简化为企业提交的支付标准与药物用量之积。倒推过程可理解为在其他变量保持一致的前提下，将企业ICER降低至决策阈值标准，求此时符合阈值的医保支付标准。

阈值设置官方化　当前我国官方尚未明确公布决策阈值，指导企业与评审专家进行成本效益精确测算。下阶段，医保部门可基于自身管理能力与基金水平，探索合适方法设置官方阈值，以提高决策的科学性与公平性。

评价方法规范化　由于我国尚未出台药物经济学官方评价指南，企业药物经济学自主评估自由度较大，导致自评材料质量参差不齐，往往难以完全满足医保部门的审评要求。未来可进一步完善医保准入流程指南与技术指南体系，以期提高成本效益证据质量与审评效率。

证据核查法制化　当前，医保部门尚未建立统一的证据核查机制，在具体审评过程中难以依据法定标准全面验证方案的科学性、无法确保关键数据的真实性，对于存疑证据的质疑能力较弱，评估结果的可靠程度有待加强。今后相关部门可从顶层设计角度建立健全数据核查机制，将证据的真实性与企业信用挂钩，与准入申报资格挂钩。

审核评价独立化　现阶段，我国医保准入中的审核评价工作主要由医保行政部门与相关专家组完成，其审评独立性存在一定局限。今后我国可借鉴域外国家经验，逐步发展独立第三方审核评估机制，在减轻医保部门行政压力的同时，进一步提升审评专业程度。

参考文献

[1] 李明晖，李洪超，马爱霞. 我国药物经济学评价研究的现状、问题及建议 [J]. 中国药房，2008(11):801-805.

[2] 唐密，赵亮，杨燕，叶子平，杜丽侠，胡善联，何江江. 中国大陆与其他国家（地区）药物经济学评价指南的比较研究 [J]. 中国药物经济学，2018,13(09):5-10.

[3] 孙利华. 药物经济学 [M].（第二版）. 中国医药科技出版社，2017

[4] Neumann PJ, Thorat T, Shi J, Saret CJ, Cohen JT. The changing face of the cost-utility literature[J]. Value in health, 2015, 18(2):271-7.

[5] 付凯. 三种支气管舒张剂治疗小儿毛细支气管炎的疗效观察和经济学评价 [J]. 临床研究，2020,28(01):44-46.

[6] 李易平，李洪超，邱家学. 从不同决策主体角度对药品不良反应相关成本的分析 [J]. 中国药物经济学，2009(02):26-30.

[7] Hernandez I, Prasad V, Gellad WF. Total costs of chimeric antigen receptor T-cell immunotherapy[J]. JAMA oncology, 2018,4(7):994-6.

[8] Lee H, Cho H, Kang HY. Investigating Potential Problems in Comparator Drug Selection for Cost-Effectiveness Assessment of Newly Approved Drugs for Reimbursement Decision. J Health Tech Assess, 2017, 5(1):59-65.

[9] Pharmacoeconomic Guidelines Around The World. [EB/OL].
https://tools.ispor.org/peguidelines/, 2020

[10] Clinical Trial Endpoints for the Approval of Cancer Drugs and Biologics Guidance for Industry .[EB/OL]. https://www.fda.gov/regulatory-information/search-fda-guidance-documents/clinical-trial-endpoints-approval-cancer-drugs-and-biologics. 2018-12

[11] Kopec JA, Willison KD. A comparative review of four preference-weighted measures of health-related quality of life[J]. Journal of clinical epidemiology, 2003, 56(4):317-25.

[12] 刘国恩 . 中国药物经济学评价指南及导读（2015 版）[M]. 科学出版社，2015

[13] Dominguez J, Harrison R, Atal R. Cost–Benefit Estimation of Cadaveric Kidney Transplantation: The Case of a Developing Country[J]. In Transplantation proceedings, 2011, 43(6), 2300-2304.

[14] 赵可新，李岑，张睿，王倩，石蕊，任艳平 . 模型研究方法在药物经济学中的应用概述 [J]. 中国药师，2015, 18(09):1561-1564.

[15] 施霞，朱秋燕 . 阿法替尼和吉非替尼一线治疗 EGFR 突变阳性非小细胞肺癌的成本效用分析 [J]. 中国现代应用药学，2019,36(21):2701-2706.

[16] NAFEES B, LLOYD A J, DEWILDE S, et al. Health state utilities in non-small cell lung cancer:An international study[J]. Asia Pac J Clin Oncol, 2017, 13(5):e195-e203.

[17] Lesinurad for treating chronic hyperuricaemia in people with gout Technology appraisal guidance [TA506]. [EB/OL].

https://www.nice.org.uk/guidance/ta506/, 2018-07

[18] Public Summary Document.November 2015 PBAC Meeting（LENVATINIB）.[EB/OL].

http://www.pbs.gov.au/industry/listing/elements/pbac-meetings/psd/2015-11/files/lenvatinib-psd-november-2015.pdf, 2015-11

[19] 熊先军，卢凤霞，于德志，胡善联，刘国恩 . 药物经济学在中国的应用和发展：专家视点 [J]. 中国药物经济学，2008(06):7-9.

[20] Guide to the processes of technology appraisal. [EB/OL].

https://www.nice.org.uk/process/pmg19/resources/guide-to-the-processes-of-technology-appraisal-pdf-72286663351237，2014-09

[21] Pemetrexed for the treatment of non-small-cell lung cancer Technology appraisal guidance [TA124]. [EB/OL].

https://www.nice.org.uk/guidance/ta124，2007-08

[22] Pixantrone monotherapy for treating multiply relapsed or refractory aggressive non-Hodgkin's B cell lymphoma Technology appraisal guidance [TA306]. [EB/OL].

https://www.nice.org.uk/guidance/ta306，2014-02

[23] Kaltenthaler E , Boland A , Carroll C , et al. Evidence Review Group approaches to the critical appraisal of manufacturer submissions for the NICE STA process: a mapping study and thematic analysis[J]. Health Technology Assessment, 2011, 15(22):1.

[24] Guide to the methods of technology appraisal 2013. [EB/OL].

https://www.nice.org.uk/process/pmg9/resources/guide-to-the-methods-of-technology-appraisal-2013-pdf-2007975843781，2013

[25] Pertuzumab for the neoadjuvant treatment of HER2-positive breast cancer Technology appraisal guidance [TA424]. [EB/OL].

https://www.nice.org.uk/guidance/ta424, 2016-12-21

[26] PBAC Meeting Public Summary Document(ATEZOLIZUMAB plus BEVACIZUMAB). [EB/OL].
http://www.pbs.gov.au/info/industry/listing/elements/pbac-meetings/psd/public-summary-documents-by-product，2019-08

[27] Carrying NICE over the threshold [EB/OL].
https://www.nice.org.uk/news/blog/carrying-nice-over-the-threshold, 2015-02-19

[28] André Soares Santos, Guerra-Junior A A , Godman B , et al. Cost-effectiveness thresholds: methods for setting and examples from around the world[J]. Expert Review of Pharmacoeconomics & Outcomes Research, 2018, 12(3):135-138.

[29] Cleemput I, Neyt M, Thiry N, et al. Using threshold values for cost per quality-adjusted life-year gained in healthcare decisions.[J]. International Journal of Technology Assessment in Health Care, 2011, 27(1):71-76.

[30] Three NICE thresholds for cost-effectiveness: does that make sense? [EB/OL].
https://pharmaphorum.com/views-and-analysis/three-nice-thresholds-for-cost-effectiveness-does-that-make-sense, 2016-11-25

[31] ICER Value Assessment Proposed Updated. [EB/OL].
http://icer-review.org/wp-content/uploads/2016/02/ICER-Value-Assessment-Proposed-Updates-Webinar-021317.pdf，2016-02

[32] The CE threshold(s) in Thailand [EB/OL].
https://www.ispor.org/docs/default-source/conference-ap-2018/teerawattananon-ispor_panel-ce_threshold-v3.pdf?sfvrsn=e628b328_0 , 2018

[33] Woods B , Revill P , Sculpher M , et al. Country-Level Cost-Effectiveness Thresholds: Initial Estimates and the Need for Further Research[J]. Value in Health, 2016, 19(8):929-935.

[34] Matusewicz W, Godman B, Pedersen HB, et al. Improving the managed introduction of new medicines: sharing experiences to aid authorities across Europe [Congresses]. Expert Rev Pharmacoecon Outcomes Res. 2015;15(5):755–758.

[35] Carfilzomib for previously treated multiple myeloma [EB/OL].
https://www.nice.org.uk/guidance/ta457, 2017-07-19

[36] IQWiG General Methods for the Assessment of the Relation of Benefits to Costs [EB/OL].
https://www.iqwig.de/download/General_Methods_for_the_Assessment_of_the_Relation_of_Benefits_to_Costs.pdf, 2009-11-19

[37] Gissel C , G?Tz G , Mahlich J C , et al. Cost-effectiveness of interferon-free Therapy for Hepatitis C in Germany - an application of the efficiency frontier approach[J]. Value in Health, 2015, 18(3):A226.

[38] Mühlbacher, Axel C, Sadler A . The Probabilistic Efficiency Frontier: A Framework for Cost-Effectiveness Analysis in Germany Put into Practice for Hepatitis C Treatment Options[J]. Value in Health, 2017, 20(2):266-272.

第三章 预算影响分析

　　预算影响分析（Budget Impact Analysis，以下简称 BIA）是广义药物经济学评价的组成部分，可独立开展，亦可与成本效益评估一起开展。成本效益评估侧重关注药物的性价比，而 BIA 旨在测算药物年治疗费用及对医保基金支出的综合影响，帮助医保部门预测不同治疗方案间的可支付性，实现医保基金收支平衡，弥补药物经济学评价的局限性。

　　本章将介绍预算影响分析的全球通行方法，分"企业自评 - 医保审核 - 决策应用"三个部分，结合我国现状分析 BIA 和应用发展趋势。

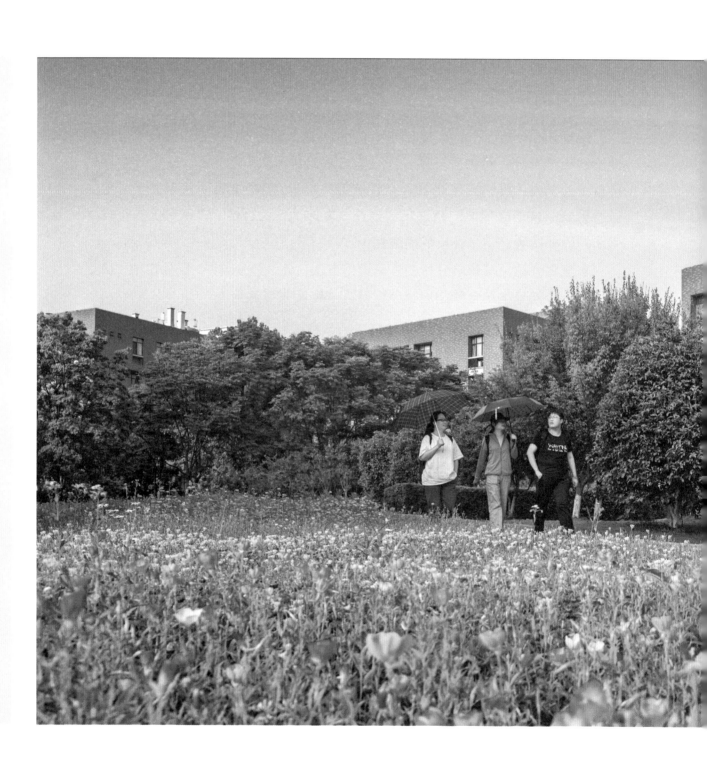

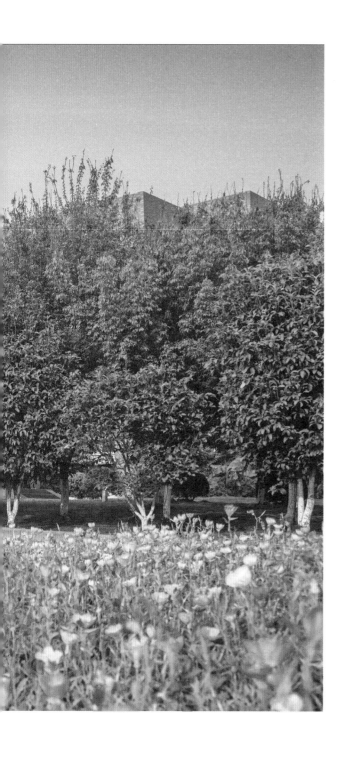

第三章 预算影响分析

第一节 企业自评

企业自评是指企业从医保支付方角度出发，确定研究背景，建立 BIA 模型，依据评估药物纳入医保后的目标人群、市场份额和成本数据等关键参数，测算药物准入后对医保基金的预算影响，为支付方提供决策依据。

国际通用的 BIA 分析框架模型如图 3-1 所示[①]。

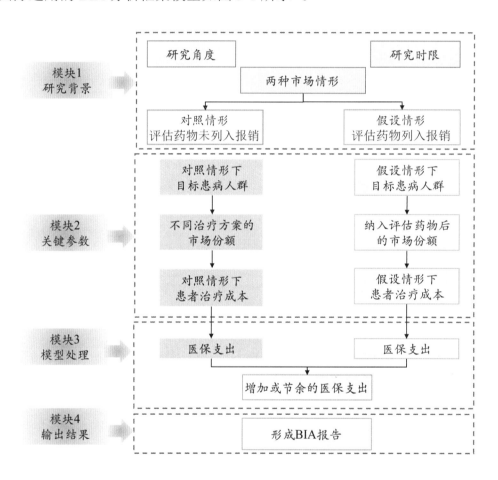

图3-1 预算影响分析流程图

1 关键参数

1.1 目标人群

目标人群指特定时间段内，符合评估药物在准入政策约束下的所有适用患者[②]。目

---

①国际通用模型是指2014年国际药物经济学与结果研究协会（ISPOR）发布的第二版BIA指南。
②在预算影响分析时限内，符合医保支付限制内的患病人群。

标患病人群并非一个封闭群体，而是呈动态变化的，是真实世界中的"开放队列"，可反映在现实生活中患病人数的真实情况。在测算时，首先要明确该药物适应症所对应的患病率、发病率、诊断率、治疗率等，具体含义如表3-1所示。

表3-1　流行病学相关参数含义

参数	含义	公式
患病率	某特定时间内总人口中患有某病或症状的人口所占比例[1]	=（新旧病例人数之和/同时期内暴露人口数）×K*
发病率	某特定时间内，某病新发生的病例出现的频率	=（新病例人数/同时期内暴露人口数）×K
诊断率	从医学角度对人们的精神和体质状态作出的正确判断的概率	=（诊断出有病或无病人群/总人群）×K
治疗率	治疗人次数与总人数的比例	=（年度治疗人次数/总人数）×K

*K=100%、1000‰、10000/万或100000/10万等

计算目标人群数量应根据评估药物的特点，制定纳入和排除标准，并采用流行病学研究描述患者类型。必要时，企业需根据疾病类型及严重程度、有无其他并发症或危险因素、年龄特征等划分患者亚组[2]。

【案例分析3-1】　注射用重组人尿激酶原的目标患病人群纳入标准[3]

注射用重组人尿激酶原（图3-2）是由上海天士力药业有限公司生产，2011年4月获我国国家药品监督管理局批准上市，用于治疗急性心肌梗死患者。

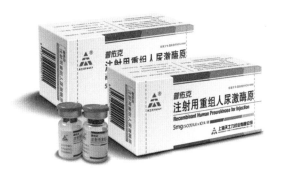

图3-2　注射用重组人尿激酶原外包装示意图

结合中国急性心肌梗死治疗的流行病学数据、公开发表文献和统计学资料，研究者制定了患者纳入和排除标准。首先患者需满足参加城镇基本医疗保险这一基本标准，具体纳入标准为经过诊断确诊并接受溶栓类药物治疗的急性心肌梗死患者；排除标准在本文献中未明确提及，但是根据纳入标准可知，未参与基本医疗保险和未使用溶栓类药物的人群不得纳入目标患病人群中。

基于以上标准，结合溶栓类药物使用人数年增长率，研究者估算2016~2021年目标人群分别为192,422、215,051、240,341、268,605、300,193和335,496人。详细估算过程见表3-2。

表3-2 2016年注射用重组人尿激酶原目标患病人群估计*

项目	比例（%）	目标人群
参加国家基本医疗保险人群	—	719,712,461
患心肌梗死的人群	0.90	2,405,277
接受治疗的人群	100.00	2,405,277
使用溶栓类药物的人群	8.00	192,422
溶栓类药物使用人数年增长率	11.76	—

* 资料整理自《2016中国卫生和计划生育统计年鉴》、《2016中国统计年鉴》
* 此处参加国家基本医疗保险人群是指参加城镇基本医疗保险人群，包含城镇职工和城镇居民医疗保险人数

1.2 市场份额

市场份额是指在BIA研究时限内药物的年市场占有率，包括对照情形和假设情形两种。前者是在评估药物不纳入医保补偿情形下，企业拟定当前市场上使用的各药物市场份额；后者是在假设评估药物纳入医保补偿后，企业估算各药物的市场份额。

对照情形：对照情形下的现有药物的市场份额一般从真实世界获取。评估药物的市场份额主要根据其自注册上市伊始的使用量，并结合市场销售部门的数据反馈和判断，得出其在对照情形下的市场份额。

假设情形：假设评估药物纳入医保补偿，则可能带来替代、联合使用和扩张三种类型的市场份额变化情况（详见图3-3）。企业需提交相应的市场份额变化理由和参考依据。

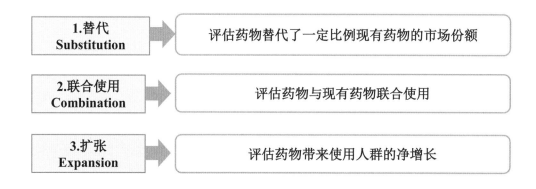

图3-3 评估药物准入后的市场份额变化情况

【案例分析3-2】 注射用重组人尿激酶原在两种情形的市场份额估算[3]

以【案例分析3-1】中的注射用重组人尿激酶原为例。为估算该药纳入医保补偿的基金负担，研究者以2016年为基准年，通过建立预算影响分析模型预测分析2017~2021年未来5年内注射用重组人尿激酶原进入国家医保目录对医保基金总支出的影响。两种情形下的市场份额变化如下。

对照情形 在评估药物未纳入医保补偿情形下，使用该药的市场份额根据其注册上市后（2012~2016年）的使用数量，并结合市场销售部门的趋势分析，拟定市场份额。

假设情形 假设评估药物纳入医保后，将替代三种已纳入医保的同类药物的市场份额，分别为第一代溶栓类药物注射用尿激酶和第二代溶栓类药物注射用阿替普酶和注射用重组人组织型纤溶酶原激酶衍生物的市场份额。估算结果如表3-3所示。

表3-3 不同情形下注射用重组人尿激酶原的市场份额（%）

药物	对照情形					假设情形				
	基准年	第一年	第二年	第三年	第四年	第一年	第二年	第三年	第四年	第五年
重组人尿激酶原	1.90	1.89	1.88	1.87	1.86	1.85	2.02	2.15	2.29	2.44	2.60
尿激酶	26.88	26.88	26.89	26.89	26.89	26.90	26.85	26.81	26.77	26.73	26.69
阿替普酶	69.82	69.83	69.84	69.85	69.86	69.87	69.73	69.64	69.54	69.43	69.32
重组人组织型纤溶酶原激酶衍生物	1.40	1.40	1.40	1.40	1.40	1.40	1.40	1.40	1.39	1.39	1.39

1.3 治疗成本

治疗成本是指评估药物引起的相关资源消耗费用。药物经济学研究的成本包括直接医疗成本、直接非医疗成本、间接成本和隐性成本。在预算影响分析中所指的治疗成本主要是与治疗方案相关的直接医疗成本，如药物费用、用药和管理成本、副作用治疗费用等，不包括间接成本和隐形成本。

以比利时为例，根据预算影响分析指南，企业需提交的成本内容如表3-4所示。

表3-4 比利时预算影响分析成本核算类型[4]

参数	医疗成本	是否包括	非医疗成本	是否包括
直接成本	医疗服务费用、药物费用、住院费用等	√	交通费用、护理人员费用等	×
间接成本	终身获得的医疗保健费用	×	生产力损失	×

2 关键步骤

依据国际通用的 BIA 指南和中国药物经济学评估指南，企业自评 BIA 的研究主要分为研究背景、关键参数、预算分析和输出结果四个关键步骤。

2.1 研究背景

研究背景是指企业在进行预算影响分析前，对研究角度、研究时限和两种市场情形的描述。

（1）**研究角度**　即为预算决策者的角度。企业需根据决策需求将研究角度界定在不同医保统筹层级，不同的研究角度会影响预算影响结果。

目前我国药品医保目录的准入决策在国家层面制定，因此企业提交的预算影响分析均从全国医保支付的角度计算。但是在加拿大等国家，部分省份也会自行制定创新药的医保准入决策，如魁北克省，该省药物预算影响分析是基于省级医保支付方的研究角度进行[5]。

（2）**研究时限**　即预算影响分析的年限，企业需基于疾病和药物特点确定研究时限，通常为 3~5 年。研究时限内的每一年的预算影响都应呈现在报告中。具体范围需根据新治疗方案的治疗领域来决定，一般的治疗方案通常选择短期分析，以 1~5 年为研究时限；而治疗慢性病的治疗方案则可能会选择更长的时间作为评价的研究时限。

（3）**市场情形**　即评估药物在不同准入情况下的市场状态。企业进行预算影响分析时，两种情形均应考虑到预期的市场变化，包括同类药物和参照药物的上市、撤市以及可能的替代治疗方式等。

2.2 关键参数

在明确研究背景后，即开展目标患病人群、市场份额和治疗成本等关键参数的测算。企业提交的这些参数应从医保支付方的角度出发，选择官方统计资料库或权威领域发表的文献作为数据来源。

（1）**目标患病人群**

估算目标患病人群的方法包括自上而下的流行病学方法[①]和自下而上的使用量估算法。前者是依据流行病学研究估算目标患病人群，后者基于医保报销数据库推估新药的目标患病人群。如果临床试验相关证据表明该药物临床价值的增量疗效显著，则首选前者估算；反之，则采用后者。

[①] 在中国台湾地区，自上而下的流行病研究称为患病人数推估法（population data-based model）；自下而上的方法称为医保报销使用量推估法（claim data-based model）。

【案例分析3-3】 使用"自上而下"法预测维多珠单抗的目标患病人群[6]

维多珠单抗是由武田公司研发的单克隆抗体，2014 年美国 FDA 批准上市，用于治疗溃疡性肠炎和克罗恩病患者。2015 年，企业向英国医保审评部门 NICE 提交了该药用于治疗中度至重度克罗恩病的 BIA 报告，预测结果如表 3-5 所示。

表3-5　维多珠单抗的目标患病人群预测

人群参数	比例	人数
英国总人口	—	41766418
克罗恩病患病总人数	0.20%	83533
成人中重度克罗恩病人数	40%	33413
常规治疗无效或耐受的成人数	50%	16707
经治疗无效、不能耐受或禁用英夫利昔单抗或阿达木单抗的成人数	43.95%	7343
目标使用人数	—	7343

这种自上而下的预测方法，估算结果与实际情况较接近，但是企业需密切关注疾病的本国流行病学数据，如果本国无流行病学研究，可采用其他国家的数据并陈述适用性。

（2）市场份额

企业需估算两种情形下的市场份额，其中对照情形的估算主要依据评估药物在注册上市后的现有使用量，并结合市场销售部门的产品推广和趋势分析来估算其今后仍未纳入医保补偿时的市场份额[7]。

而在假设情形下，若评估药物进入医保目录，则其市场份额必然逐渐增加。企业在预测市场份额时主要参考同类药物或同适应症的参照药物①纳入医保后的市场份额及增速，并参考市场调研资料、第三方资料库等数据来源综合预测其市场份额[8]。

（3）成本测算

企业提交的成本参数为与治疗方案相关的直接医疗成本，如药物费用、用药和管理的成本、不良反应治疗费用等。间接成本例如对医疗保健系统以外的生产力、社会服务和其他费用的影响不应列入 BIA。

由于药物成本通常不会随时间增加，同时贴现成本不能反映预算研究时限内医保支付方的实际支出金额，因此，预算影响分析不需进行贴现和通货膨胀处理。

---

① 同类药物是与评估药物同适应症、同药理作用机制的药品；相较于同类药品，参照药物的界定标准通常仅到治疗学亚组（ATC第2层级），因此参照药物是与评估药物同适应症，但药理作用可能不同的药物。参见文献《医保准入中同类药品与参照药物对比研究》（丁锦希等，2020）。

【案例分析3-4】 武田公司BIA自评中对伊沙佐米的成本测算[9]

2018 年 4 月，武田公司向中国台湾地区医保部门申请，建议将伊沙佐米（图 3-4）同来那度胺、地塞米松合用（简称 IRD 方案）治疗多发性骨髓瘤适应症纳入健保给付。

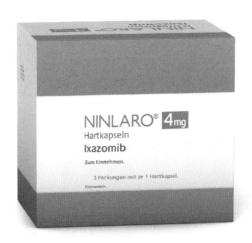

图3-4 伊沙佐米外包装示意图

企业提交的 BIA 报告中，对 IRD 治疗方案的每位患者预期使用药费成本进行计算，结果如表 3-6 所示。

表3-6 不同治疗方案的患者药物成本

治疗方案	每疗程周数	一年疗程总数	年度药费成本/新台币
伊沙佐米+来那度胺+地塞米松	4	13	约330万
来那度胺+地塞米松	4	13	约150万
硼替佐米+沙利度胺+地塞米松	6	8	约200万
美法仑+强的松+沙利度胺	6	8.67	约37万

另外，企业参考中国台湾地区医保部门的内部支付代码和支付价格，将其他直接医疗成本，例如注射费、药事费、门诊费和检测费均纳入成本计算中，如表 3-7 所示。

表3-7 不同治疗方案的患者其他直接医疗成本（新台币）

治疗方案	单次注射费	门诊费/检测费等	每疗程周数（周）	其他直接医疗成本
伊沙佐米+来那度胺+地塞米松	无	813.59	4	42,307
来那度胺+地塞米松	无	813.59	4	42,307
硼替佐米+沙利度胺+地塞米松	361	813.59	6	56,380
美法仑+强的松+沙利度胺	无	813.59	6	42,323

（4）不确定性和情境分析

由于关键参数的可获得性有限，BIA 报告中的部分参数无法准确量化。因此企业需将关键参数，即目标人群、成本数据和市场份额作为敏感性分析的主要对象，测算其变化范围，得出预算影响分析最终结果[10]。

知识拓展：敏感性分析

敏感性分析法是指从众多不确定性因素中找出对结果有重要影响的敏感性因素，并分析、测算其影响程度和敏感性程度，进而判断项目承受风险能力的不确定性分析方法。

1. 分类

根据不确定性因素每次变动数目的多少，敏感性分析法可以分为单因素敏感性分析法和多因素敏感性分析法。

单因素敏感性分析：在计算特定不确定因素对预算的影响时，假定其他因素不变。以药物 X 为例，医保审评部门认为企业提交的药物 X 的价格和市场份额参数将对预算影响分析结果产生较大影响，因此对上述两个参数分别增减 20% 进行单因素敏感性分析，计算医保基金支出的上限和下线。由于变动参数单一、易于控制，因此 BIA 中多采用单因素敏感性分析法。

多因素敏感性分析：在单因素敏感性分析基础上进行，分析的基本原理与单因素敏感性分析大体相同，多因素敏感性分析需要进一步假定同时变动的几个因素都是相互独立的，且各因素发生变化的概率相同。

2. 表现形式

敏感性分析在报告中通常以龙卷风图的形式来呈现。龙卷风图有助于比较具有较高不确定性的变量与相对稳定的变量之间的相对重要程度。

以埃克替尼治疗晚期非小细胞肺癌（NSCLC）2017~2021 年的预算影响分析为例[11]。为了帮助医保决策者了解目标人群、市场份额、医保报销比例四个参数变动对预算影响分析的影响程度。研究者利用单因素敏感性分析，即保持其他条件不变，取肺癌的患病率、发病率、NSCLC 占肺癌的比例的 ±5%，晚期 NSCLC 比例 ±10%，NSCLC 中基因检测阳性率 ±20%，市场份额 ±5%，医保报销比例 ±10%，测算单个变量对医保预算增量影响程度的大小，详见图 3-5。

对比化疗方案变量均取极大值和极小值，结合预算影响表格得出纳入埃克替尼可减少医保预算支出的变动范围在 3273.26~38714.52 元。从结果可看出，各变量对医保预算增量的影响比较稳定。

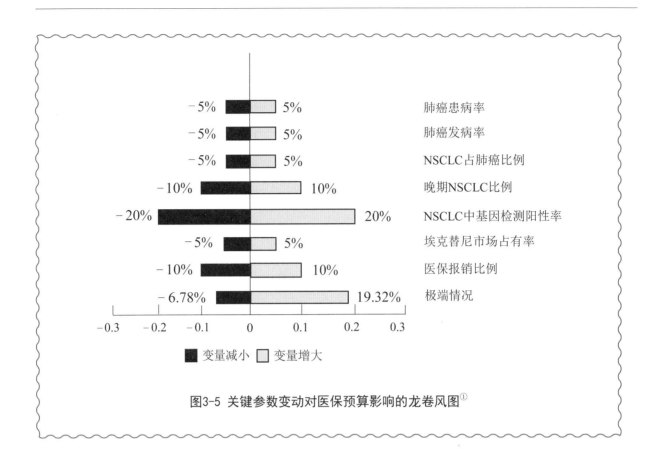

图3-5 关键参数变动对医保预算影响的龙卷风图①

2.3 预算影响分析模型

预算影响分析模型首先对研究背景进行描述和假设，其次将疾病的关键参数输入并计算，以表格或图形的形式输出预算影响分析结果。国际上通用的预算影响分析的模块化编程思路如图3-6所示。

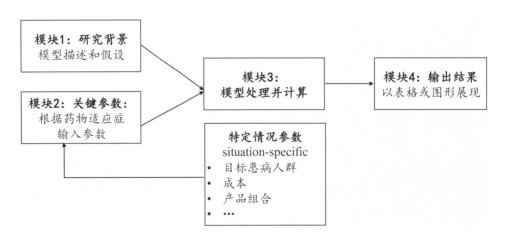

图3-6 预算影响分析的模块化编程思路

---

① 龙卷风图有一个中心纵轴和一系列向左右伸展的横条，横条长度对应于它们所代表的风险因素的影响。横条按降序排列，代表风险因素的影响力逐渐下降。

采用上述编程思路的 BIA 模型可用多个软件执行，但应具备交互式且便于访问者随时修改的特点①，确保医保支付方能够评估各种情形下相关参数的变化。国际药物经济学与结果研究学会（International Society for Pharmacoeconomics and Outcomes Research，ISPOR）推荐使用 Microsoft® Excel 进行计算[12]，原因在于该方法将模型的各个组成部分明确列出，计算简洁，便于数据分析[13]。

在中国台湾地区，预算影响分析模型称为"预算影响分析试算表"。如表 3-8 所示，企业提交的预算影响分析模型应包含以下内容[14]。

表3-8　中国台湾地区预算影响分析试算表部分示例[15]

输入模块	第一年	第二年	第三年	第四年	第五年	参数说明
模块一 研究背景						
模块二 关键参数						
Ⅰ预计使用人数 (1)台湾地区人口数 (2)符合适应症的病人数 (3)确诊的病人数 (4)接受治疗的病人数						
Ⅱ治疗成本（台币）						
对照情形						
(5)现有药品组合平均成本（人均年费用）						
(6)现有药品组合总成本						
假设情形						
(7)评估药物药费成本						
(8)新药其他直接医疗成本						
Ⅲ市场份额						
对照情形						
(9)现有医疗科技组合预估人数						
(10)现有医疗科技组合市场份额						
假设情形						
(11)未来五年评估药物使用人数						
(12)评估药物预估市场份额						
模块三 模型计算与处理						
模块四 预算影响分析结果						
将假设情形和对照情形作差，得出最终预算影响						

① 交互式算法具有自适应的特点，能有效对各模型的概率进行调整，适用于对随机目标的定位跟踪。

2.4 输出结果

输出结果是指将两种情形下所得出的成本数据进行作差，增加或节余的部分即为预算影响分析结果，输出结果一般以表格形式展现。

【案例分析3-5】 奥帕他汀提交澳大利亚PBAC的BIA输出结果[16]

奥帕他汀（图3-7）由艾伯维公司生产，2019年8月美国FDA批准上市，用于治疗对氨甲喋呤(MTX)响应不足或者不耐受的中重度类风湿关节炎患者。

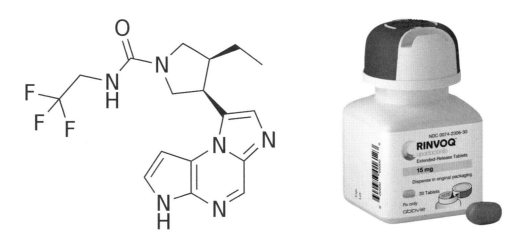

图3-7 奥帕他汀化学结构和外包装示意图

2019年11月,企业向澳大利亚药物福利咨询委员会（PBAC）提交预算影响报告,其中输出结果具体如表3-9所示。

表3-9 企业提交的奥帕他汀BIA结果

	第1年	第2年	第3年	第4年	第5年	第6年
4.1 评估药物的预计使用量和对PBS/RPBS*的预算影响						
PBS处方量	▇	▇	▇	▇	▇	▇
RPBS处方量	▇	▇	▇	▇	▇	▇
PBS/RPBS净费用	- $▇	- $▇	- $▇	- $▇	- $▇	- $▇
4.2 对照情形下药物的预计处方和对PBS/RPBS的预算影响						
阿巴西普	- $▇	- $▇	- $▇	- $▇	- $▇	- $▇
阿达木单抗	- $▇	- $▇	- $▇	- $▇	- $▇	- $▇
巴瑞替尼	- $▇	- $▇	- $▇	- $▇	- $▇	- $▇
依那西普	- $▇	- $▇	- $▇	- $▇	- $▇	- $▇
托珠单抗	- $▇	- $▇	- $▇	- $▇	- $▇	- $▇
托法替尼	- $▇	- $▇	- $▇	- $▇	- $▇	- $▇

续表

	第1年	第2年	第3年	第4年	第5年	第6年
4.3 对PBS/RPBS的净预算影响						
PBS/RPBS净成本	- $ ▊	- $ ▊	- $ ▊	- $ ▊	- $ ▊	- $ ▊
4.4 对医疗卫生系统的净预算影响						
医疗卫生系统净成本	- $ ▊	- $ ▊	- $ ▊	- $ ▊	- $ ▊	- $ ▊

出于商业秘密考虑，具体内容PBAC和企业均未公开，但预算影响分析结果显示奥帕他汀准入医保后的第1~6年内，目标患病人群约50,000~100,000人，对PBS的净预算影响约2000万~3000万澳元之间。

第二节 医保审核

企业 BIA 自评报告质量主要取决于数据的质量、准确性和适用性。国际主流国家均通过制定 BIA 指南（表 3-10）提高企业自评报告的质量，同时对 BIA 的关键要素、关键步骤制定详细的规则。

表3-10　国际主流BIA指南[17]

序号	指南名称	制定国家	现行版本
1	《ISPOR预算影响分析指南》	美国	2014年
2	《波兰财务分析指南》	波兰	2016年
3	《评估资源影响过程手册准则》	英国	2017年
4	《加拿大医疗保健资源成本计算指南》	加拿大	2007年
5	《爱尔兰卫生技术预算影响分析指南》	爱尔兰	2018年
6	《比利时预算影响分析准则》	比利时	2012年
7	《巴西卫生技术预算影响分析指南》	巴西	2012年
8	《澳大利亚预算影响分析指南》	澳大利亚	2016年

医保部门根据 BIA 指南对企业提交的目标人群、成本数据与市场份额进行审查，并与企业、临床专家、相关证据小组讨论，得出最终分析结论。本节将基于域外医保准入经验，围绕关键要素介绍预算影响分析的审评机制。

1 目标人群

笔者梳理了美国、加拿大、比利时、法国、爱尔兰、波兰、英国、澳大利亚和巴西九个国家的 BIA 指南和医保审评部门的要求，对目标人群的审评内容进行了简要归纳，如表 3-11 所示。

表3-11　BIA输入参数在典型国家的指南建议[18]

国家		美国	加拿大	比利时	法国	爱尔兰	波兰	英国	澳大利亚	巴西
研究视角		√	√	√	√	√	√	√	√	√
时限（年）		1~5	3	3	3~5	5	2	5	6	1~5
目标患病人群	自上而下	√	√			√	√	√	√	√
	自下而上		√	√	√	√			√	√

医保部门在对目标人群审核时，需综合考虑研究视角和研究时限等对因素对目标患病人群的影响。其中，估算目标患病人群的自上而下、自下而上的两种方法是医保部门的审核重点。

针对企业采取自上而下的方法计算目标患病人群，域外主流国家医保审评部门通过与已有统计数据核对来审核数据的完整性、真实性和时效性；而对于企业提交的自下而上的方法，医保部门主要通过与目录内已有药物的历史报销数据比对，审核数据的科学性和合理性。

1.1 与已有统计数据核对：自上而下

如果企业采取自上而下测算方法，医保部门将重点审核企业提交的流行病学研究[19]，并与已有统计数据核对来验证总人口数、参保患者数量等数据，判断是否需要校正。

国家统计数据库、药品监管机构等数据库等是医保部门获取目标患者人数的主要来源，本书统计了全球主流国家和地区的官方统计数据来源，如表3-12所示。

表3-12　域外发达国家和地区官方统计数据来源

国家和地区	机构	网址
美国	食品和药物管理局	http://www.fda.gov
	联邦医疗保险与医疗补助服务中心	https://www.cms.gov
	人口普查局	https://www.census.gov/data
英国	国家临床护理研究机构	https://www.nice.org.uk
	全科医生医疗数据库	https://www.ucl.ac.uk/iehc/research/primary-care-and-population-health/research/thin-database/database
澳大利亚	澳大利亚统计局	http://www.abs.gov.au
	国家健康与福利研究所	http://www.aihw.gov.au
	人类服务部	https://www.humanservices.gov.au
意大利	意大利数据机构	http://demo.istat.it
波兰	卫生技术评估局	http://www.inahta.org/members/ahtapol
韩国	食品药物管理局	http://www.kfda.go.kr
日本	药物和医疗器械评价中心	http://www.nihs.go.jp/pmdec/outline.htm
中国台湾	中国台湾地区医保部门	https://www.nhi.gov.tw
	行政院经济建设委员会	http://www.cepd.gov.tw/m1

【案例分析3-6】 澳大利亚PBAC对于目标患病人群的审查[20]

　　以澳大利亚药物福利咨询委员会（PBAC）为例，其通常使用自上而下的流行病学分析方法估算目标患病人群。使用自上而下的流行病学方法，首先需明确该适应症对应的全部使用人群，包括使用其他药物、非药物或未接受治疗患者数量等。其次是运用相关理论模型将发病率或患病率数据转换为该药物的使用人数。

　　如果药物用于治疗急性病，则应使用疾病的年发病率来估计合格患者的数量；如果药物用于治疗慢性病，则应使用疾病患病率来估计合格患者的数量。对于澳大利亚药物管理局（Therapeutic Goods Administration，TGA）批准的每种适应症，应分别估算患者人数，然后求和。评估目标患病人群时注意发病率、患病率等流行病学研究等是否应用本国数据（详见表3-13）。

表3-13　澳大利亚PBAC目标患病人数审评依据

数据类型	具体来源
疾病流行病学数据 （患病率和发病率）	·澳大利亚病例或死亡登记簿 ·澳大利亚国家健康调查 ·学术研究数据
药物流行病学数据 （提供治疗率，一线或二线治疗数据）	·在澳大利亚治疗该疾病的普遍程度的调查 ·相关数据库，例如等效药物（therapeutically equivalent）的医保报销数据
委托数据①	·药物处方量审核报告 ·与注册机构、流行病学研究或相关研究数据共享的证明材料 ·药物流行病学研究问卷收集

1.2 与目录内药物历史数据比对：自下而上

　　与自上而下的流行病学方法不同，采用自下而上的估算步骤简便。如果企业采取自下而上的估算法，医保审评部门将基于已纳入医保补偿的同类药物和具有相同适应症的参照药物的年使用量，来比对企业提交数据是否具备完整性和合理性[21]。

　　在中国台湾地区，医保部门将自下而上的审评方法称之为"使用量推估法"，即采用健保申报档案资料库来比对企业提交的目标患病人数和使用量是否完整。结合国际疾病分类码和药品健保部门内部代码，最终确定评估药物的使用人数。如果目录内无同类药物或参照药物，则建议采用第一种方法预测目标患病人群[22]。

---

①委托数据（Commissioned Data）是指委托研究获得的数据，委托研究是指澳大利亚PBAC委托相关临床专家，对药物的使用情况、疾病注册登记处数据、医保报销数据进行的补充研究，旨在促进PBAC内部审评的准确性和合理性。

2 成本数据

从医保支付方的角度，评估药物的成本应按报销价格并结合用法用量和使用疗程进行计算。医保审评部门重点关注企业提交的药物成本是否按照官方规定的成本类型进行统计和计算，并对成本结果的真实性和科学性进行审评。

2.1 成本类型

为了节约医保部门审评资源，提高审评效率，域外主流国家要求企业必须在给定模版上输入不同类别的成本。不同国家要求有所不同，但成本类型均需从医保支付方的角度计算价格，包括企业向支付方提供的回扣等均需全面考虑在内。

【案例分析3-7】 爱尔兰NCPE指南中的成本类型要求[17]

为了提高卫生技术评估的准确性，爱尔兰药物经济学研究中心（National Centre for Pharmacoeconomics，NCPE）出版了药物成本评估指南并定期更新。根据2020年2月成本评估指南最新版规定：企业向爱尔兰卫生服务主管部门（Health Service Executive，HSE）提交的成本材料中应包括以下五个类型：批发价（出厂价）、批发加价、药房费用、折扣、增值税。最终HSE的总药物支出将根据保险计划类型、患者资质以及药物处方而定。

以药物A为例，NCPE计算HSE的药物总支出的方法如表3-14所示。

表3-14 社区药品保险计划患者使用A药物对HSE带来的费用支出①

药物	成本类别	计算	成本
A	批发价		€1,000.00
B	批发加价	12% of A	€120.00
C	支付价格	A+B	€1,120.00
D	药房费用	€5.48	€5.48
E	折扣	−5.5% of A	−€55.00
	HSE支出（C+D+E）		€1,070.48

NCPE要求企业提交的数据尽可能为爱尔兰本国价格，结合药品包装规格和使用说明，计算出药物A的总成本。通过上表可知，NCPE预算影响分析中所使用的成本类别为直接医疗费用，如药物费用、药房费用等。利用药物经济学指南规范及相应公式可以准确、科学地测算HSE的药物支出。

---

① 爱尔兰公共保险计划主要包括三种社区药物计划（Community Drug Schemes，CDS）、高科技药物计划（High Tech Drug Arrangements，HT）和医院用药，其中第一种最为常见。

2.2 成本计算方法

医保部门针对企业提交的成本数据，从真实性和科学性角度对评估药物的用法用量和使用疗程进行审核。如果药物的使用量和使用疗程等数据与医保审评机构要求不同，则需要重新计算成本。另外，如果该药物在本国尚未上市，其成本数据来源于其他国家，则需要利用购买力平价指数（Purchasing Power Parity，PPP）①换算成本国价格进行预算影响分析[23]。

【案例分析3-8】 伊沙佐米在中国台湾地区的成本审评[9]

基于【案例分析3-4】企业提交的伊沙佐米成本模版，其中既包含当前市场上使用的药物成本和评估药物的成本，还包括其他直接医疗费用，包括药师费、门诊费等。根据企业提交内容，中国台湾地区医保部门对伊沙佐米的药物成本和其他直接医疗费用分别给出如下审评意见。

药物成本 按照企业提交的成本数据，伊沙佐米单个疗程为 4 周，一年内疗程总数为 13 个，纳入健保给付后的 5 年内（2020~2024 年）的预算影响约为 1.74 亿至 2.14 亿台币。

但中国台湾地区医保部门认为，企业对于药物平均年使用疗程的推估过程不明，未考虑"每人以 18 个疗程为上限"的给付规定，以及"对药物治疗无反应则停用"的支付限制。因此，中国台湾地区医保部门参考药物关键临床试验（tourmaline-mm1）中的患者无进展生存期数据，推估患者开始用药后的每 4 个疗程治疗结束的疾病恶化几率，重新反推每人每年的平均疗程数（具体数值未公开）。最终结合建议给付价，并将 18 个疗程为支付上限，重新进行预算影响分析。结果表明，伊沙佐米纳入医保补偿后的 5 年（2020~2024 年）的预算影响约为 1.89 亿至 3.02 亿台币。

其他直接医疗费用 中国台湾地区医保部门认为企业提交的该部分数据较为合理。整体而言，IRD 方案（伊沙佐米同来那度胺、地塞米松合用）不会造成其他直接医疗费用的变化。

---

3 市场份额

药物市场份额分为对照情形和假设情形，企业需提交两种情形下的市场份额，并以假设情形为主，供医保部门测算纳入评估药物后所节省或增加的财务预算。

3.1 真实性和完整性

对照情形下，由于评估药物在上市后至医保准入期间，已有在真实世界的使用量和

---

① 购买力平价是根据各国不同的价格水平计算出来的货币之间的等值系数。

市场份额数据，因此医保部门重点审评企业提交的相关数据是否具备真实性和完整性。在审评时，医保部门主要关注企业在该情形下是否充分列举了所有治疗方案、是否涵盖药物的超说明书使用情况等，并对资料参考来源和说明进行核实。

在中国台湾地区，医保部门要求企业按照以下模版提交对照情形下的市场规模，详见表 3-15。

表3-15　评估药物对照情形下的市场规模估算

项目	市场规模	参考来源和说明
与评估药物的适应症相同的年治疗患者	___人	
已接受现有治疗方案（对照情形下）患者	___人	
接受现有治疗方案患者的年度费用	___元	

对照情形下的治疗既包含药物的超说明书使用人数，还包括仿制药的使用人数。医保部门审评主要依据健保数据库和其他市场调研资料，与企业提交的数据进行比对，确保其真实性和完整性，从而为计算预算影响提供测算依据。

3.2 科学性和合理性

不同于对照情形，假设情形下的市场份额是建立在假设评估药物已纳入医保给付后的市场规模，因此医保审评部门重点审核假设的科学性。第一节已述引起市场份额的变化原因包括替代、联合使用和扩张三种情况。医保审评部门的重点关注评估药物的替代和使用量的扩张情况，主要有以下 5 种方法。

（1）参考企业提交的市场份额资料：企业需提交判断评估药物是否可以替代相同成分、同适应症药物或者与现有药物合并的市场份额参考依据。

（2）根据医保支付规定或临床治疗指南，对评估药物使用时间及使用方式进行预测（如治疗剂量与疗程、达到疗效时间等）。

（3）参考国外的市场份额数据。

（4）参考国内已纳入目录的同类药物和同适应症的参照药物的市场份额。

（5）若缺乏相关资料，可咨询临床专家意见，例如德尔菲法预测法[24]。

知识拓展：德尔菲法预测假设情形下药物市场份额

1. 含义

德尔菲法是采用通讯方式将所需解决问题单独发送到各个专家，征询意见，然后回收汇总全部专家的意见，并整理出综合意见。随后将该综合意见和预测问题再分别反馈给专家，再次征询意见，各专家依据综合意见修改自己原有的意见，然后汇总。多次反复，逐步取得一致的预测结果的决策方法。

德尔菲法依据系统的程序，采用匿名发表意见的方式，即专家之间不得互相讨论，不发生横向联系。通过多轮次调查专家对问卷所提问题的看法，经过反复征询、归纳、修改，最后汇总成专家基本一致的看法，作为预测的结果。

2. 应用

在缺乏有效数据的情况下，德尔菲法是验证国际数据或使国际数据与所研究国家国情相匹配的唯一方法。此外，德尔菲法还可用来估算所需数据及预测未来趋势。例如，发病率是对慢性疾病进行医保 BIA 的主要影响因素，若无可供参考的文献，则由各国临床和流行病学专家组成的德尔菲小组根据临床经验和实际情况进行预测，以产生较为权威的数据。

【案例分析3-9】 德尔菲法①预测假设情形下英夫利昔单抗生物类似物市场份额[25]

英夫利昔单抗生物类似物（Inflectra®，infliximab-dyyb，图 3-8）由辉瑞公司研发，2016 年 4 月 5 日经美国 FDA 批准上市，是 FDA 批准的首个单克隆抗体生物类似物，用于治疗风湿性关节炎（RA）、强直性脊柱炎（AS）、克罗恩病（CD）等。

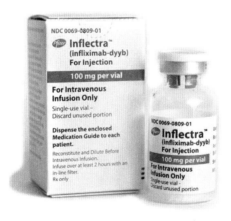

图3-8　英夫利昔单抗生物类似物外包装示意图

---

① 德尔菲法的本质是通过对专家小组进行若干轮问卷调查来达成一致获取所需数据，是在缺乏数据、不确定性高的情况下估算数据的最好方法之一。

域外卫生技术评估学者对英夫利昔单抗的生物类似物纳入德国、英国、西班牙、英国和意大利国家医保给付后的预算影响分析进行了研究，并采用德尔菲法预测该药物纳入医保后的市场份额变化情况。

德尔菲小组内的专家需符合以下条件：（1）被评估为其所在领域的专家；（2）积极参与 RA、AS 和 CD 患者的治疗或监督。此外，首选参与制定国家／国际治疗指南的临床医生。最后共邀请 106 位风湿病和肠胃病学专家。每位专家都接受了相关治疗领域（即风湿病和肠胃病）和特定国家／地区的调查。

第一轮德尔菲法的问卷设置　在第一轮调查中，要求专家回答基本问题，例如是否推荐药物纳入医保、推荐程度、该领域的药物治疗顺序、临床上接受英夫利昔单抗生物类似物的治疗比例、市场份额等；

第二轮德尔菲法的问卷设置　在第二轮中，将尚模糊的问题答案设置细化，以获得更加准确和科学的评估数据。例如结合量表对推荐程度赋予权重，并增加额外问题包括是否有生物类似物处方的激励措施，例如处方限制、官方推荐等。

最后通过收集专家提交的问卷结果并进行分析，得出结论：英夫利昔单抗生物类似物在纳入上述五个国家的医保目录后，不同适应症的市场份额存在差异。其中，RA 和 AS 的市场份额平均为 2%，CD 市场份额在 4%（法国）至 30%（意大利）之间。结果表明，如果医保部门鼓励医生开具生物类似物处方，提高其市场份额，则医保基金支出将显著降低。

在预算影响分析审评中，医保审评部门建议，无论企业采取参数收集（例如德尔菲法）还是统计资料法（如医保数据库）测算市场份额，都应当陈述数据来源和使用理由。此外，在参数收集过程中使用的表格，例如德尔菲法使用问卷，和医保数据库的统计分析等均建议以附件形式提交[26]。

4 中国现状与发展趋势

4.1 中国现状

近年来，我国开始探索将 HTA 引入医保目录准入的实际操作中，实现了从"定性审评"到"临床疗效与经济性审评相结合"的重要转变。

在谈判材料报送方面，国家医保局要求企业自评报告及药品信息表中应包含原始药物经济学评价报告和文献、市场信息等材料；在审评人员方面，国家医保局专门组成了由地方医保部门和相关学术团体推荐的医保管理、药物经济学等方面的专家，分为基金测算组和药物经济学组，从医保基金影响和成本效益两方面针对谈判药品提出评估意见。

现阶段，我国医保准入中的药物预算影响分析尚未有明确的审评规范，主要以企业提交的预算影响分析材料为基础，由测算专家判断价格和费用是否合理，评估结果的科学性有待进一步提高。

4.2 发展趋势

为了提高我国谈判药品测算数据的准确性和科学性，本书认为BIA模型中的各项分析参数应进行规范和约束，建立公开、规范化的评价量表，提高BIA在医保准入决策中的证据信度和效度。

目标患病人群、成本数据、市场份额是影响预算结果的关键参数，笔者简要列举了我国数据审评来源。如表3-16所示。

表3-16　我国预算影响分析数据审评参考来源

数据类别	数据来源
参保患者人群	国家统计局http://www.stats.gov.cn/tjsj/tjgb/ndtjgb
	国家医保局http://www.nhsa.gov.cn
流行病学数据	国家人口与健康科学数据共享平台http://www.ncmi.cn
	公共卫生科学数据中心http://www.phsciencedata.cn/Share/index
	国家卫生计生委合理用药专家委员会发布的相关临床用药指南
	疾病领域已发表的权威文献
市场份额	疾病领域已发表的权威文献、医保、第三方数据库、专家咨询、市场调研
成本数据	企业市场部门内部数据、医院信息数据库、公开发表的文献、市场调研

上述数据可从现有文献中获取，或根据公开统计资料进行预测。在选择数据来源时，建议优先选择相同地区、相同人群中最高质量的数据；如有不同来源的数据时，可对数据的适用性进行评价后选择合理数据。除此之外，政府相关职能部门应建立客观、共享和透明的信息沟通平台，加强不同部门、机构之间的信息交流，以获得各种疾病的成本、流行病学、市场占有率等数据[27]。

第三节 决策应用

企业提交 BIA 报告后，医保部门对数据真实性和模型科学性进行综合评估，分析评估药物纳入医保后基金的支出变化，以此为依据制定医保准入决策。各个国家经济发展程度、医疗保障制度不同，BIA 在医保准入决策中的应用情况也存在差异。本书总结了国际主流国家的结论应用情况，根据 BIA 参与准入的环节分为"同步决策"和"分步决策"两种方式，如表 3-17 所示。

表3-17　BIA在医保准入的决策应用方式[28]

BIA应用	国家
同步决策	泰国、新加坡
分步决策	澳大利亚、美国、法国、德国、意大利、西班牙、波兰、俄罗斯

1 同步决策

1.1 基本含义

同步决策是指在 HTA 审评过程中，BIA 作为经济性评估的一部分参与准入决策。即只有评估药物的成本效益与预算影响同时满足相应的决策阈值时，才可能获得医保准入。如果评估药物的成本效益处于合理区间，但预算影响较高，则评估药物可能被拒绝准入。

1.2 操作模式

在泰国 HTA 运行机制中，国家健康保障局（National Health Security Office，NHSO）负责遴选并拥有决策权，而卫生技术评估项目组（Health Intervention Technology Assessment Program，HITAP）则负责 HTA 具体评估工作。在决策准入时，NHSO 将 BIA 与成本效益分析结果捆绑决策，如图 3-9 所示。

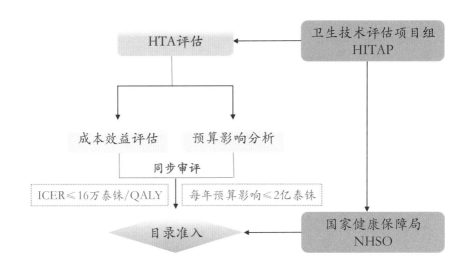

图3-9　泰国同步决策流程图

由表3-18中部分药品的审评结果可知，只有评估药物的成本效益和预算影响均符合决策阈值范围时，才被纳入泰国公共医疗保险计划。

表3-18　泰国部分药物的准入决策结果[29]

药物（适应症）	成本效益评估（ICER上限为160,000泰铢/QALY①）		预算影响评估（每年BIA上限为2亿泰铢）		是否准入
	ICER=（泰铢/QALY）	评估结果	每年预算影响（泰铢）	评估结果	
拉夫米定(慢性乙型肝炎)	14,000	√	1.34亿	√	是
聚乙二醇干扰素α-2a(慢性丙型肝炎)	86,600	√	24亿	×	否
奥玛珠单抗(严重哮喘)	414,503	×	190亿[30]	×	否
伊米苷酶(戈谢病1型)	6,370,970	×	0.15亿	√	否

【案例分析3-10】　聚乙二醇干扰素α-2a在泰国的准入审评[31-32]

聚乙二醇干扰素 α-2a（图 3-10）是聚乙二醇（Peginterferon）与重组干扰素 α-2a 结合形成的长效干扰素，主要治疗慢性乙型和丙型肝炎患者，与利巴韦林联用治疗慢性丙型肝炎效果较好。

---

① 2008~2010年泰国准入评估的ICER阈值上限为100,000泰铢/QALY，2010~2012年为120,000泰铢/QALY，2013~至今为160,000泰铢/QALY。

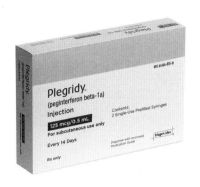

图3-10 聚乙二醇干扰素α-2a外包装示意图

泰国 HITAP 利用 BIA 结果与成本效益结果同步决定聚乙二醇干扰素 α-2a 是否纳入国家医保报销计划[33]。

一般情况下，ICER 阈值上限为 160,000 泰铢 /QALY（即泰国一倍人均 GDP，约合人民币 3.4 万元 /QALY）。当 ICER ≤ 160,000 泰铢 /QALY，且每年 BIA 小于 2 亿泰铢时（约合人民币 4400 万元），则直接推荐准入。经 HITAP 评估认为，聚乙二醇干扰素 α-2a 的 ICER 为 86,600 泰铢 /QALY 低于阈值，但每年预算影响超过 2 亿泰铢，评估结果为 "High budget impact"。因此 NHSO 初步审评结果为拒绝纳入。

纵观全球，笔者发现目前同步决策模式应用较少，主要有两点原因：一是由于预算影响的各项参数的检验与审查较为复杂，将 BIA 作为准入决策的参考因素需要消耗较多人力资源和行政成本[34]；另一方面，欧美主流国家经济发达，更加重视患者用药可及性，一般不会因为评估药物对医保基金影响较大而直接拒绝其准入。

2 分步决策

2.1 基本含义

分步决策是指评估药物经临床价值和成本效益评估后，在医保部门已作出准入推荐意见基础上，应用 BIA 结果与企业谈判支付标准并签订风险分担协议，从而防止药物预算支出过高而造成基金风险。为了提高药物可及性，同时鼓励企业创新药投入，分步决策是目前大部分国家 BIA 应用的主流方式。

2.2 操作模式

以澳大利亚为例，药物是否应被列入药物福利计划（PBS）主要依据医保审评机构 PBAC 对药物的临床治疗效果以及成本效益分析的结论。在 PBAC 给出"推荐"准入的结论后，由卫生与老龄部门（Department of Health and Ageing，DHA）中负责定价的机构与企业进行价格谈判，决策准入流程如图 3-11 所示。

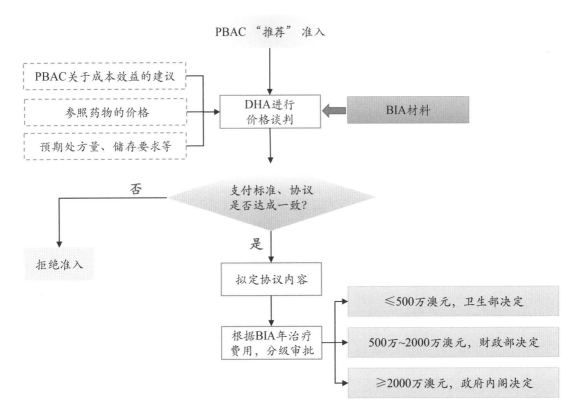

图3-11 预算影响分析在PBAC支付标准制定中的应用

在谈判中，企业需向DHA提交评估药物的成本价格信息和预算影响分析报告。除此之外，在价格谈判环节中，替代药物的价格、药物预期的处方量、特殊储存要求也作为定价的辅助考虑因素。

对于预算影响较高的药物，DHA和企业将根据预算影响签订风险分担协议，包括量价协议（Price Volume Agreements，PVAs）和绩效分担协议（Performance-Based Agreements，PBAs），协议内容将呈送至DHA[35]。

DHA将根据评估药物的BIA中药物年治疗费用的大小决定协议是否生效的审批等级。如果药物年治疗费用500万澳元以下，则由卫生部内部DHA部长批准；500万~2000万澳元，由财政部批准；超过2000万澳元，则须经内阁首相批准。如果最终结果未被批准，则药物无法被列入PBS目录。

【案例分析3-11】 澳大利亚PBAC对利妥昔单抗的准入审评

利妥昔单抗（商品名 Mabthera®，图3-12）是由罗氏（Roche）研发生产的作用于人类 CD20 的人鼠嵌合单克隆抗体。可用于治疗因 B 淋巴球过多所造成的疾病，包括淋巴癌、白血病、移殖排斥和某些自体免疫疾病。

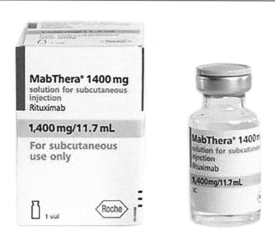

图3-12　利妥昔单抗外包装示意图

2010 年 3 月企业提交初次准入申请，PBAC 根据企业提供的相关材料对临床价值和成本效益进行审评。根据关键临床试验，PBAC 认为利妥昔单抗比单纯化疗效果更明显，提高了患者无进展生存期和生存率；即使提供了价格折扣，但 ICER 介于45,000 澳元至 75,000 澳元之间，PBAC 认为利妥昔单抗联合其他化疗的 ICER 超出合理范围，并且存在较大不确定性。PBAC 给出"延迟"准入意见。

2014 年企业再次提交准入申请，PBAC 对利妥昔单抗联合化疗治疗淋巴瘤的成本效益进行评估，结合使用限制和治疗方案，PBAC 认为其成本效益较为合理，给予"准入"意见[36]。随后，在分步决策的价格谈判环节，DHA 认为利妥昔单抗价格较高，年治疗费用约 2000 万澳元，与企业进行价格谈判并签订风险分担协议。由于保密原因，折扣价格尚不可知。DHA 根据降价后的年治疗费用确定协议生效的审批级别后，最终将利妥昔单抗纳入 PBS 目录。

2.3 模式对比

同步决策基于消费者采购决策模式，即自身预算约束，优先采购性价比高的产品，将 BIA 结果与其他决策因素（如临床价值、成本效益等）捆绑决策，只要有一项因素不成立则无法纳入医保。因此，同步决策使得有限的预算能产生最大化的效用[37]。但另一方面，受 BIA 封顶线影响，部分疗效好但治疗费用较高，或目标人群体量大药品的医保准入难度增大，一定程度上影响了用药可及性。

基于同步模式决策的局限性，域外国家 BIA 应用方式更趋于分步决策。其意义在于一方面保证将临床价值高且价格昂贵的药物纳入给付，从而保证患者用药可及性；另一方面也可以集中审评资源、改善医疗资源的分配、提高价格谈判效率，加速基于证据的准入决策过程。

3 中国现状与发展趋势

3.1 中国现状

目前我国医保部门将 BIA 用于准入支付标准制定和续约谈判测算价格两方面。针对预算影响较高药物，在准入决策时会更加慎重，在提高患者用药可及性的同时，注意控制医保基金运行风险。

在续约谈判环节，BIA 是测算药物调整后支付标准的重要依据。医保部门对药物的实际销量和准入谈判时提交的 BIA 结果进行比对，作为续约支付标准调整的重要依据。

3.2 发展趋势

随着治疗疾病严重、疗效好、价格贵，或者治疗和控制患病率高的慢性病创新药物的大量上市，BIA 在医保管理中的决策参考作用将越来越大，帮助医保支付方最优分配稀缺医疗资源。同时，BIA 应用范围也会进一步扩大，不仅用于医保准入决策，还在协议管理和续约管理中扮演重要角色，后两者将在本书下篇第六章（协议管理）和第七章（续约管理）中详述。

参考文献

[1] Kenneth J. Rothman. Epidemiology: An Introduction. Oxford University Press. p. 53. ISBN 978-0-19-975455-7. 2012-6-21

[2] Hernlund E, Svedbom A, Ivergård M, et al. Osteoporosis in the European Union: medical management, epidemiology and economic burden[J]. Archives of osteoporosis, 2013, 8(1-2): 136.

[3] 杨悦，赵瑞，陈嘉音. 注射用重组人尿激酶原治疗急性心肌梗死的预算影响分析 [J]. 临床药物治疗杂志 , 2017(05):22-27.

[4] Thiry N, Neyt M, Van De Sande S, et al. Belgian guidelines for economic evaluations[J]. International journal of technology assessment in health care, 2014, 30(6): 601-607.

[5]Foroutan, N., Tarride, J., Xie, F. et al. A Comparison of Pharmaceutical Budget Impact Analysis (BIA) Recommendations Amongst the Canadian Patented Medicine Prices Review Board (PMPRB), Public and Private Payers. PharmacoEconomics Open 3, 437–451 (2019).

[6] Vedolizumab for treating moderately to severely active Crohn's disease after prior therapy, Technology appraisal guidance [TA352]. [EB/OL].

https ://www.nice.org.uk/guidance /ta352 ,2015-08-23

[7] Lumley T. Network meta-analysis for in direct treatment comparisons[J], Statistics in Medicine,2002,21(16):2313-231

[8] 丁晋飞，谈立峰，汤在祥，沈月平．德尔菲法及其在公共卫生领域的应用和展望 [J]．环境与职业医学．2012(11)

[9] 中国台湾地区医保部门，讨论案 10_Ninlaro(2019.10.04 新增) [EB/OL]．

https: // www.nhi.gov.tw/Content_List.aspx?n, 2019-10-04

[10] Probabilistic sensitivity analysis methods for general decision models. Critchfield GC, Willard KE, Connelly DP Comput Biomed Res. 1986 Jun; 19(3):254-65.

[11] 罗雪燕，袁泉，姚文兵．埃克替尼用于治疗晚期非小细胞肺癌的预算影响分析 [J]．中国新药杂志，2018, v.27(09):9-13.

[12] Weinstein MC, O'Brien B, Hornberger J, et al. Principles of good practice for decision analytic modeling in health-care evaluation: report of the ISPOR Task Force on Good Research Practices - Modeling Studies. Value Health 2003; 6 (1): 9–17

[13] Trueman P, Drummond M, Hutton J. Developing guidance for budget impact analysis[J]. Pharmacoeconomics, 2001, 19(6): 609-621.

[14] Liu Y M, Yang Y H K, Hsieh C R. Financial incentives and physicians' prescription decisions on the choice between brand-name and generic drugs: Evidence from Taiwan[J]. Journal of health economics, 2009, 28(2): 341-349.

[15] 中国台湾地区医保部门，财务影响分析试算模版 V2 [EB/OL]．

https://www3. cde. org.tw /HTA/history, 2017-11-16

[16] PBAC Meeting Public Summary Document（UPADACITINIB）. [EB/OL].

http://www.pbs.gov.au/industry/listing/elements/pbac-meetings/psd/2019-11/files/upadacitinib-psd-november-2019.pdf , 2019-11

[17] Guidelines For Budget Impact Analysis: A Literature Review. Luna, L.C. et al. Value in Health, Volume 19, Issue 3, A78

[18] Foroutan N, Tarride J E, Xie F, et al. A methodological review of national and transnational pharmaceutical budget impact analysis guidelines for new drug submissions[J]. Clinico Economics and outcomes research: CEOR, 2018, 10: 821.

[19]Estimation of use and financial impact of the proposed medicine .

https://pbac.pbs. gov.au/section-4/4-2-estimation-of-use-and-financial-impact-of-the-proposed-medicine.html，2016-9

[20] Estimation of use and financial impact of the proposed medicine[EB/OL].

https://pbac.pbs.gov.au/section-4/4-2-estimation-of-use-and-financial-impact-of-the-proposed-medicine.html. 2016-09

[21] 中国台湾地区医保部门，藥物納入全民健康保險給付建議書 - 藥品專用 (A1) 填表說明 [EB/OL].

http://www.nhi.gov.tw/Resource/webdata/15913_2_1030929.pdf，2010-6-10

[22] Section 4 Use of the medicine in practice [EB/OL].

https://pbac.pbs.gov.au/section-4-use-of-the-medicine-in-practice.html#Flowchart-4-1 2019-6

[23] Guidelines for the Budget Impact Analysis of Health Technologies in Ireland. [EB/OL].

https://www.hiqa.ie/sites/default/files/2018-01/HIQA_BIA_Guidelines_2018_0.pdf，2018

[24] Nuijten MJ, Mittendorf T, Persson U. Practical issues in handling data input and uncertainty in a budget impact analysis. Eur J Health Econ. 2011;12(3):231–241.

[25] Aladul M I, Fitzpatrick R W, Chapman S R. The effect of new biosimilars in rheumatology and gastroenterology specialities on UK healthcare budgets: Results of a budget impact analysis[J]. Research in Social and Administrative Pharmacy, 2019, 15(3): 310-317.

[26] 中国台湾地区卫生福利部门，全民健康保險醫療統計 .

http://www.mohw. gov.tw/cht/ DOS/Statistic.aspx?f_list_no=312&fod_list_no= 1604.Accessed 09/02, 2013.

[27] 马爱霞，钱焊森，张籍元等 . 中国与加拿大预算影响分析研究的研究质量评价 [J]. 中国循证医学杂志 (10):121-126.

[28] Niezen M G H, de Bont A, Busschbach J J V, et al. Finding legitimacy for the role of budget impact in drug reimbursement decisions[J]. International journal of technology assessment in health care, 2009, 25(1): 49-55.

[29] Mohara A, Youngkong S, Velasco R P, et al. Using health technology assessment for informing coverage decisions in Thailand[J]. Journal of comparative effectiveness research, 2012, 1(2): 137-146.

[30] Assessment of utility costs and budge impact of Treatment of asthma with Omalizumab[EB/OL]. 2013-11.

http://ucbp.net/wp-content/uploads/2013/11/report_2553-1-05.pdf,2013-11

[31] Lau GK, Piratvisuth T, Luo KX, Marcellin P, Thongsawat S, Cooksley G, et al. Peginterferon Alfa-2a, lamivudine, and the combination for HBeAg-positive chronic hepatitis B. N Engl J Med. 2005 Jun 30;352(26):2682-95

[32] RITUXIMAB ,solution for IV infusion, Mabthera®,Roche Products Pty Ltd. [EB/OL]

http://www.pbs.gov.au/industry/listing/elements/pbac-meetings/psd/2014-07/rituximab-psd-07-2014. pdf，2014-07

[33] Coverage decision and medical practices: the role of health technology assessment in Thailand [EB/OL].

https://www.essec.edu/media/fourth-health-forum/the role of hta in emerging countries Thailand drpattara eelahavarong.pdf，2016-10-22

[34] Budget impact in France: A new key to market access [EB/OL].

https:// ihsmarkit. com/ research-analysis/budget-impact-in-france-a-new-key-to-market-access. html2016-6-17

[35] Australian Pharmaceutical Benefits Scheme. 8.4 Negotiation and agreement [EB/OL].

http:// www.pbs.gov.au/ info/industry/ listing/ procedure-guidance/8-procedures-positive-recommendation-list/8-4-negotiation-and-agreement，2020-2-24

[36] RITUXIMAB ,solution for IV infusion, Mabthera®,Roche Products Pty Ltd. [EB/OL].

http://www.pbs.gov.au/industry/listing/elements/pbac-meetings/psd/2014-07/rituximab-psd-07-2014. pdf，2014-07

[37] 国锋，孙林岩，张保成 . 中国医疗保障制度中消费者预算约束的影响 [J]. 经济学动态, 2004(11):42-44.

第四章 市场价格测算

市场价格测算是指依托外部市场信息，通过同类药品、国际价格、患者援助项目（Patient Assistance Program，PAP）等市场价格数据测算评估药物的谈判底价。在医保目录准入谈判中，谈判专家依据评审专家测算的谈判底价展开谈判，若双方谈判价格显著高于谈判底价，则谈判失败，创新药物无法获得医保补偿资格。可见，如何科学合理测算谈判底价，既能充分体现药物临床价值，又尽可能减少对医保基金的冲击，是医保目录准入谈判的关键。

对于卫生技术评估发展较为成熟的国家和地区而言，考虑到成本效益分析中的成本部分已包含了评估药物和参照药物的价格因素，因此较少采用市场价格测算制定医保支付标准。但对于卫生技术评估仍处在发展阶段的国家和地区而言，由于评估报告的规范性和数据的真实性还存在较大不确定性，为了校准卫生技术评估结果，提高支付标准与市场真实交易价格的匹配度，多在应用HTA评估同时，综合采用市场价格测算方法。

因此，相较而言，市场价格测算在现阶段应用更为广泛，也更加成熟，但随着卫生技术评估的不断发展，未来卫生技术评估将成为支付标准测算的主流方法。

本章将重点介绍"同类药品加算法"、"国际参考价法"以及"PAP折算法"三种常用的市场价格测算方法。

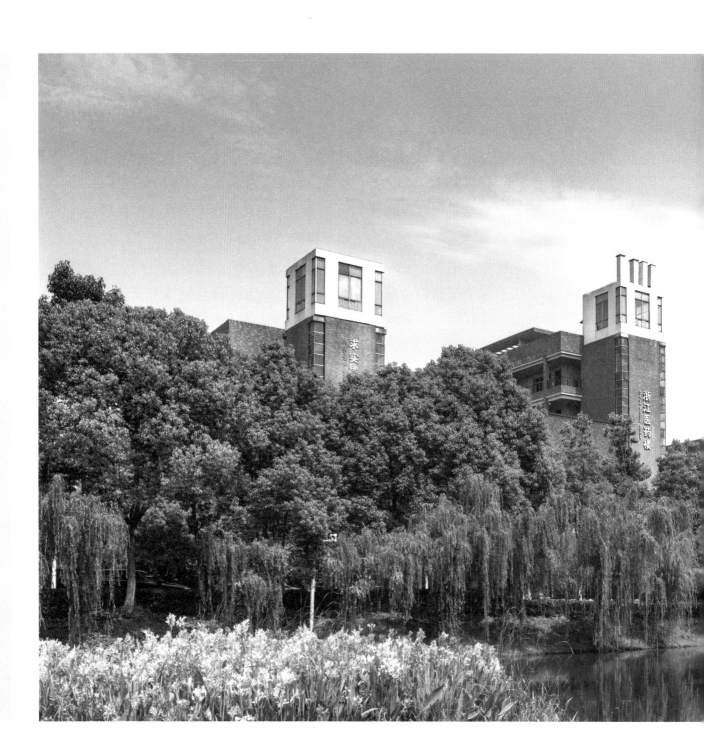

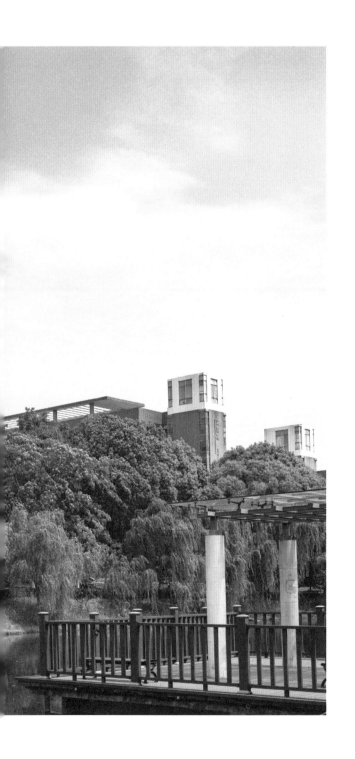

第四章 市场价格测算

第一节 同类药品加算法

同类药品加算法是指以与评估药物功能疗效、药理作用相似或相近药物的价格作为基础价格，加算调整测算该评估药物的谈判价格。全球仅日本和中国台湾地区在创新药定价中应用此方法。相较而言，日本同类药品加算法更为成熟，因此，本节将重点介绍日本同类药品加算法的操作模式（图 4-1）。

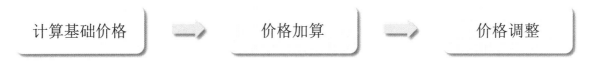

图4-1 日本同类药品加算法流程示意图

1 基础价格

基础价格是同类药品加算法所依托的加算底价，是后续加算的基础，通常以同类药品的价格作为参考，计算基础价格。

1.1 同类药品的选择

日本将同类药品定义为国民健康保险目录内与评估药物功能疗效、药理作用、组成成分和化学机构、剂型和用法用量方面具有相似性的药物，通常选择相似度最高的药物作为同类药品。

> **知识拓展：同类药品和参照药物有何区别？**
>
> 笔者基于解剖 - 治疗 - 化学分类系统（Anatomical Therapeutic Chemical classification system，ATC），说明同类药品和参照药物的区别。
>
> ATC 分类系统是 WHO 对药品的官方分类系统，根据药物活性物质在治疗学、药理学和化学性质上的差异，分为解剖学主要组、治疗学亚组、药理学亚组、化学亚组以及化学物质组 5 个级别，如图 4-2 所示。
>
> 同类药品和参照药物所处的 ATC 级别存在差异。通常而言，同类药品是指同一药理学亚组的药物，具有相同的适应症和药理学作用。同一药理学亚组的药物疗效相似、价格接近，是开展价格比较与加算的重要前提，因此，同类药品多指同药理学作用机制药物；而参照药物是指同一治疗学亚组的药物，具有相同的适应症。相较而言，参照药物遴选范围更广。

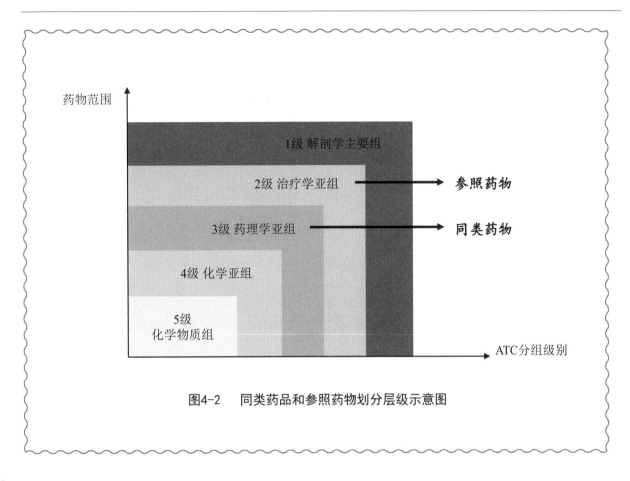

图4-2　同类药品和参照药物划分层级示意图

1.2 基础价格计算

基础价格计算是指基于同类药品与评估药物日均药物费用相等的原则，计算评估药物的基础价格，换算示例见表4-1。

表4-1　基础价格换算示例[1]

同类药品	创新药	换算
1片=50日元	1片=X日元	50日元×3片=X日元×2片
1日3片	1日2片	X=75日元

【案例分析4-1】　日本测算兰妥莫单抗的基础价格[2]

兰妥莫单抗（商品名：Blincyto®，图4-3），用于治疗费城染色体阴性前体 B 细胞急性淋巴细胞白血病（B-cellALL）。日本对兰妥莫单抗定价时，选择伊珠单抗奥加米星（CMC-544）作为同类药品，兰妥莫单抗基础价格计算如图4-4所示。

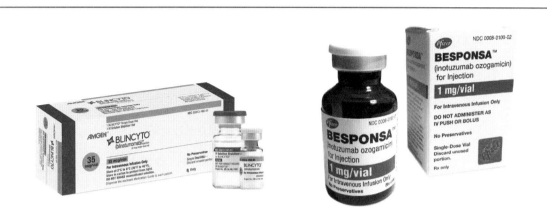

图4-3 兰妥莫单抗（左）与伊珠单抗奥加米星（右）外包装示意图

同类药品基本信息 CMC-544（规格：1mg/瓶）医保支付价为 1,307,092 日元，一个治疗周期为 28 天，共用药 3 次，第 1 次用量为 0.8mg/m^2，第 2、3 次用量为 0.5mg/m^2，人体表面积按 1.5m^2 计算。

一个治疗周期总用量：（0.8+0.5+0.5）mg/m^2×1.5m^2=2.7mg

日均药物费用：2.7mg×1,307,092 日元 /mg÷28 天 =126,041 日元 / 天

评估药物基本信息 兰妥莫单抗（规格：35μg/瓶）一个治疗周期为 42 天（用药 28 天，停药 14 天），体重45kg以上患者每日用量为28μg，以60kg患者计算基础价格。

一个治疗周期总用量：28μg×28 天 =784μg

日均药物费用：784μg×（基础价格 ÷35μg）÷42 天 =126,041 日元 / 天

计算可得评估药物 Blincyto® 基础价格为 236,327 日元。

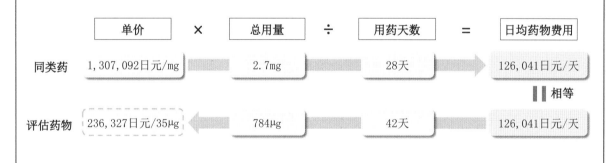

图4-4 兰妥莫单抗基础价格计算示意图

2 价格加算

计算得到基础价格后，将根据评估药物的创新性、实用性、市场性等方面，给予不同比例加算，形成评估药物的加算价格。

2.1 加算项目

日本定价部门规定五项加算项目，可归纳为以下三个维度。

临床价值 评估药物的临床价值，即与同类药品相比，评估药物在有效性、安全性方面是否具有显著优势。

适用范围 评估药物的用药人群，即是否可应用于罕见病治疗和儿科治疗，或对相关适应症有明确的用法用量。

创新程度 评估药物的创新程度，即是否为"全球新"创新药，日本是否为该药最新申请上市的国家，且非临床数据与临床Ⅰ期、Ⅱ期表明该药有效性具有显著优势。

具体加算项目与加算条件见表4-2。

2.2 加算比例

日本药价算定组织（Drug Pricing Organization，DPO）[①]对不同加算项目，给予不同加算比例区间。创新药物加算需组织专门会议，根据专家意见，给出具体加算比例，形成最终药物价格加算方案。

表4-2 日本创新药物加算项目与加算比例[3]

加算纬度	加算项目	加算条件	加算比例
临床价值	·突破性 ·实用性	①临床有效的新药理作用机制	突破性加算：①②③同时符合：70%~120%
		②与现有疗法相比，有效性、安全性具有显著优势	
		③改进现有疗法或减轻现有疗法对患者的伤害	实用性加算：①②③④符合任一项：5%~30% 符合任两项：35%~60%
		④因制剂改良使得与现有疗法相比，有效性和安全性提高	
适用范围	·市场性	属于《药事法》规定的罕见病用药，且罕见病是主适应症	10%~20%
		主要适应症市场规模较小	5%
	·儿科用药	主要适应症为儿科用药，或规定与儿科用药相关的用法用量	5%~20%
创新程度	·先驱审查制度	全球首个创新药物，在日本（或与他国同时）最先上市，早期临床试验表明具有突破性疗效[②]	10%~20%

① 日本药价算定组织，2000年成立，下属于中央社会保险医疗协议会（Central Social Insurance Medical Council or Chuikyo，简称中医协），负责给付药物价格的核定，药价算定组织通过组织专门会议，听取企业意见，结合专家意见，给出最终药物价格核算方案，并与企业进行确认协商。药价算定组织成员包括1名经济学者、8名各科系临床医师和2名药学专家，成立目的在于提高药品价格测算的公开透明度。

② 若有充分临床试验数据证明该药物对日本医疗具有重要贡献，则可给予最大20%的加算率。

【案例分析4-2】 日本对兰妥莫单抗价格加算[2]

　　根据【案例分析4-1】，评估药物兰妥莫单抗基础价格为236,327日元。接下来，将继续对兰妥莫单抗进行价格加算，见表4-3。

　　经专门会议讨论决定，符合兰妥莫单抗满足实用性加算和儿科用药加算条件（具体加算情况判定如下表），加算比例分别为10%和5%，因此，兰妥莫单抗加算价格为236,327×（1+10%+5%）=271,776日元。

表4-3　兰妥莫单抗价格加算表

加算项目	加算条件	是否符合	具体原因	加算比例
突破性&实用性	①临床有效的新药理作用机制	实用性	交联T细胞和B细胞肿瘤细胞来激活T细胞实现杀害肿瘤细胞的功能。在该药物的临床试验中，虽然尚未进行过比较药物的直接比较研究，但已证实兰妥莫单抗组优于现有化疗组的总体生存期。	10%
	②与现有疗法相比，有效性、安全性具有显著优势	否	/	/
	③改善现有疗法	否	/	/
	④因制剂改良使得与现有疗法相比，有效性和安全性提高	否	/	/
市场性	创新药属于《药事法》规定的罕见病用药，且罕见病是主适应症，且同类药品不满足此条件	否	/	/
	主要适应症市场规模较小，且同类药品不满足此条件	否	/	/
儿科用药	主要适应症为儿科用药，或规定与儿科用药相关的用法用量，且同类药品不满足此条件	是	兰妥莫单抗在日本针对18岁以下儿童开展临床试验，新增儿童用药的用法用量。同类药品伊珠单抗奥加米星未针对儿童开展临床试验。	5%
先驱审查制度	全球首个创新药物，在日本（或与他国同时）最先上市，早期临床试验表明具有突破性疗效	否	/	/

知识拓展：如何确定加算比例？

　　药价算定组织给予不同加算项目不同的加算比例区间，但应如何在加算比例区间内，科学合理如何确定具体加算比例是各方关注的焦点。

　　为了强化加算比例的科学性，减少主观性，日本正在加强研究加算比例的定量化测算。定量化测算主要有两步：一是，细分加算条件，明晰加算判定标准，以强化实操性；二是，测算单位加算比例，通过统计学方法测算单位加算比例，明确细分条件的加算比例。

以突破性加算和实用性加算为例，相关研究人员将两项加算项目涉及的四个加算条件细分为 19 个细分项，并给细分项赋予不同加算比例，如表 4-4 所示。

表4-4 突破性加算和实用性加算条件细分比例规则 [4]

加算条件	细分项	比例
①临床有效的新新药理作用机制	a.作用机制不同于目录内品种	2p
	b.作用靶点(酶，受体等)不同于目录内品种	1p
	c.满足a或b，新增不同于标准疗法的适应症，且该适应症为重大疾病	1p
	d.满足a或b，且药价算定组织认定药品的新作用机制显著改善药物的临床疗效	1p
②与现有疗法相比，有效性安全性有显著优势	a.重要的有效性指标表明在有效性上具有显著优势	1p
	b.重要的安全性指标（如严重副作用的发生率）表明在安全性上具有显著优势	1p
	c.满足a或b，且药价算定组织认定该药品在临床上具有显著的高有效性/安全性	1p
	d.通过随机对照试验证明药品的有效性和安全性	2p
	e.通过其他客观可靠证据证明药品的有效性和安全性	1p
③改进现有疗法	a.可用于现有疗法效果不佳或因安全性等原因不能使用现有疗法的患者	1p
	b.可作为对象疾病的标准治疗法	1p
	c.与现有疗法相比，药疗释放速度明显加快或药效持续时间显著增长，或使用便利性显著提高(制剂改良造成的效果除外)	1p
	d.与现有疗法联用，可增强临床疗效	1p
	e.除上述情况外，药价算定组织认定药品可显著改善现有疗法	1p
	f.满足a~e之一，且新增不同于标准疗法的适应症，且该适应症为重大疾病	1p
④因制剂改良使得与现有疗法相比，有效性安全性提高	a.给药时的侵袭性明显减轻	1p
	b.给药便利性显著提高	1p
	c.血药浓度特别稳定	1p
	d.除上述以外，药价算定组织认定该药品在医疗方面具有特别高的适用性	1p

注：p为单位加算比例；1p表示1个最小加算单位

日本北里大学成川卫教授和大阪大学田仓智之教授分析了2008年至2014年间共47个实用性加算案例，最终得出单位加算比例p为5%时，具有统计学意义[5]。根据加算细分项，以及每一细分项的加算比例，可相对准确科学判定评估药物每一加算项可获得的加算比例，提高了测算的准确性。

2.3 加算比例调整

随着HTA研究应用全球化普及，2016年日本引入HTA评价方法调整加算比例，即根据成本效益评估结果调整评估药物的加算比例。但由于此方法行政成本较高，因此，厚生劳动省仅对创新程度高、财政影响大①的评估药物的加算比例进行调整[6]。

不同评估药物增量成本效果比不同，加算比例调整幅度不同。对于适用同类药品加算的评估药物而言，只针对实用性加算比例进行调整，且只存在比例不变或比例调减两种调整结果，具体如表4-5所示。

表4-5　评估药物加算比例调整[7]

调整结果	判断标准	调整比例
加算比例不变	ICER低于500万日元/QALY（综合评估其适应症为罕见病或严重疾病的，ICER值可放宽至750万日元/QALY）	具有成本效益：不变
加算比例调减	ICER在500~750万日元/QALY之间（放宽阈值为750~1125万日元/QALY）	成本效益较差：实用性加算比例调减30%
	ICER在750~1000万日元/QALY之间（放宽阈值为1125~1500万日元/QALY）	成本效益很差：实用性加算比例调减60%
	ICER在1000万日元/QALY以上（放宽阈值为1500万日元/QALY以上）	成本效益非常差：实用性加算比例调减90%

*实用性加算比例调减示例：某药物实用性加算比例为30%，若ICER=600日元/QALY，则实用性加算比例调减30%，最终实用性加算比例为30%×(1–30%)=21%。

3 价格调整

形成加算价格后，日本厚生劳动省（Ministry of Health, Labour and Welfare, MHLW）②需根据国外平均价格以及规格进行价格调整，方可确定最终评估药物的医保支付价。

---

① 财政影响大一般是指预计市场规模超过50亿日元的药物，或经认定有必要调整的药物，比如价格极高的药物等。
② 厚生劳动省是日本负责医疗卫生和社会保障的主要部门，下属11个局。其中，医政局经济课是日本的药品价格管理部门，负责医药品价格调查和特定保险医疗材料价格调查等事务。

3.1 国外参考价格调整

日本以美国、英国、德国、法国作为参照国家，取四国评估药物价格的均值，据此进行价格调整，在鼓励创新的同时，确保医保支付标准处在相对合理的区间。

当加算价格高于国外平均价格的 1.25 倍时，需降价，价格下调公式为：

$$评估药物医保支付标准 = (\frac{1}{3} \times \frac{加算价格}{国外平均价格} + \frac{5}{6}) \times 国外平均价格$$

当加算价格低于国外平均价格的 3/4 时，需提价，但最终医保支付标准不得高于调整前价格的 2 倍。价格上调公式为：

$$评估药物医保支付标准 = (\frac{1}{3} \times \frac{加算价格}{国外平均价格} + \frac{1}{2}) \times 国外平均价格$$

3.2 规格间调整

规格间调整即以某一规格药品医保支付标准作为基础，计算同一药品另一规格的医保支付标准，与我国的规格差比价类似，但计算方法不同。日本不规定规格调整系数，而是以同类药品规格间比作为评估药物的规格调整系数，计算评估药物不同规格的医保支付标准。

评估药物非常用规格医保支付标准

$$= 评估药物常用规格医保支付标准 \times \frac{非常用规格}{常用规格} \times 同类药品规格间比^{①}$$

$$规格间比 = \log\frac{常用规格医保支付标准}{非常用规格医保支付标准} \div \log\frac{常用规格}{非常用规格}$$

示例：评估药物 A 的常用规格为 5mg/ 片，医保支付标准为 174.60 日元，同类药品 B 常用、非常用规格与医保支付标准如表 4-6 所示，求评估药物 A 非常用规格 2.5mg/ 片、10mg/ 片的医保支付标准。

表4-6　同类药品B常用、非常用规格与医保支付标准

规格类型	规格	医保支付标准（日元）
常用	10mg/片	158.30
非常用	5mg/片	82.50

---

① 我国含量差比价公式为K=a^{log2X}，K=比价值，X=代表品含量/代表品含量，a=含量比价系数（最高为1.7），通常我国比价系数取1.7。但日本评估药物规格比价系数与参照药物规格比价系数相关，不同药物比价系数不同，相较于我国固定系数，更能反映规格对不同药物影响的差异。

同类药品 B 规格间比：log（158.30/82.50）÷log（10/5）=0.9402

评估药物 A 非常用规格医保支付标准：

2.5mg/ 片医保支付标准：174.60 日元 ×（2.5 / 5）×0.9402 = 91.00 日元

10mg/ 片医保支付标准：174.60 日元 ×（10 / 5）0.9402 = 335.00 日元

【案例分析4-3】 日本对兰妥莫单抗价格调整[2]

根据【案例分析 4-2】，评估药物兰妥莫单抗加算价格为 271,776 日元。接下来，将继续对兰妥莫单抗进行价格调整。由于兰妥莫单抗不存在规格调整问题，因此，仅对兰妥莫单抗进行国外平均价格调整，如表 4-7 所示。

表4-7 药品国外价格及平均价格（单位：日元）

药品名称	生产厂家	规格	国际价格				平均价格
			美国	英国	德国	法国	
兰妥莫单抗	安进公司	35μg	413752	300533	464805	346930	381505

注：汇率为2017年10月至2018年9月的交易日汇率平均值

由于加算价格低于国外平均价格的 3/4，因此将按照公式提价。

调整后价格：$(\frac{1}{3} \times \frac{271,776}{381,505} + \frac{1}{2}) \times 381,505 = 281,345$ 日元

调整后价格未超过调整前价格的 2 倍，因此，最终兰妥莫单抗的医保支付标准为 281,345 日元。

---

4 中国现状与发展趋势

目前，我国医保目录准入谈判已探索采用同类药品加算法，测算形成评估药物的谈判底价。

4.1 基础价格

对于基础价格的计算，我国尚未明确官方统一做法，目前主要有几种做法，一是以全国采购最低中标价作为基础价格；二是以同治疗组谈判药品中的最低价作为基础价格。由于我国尚未出台医保支付标准完整政策方案，仍以采购价作为医保支付标准。而采购价的形成本质是市场行为，以目录内同类药品的采购价作为基础价格，基础价格的稳定性较弱；同时可能出现目录内同类药品价格高于评估药物的价格倒挂现象，因此，我国暂未以目录内同类药品的价格作为基础价格。

未来，随着医保支付标准政策的出台，我国将进一步明确同类药品的选择标准，以及基础价格的计算方式，以提高同类药品加算法的规范性与科学性。

4.2 价格加算

在加算项目设计上，与日本相比，我国增加了经济维度加算项目，如市场扩量情况、预算影响等，这有利于维持医保基金的可持续稳定运行，但还未明确规定儿科用药的加算项目。

目前，我国儿科用药仍存在诸多问题，例如儿科专用药物少，适合儿科用的剂型规格少，相关学者统计表明，我国市场90%以上的药物没有儿科剂型，通常以成人用药减量替代解决，在市场流通药物制剂中，儿科专用药物制剂品种占比不足2%[8]。在儿科创新药研发上，1996~2016年间，美国FDA批准了28个用于儿童遗传病/罕见病的药物，其中仅有4个在我国上市[9]，相当部分儿科疾病尚缺乏有效治疗药物，无论是门诊还是住院，儿科患儿超说明书用药现象均普遍存在[10-11]。随着国家"二孩"政策的全面放开，中国儿童人口增加，儿科用药无法满足患者需求的问题将更为突出。

在加算比例测算上，我国仍主要依靠专家经验判断，尚未设置加算细分项与加算比例，规范性、科学性存在进一步提高空间。

未来，我国将进一步探索同类药品加算法，完善加算项目，量化加算比例，提高测算结果的准确性，为医保目录谈判工作提供更为合理的价格参考。

4.3 价格调整

日本将加算价格与国外平均价格进行比较，对于显著高于或低于国外平均价格的，适度降价或提价，以使日本价格与国际价格维持相对合理的比价关系。目前，我国采用"多路径最低价"策略，通过多路径获取价格信息，以其中最低价作为谈判参考底价，如图4-5所示。

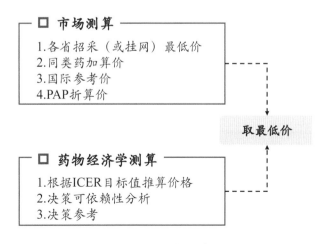

图4-5 我国价格调整示意图

多路径策略提高了信息的可靠性与最终决策的科学性，而最低价策略符合我国现阶段国情。

与我国支付能力相匹配　由于参照国家多为发达国家，而我国仍为发展中国家，因此，我国居民支付能力较弱。以居民人均可支配收入为例，2018年我国居民人均可支配收入为28228元，与美、德、英、日等发达国家人均可支配收入存在较大差异，详见图4-6。因此，最低价策略符合我国居民的支付能力。

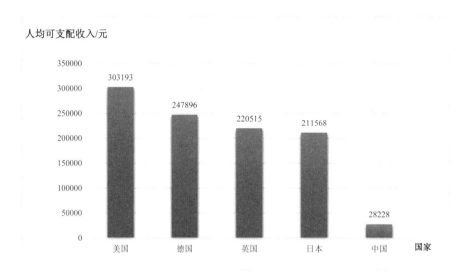

人均可支配收入/元

数据来源：OECD、日本统计局、国家统计局

图4-6　德、美、英、日、中五国人均可支配收入比较

与我国市场规模相匹配　我国人口基数大，患者人数多，药物市场规模大。IQVIA数据显示，我国已成为全球第二大药品市场，2018年我国药品市场终端（不含线上零售）销售总规模达13,308亿元[12]。以更大的市场规模换取更低的价格符合量价挂钩的理念，也符合市场规律。

但多路径最低价策略亦可能使我国谈判准入药品的医保支付标准显著低于国际水平，无法完整体现药物的临床价值，不利于激励企业创新。因此，未来我国可进一步探索分类管理，根据药物的创新程度、临床急需程度、疗效显著程度等划分不同类别，对于临床急需、疗效显著的突破性创新药物，在价格调整时可提高国际参考价对最终价格的参考程度，以使得我国价格和国际价格水平保有良好的比价关系，保持价格政策对创新的激励效应。

第二节 国际参考价法

国际参考价法是指采用一个国家或多个国家 的药品价格来形成一个价格基准或参照，帮助实行国际参考价格的国家进行价格规制[13]。该方法主要适用于现行医保目录内无同类药品的创新药物谈判价格的测算。

1 参照国家

选取参照国家是国际参考价法的关键环节，对谈判底价的准确性产生重要影响。目前，国际上在选取参照国家时，主要从收入水平与地域两方面进行考量。

1.1 收入水平相近

通常而言，应选取与本国收入水平相近的国家作为参照国家。以欧洲为例，欧洲国家普遍采用国际参考价法测算谈判价格，并选择人均 GDP 与本国相近的国家作为参照国家。

2012 年一项研究以 24 个采取国际参考价法的欧洲国家作为样本，统计分析本国人均 GDP 排名与参照国家的平均排名之间的关联性，结果显示，除波兰等极个别国家外，多数国家与其选择的参照国家人均 GDP 排名接近[14]（如图4-7）。

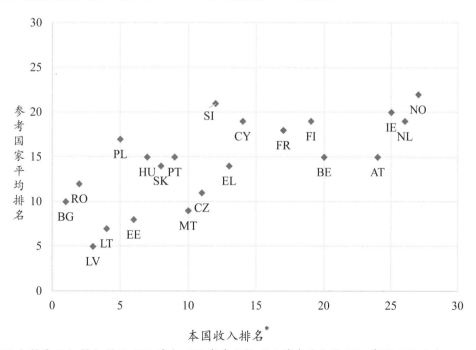

*AT,奥地利; BE,比利时; BG, 保加利亚; CH, 瑞士; CY, 塞浦路斯; CZ, 捷克共和国; DE, 德国; DK, 丹麦; EE, 爱沙尼亚; EL, 希腊; ES, 西班牙; FI,芬兰; FR, 法国; HU, 匈牙利;IE, 爱尔兰; IS, 冰岛; IT, 意大利; LT, 立陶宛; LU, 卢森堡; LV, 拉脱维亚; MT,马耳他; NL, 荷兰; NO, 挪威; PL,波兰; PT, 葡萄牙; SE, 瑞典; SI, 斯洛文尼亚; SK, 斯洛伐克; UK, 英国

图4-7 人均GDP排名与参照国家平均排名的相关性

1.2 地域相似性

由于人种差异，药物疗效可能存在差异，因此同一药物不同国家定价可能存在显著差异。部分国家在选取参照国家时，亦将地域相似性纳入考量，即选取同一地域的国家作为参照国家。

2009 年，WHO 对 14 个使用国际参考定价的国家开展调查，结果显示超过半数（55.5%）的国家选取同一地域内的他国作为参照国家[15]，超过 90% 的欧洲国家与中亚地区国家选取同一地域内的他国作为参照国家[16]。

以欧洲国家为例，实施国际参考定价的欧洲国家通常选择 10 个及以上的国家作为参考国家，而参考国家均同属欧洲[17]。西班牙以欧洲各国作为参考国家，卢森堡仅以药物的原研国作为参考国家。德国、西班牙、法国、英国被选为参照国家的比例最高，详见表 4-8。

表4-8 欧洲各国参考国家选取情况概览

参考国家	AT	BE	BG	CY	CZ	DE	DK	EE	EL	ES	FI	FR	HU	IE	IT	LT	LU	LV	MT	NL	NO	PL	PT	RO	SE	SL	SK	UK	补充国家	数量
AT																														24
BE																														24
BG																													俄罗斯	9
CY																														4
CZ																														8
EE																													原研国	4
EL																														22
ES									欧洲各国																					
FI																													冰岛	16
FR																														4
HU																														13
IE																														9
LT																														6
LU																													原研国	1
LV																														2
MT																														12
NL																														4
NO																														9
PL																													瑞士	17
PT																														4
RO																														12
SL																														3
SK																														26
参考次数	11	10	3	5	10	13	7	7	11	13	6	12	10	8	11	10	6	7	3	8	1	9	10	3	8	6	8	12		

注：AT,奥地利；BE,比利时；BG,保加利亚；CY,塞浦路斯；DE,德国；DK,丹麦；EE,爱沙尼亚；EL,希腊；ES,西班牙；FI,芬兰；FR,法国；HU,匈牙利；IE,爱尔兰；IT,意大利；LT,立陶宛；LU,卢森堡；LV,拉脱维亚；MT,马耳他；NL,荷兰；NO,挪威；PL,波兰；PT,葡萄牙；RO, 罗马尼亚；SE,瑞典；SI,斯洛文尼亚；SK,斯洛伐克；UK,英国。

2 制定方法

在运用国际参考价法时，不同国家对参照国家价格的处理方法不同，最终谈判底价测算结果不同。目前，主要有以下几种定价方法，如表4-9所示。

表4-9　国际参考价法的主要定价方法

序号	主要方法	含义	代表国家/地区
1	最低价	所有参照国家中的最低价格	保加利亚、匈牙利、意大利、罗马尼亚、斯洛文尼亚、法国、西班牙和中国台湾地区
2	药价平均数	所有参照国家的平均价格	奥地利、比利时、塞浦路斯、丹麦、冰岛、爱尔兰、葡萄牙、瑞士和荷兰
3	最低价平均数	所有参照国家中3~4个最低价格的平均值	希腊、挪威、斯洛伐克
4	药价中位数	所有参照国家的药价中数定价	加拿大、中国台湾地区
5	参照药比值法	所有参照国家药价比值中位数测算	

其中，最低价法是主流模式，而参照药比值法相较其他方法具有独特优势，因此，重点介绍这两种方法的具体操作。

2.1 最低价法

最低价法是指，采用国际参考法时，以参照国家中的最低价格作为本国谈判价格制定的参考。

以中国台湾地区为例，台湾地区根据创新药的创新程度进行分类制定，对于2类创新药，选取十国最低价作为本地区的基准药价。若创新药符合加算条件，则基于基准药价进行比例加算，但加算后的药价不得超过被选取十国药价的中位数。

表4-10　中国台湾地区创新药分类及定价方式

创新药分类		分类标准	定价方式
1		与现行最佳常用药品的直接比较（head-to-head comparison）或临床试验文献的间接比较（indirect comparison），显示临床疗效有明显改善的突破创新新药[①]。	十国药价中位数
2	2A	与现行最佳常用药品比较，显示临床疗效价值有中等程度改善（moderate improvement）的新药。	十国药价最低价[②]
	2B	临床价值相近于已收载核价参考品的新药。	

---

① 若该药物是有效治疗特定疾病的首个收载新药，无参照药物，则可以该疾病现行标准疗法（如：外科手术、支持性疗法等）作为参照；前述临床疗效包含减少危险副作用。
② 第2类新药取十国最低价为参考，成本效益较好的药物可选择原产地价格或疗程价格等其它比价方式。

【案例分析4-4】 中国台湾地区对纳武单抗的价格制定[18]

　　2019 年 3 月 15 日，我国台湾地区将纳武单抗（商品名：Opdivo®）纳入全民健康保险药物给付项目。经 HTA 审查，纳武单抗被认定为 2A 类新药[19]，因此，台湾地区收集美国、日本等七国纳武单抗的价格，并以最低价作为基准药价，由于纳武单抗不符合加算条件，因此，最终纳武单抗健保价以最低价为参考，经与企业谈判协商，最终定为 44150 新台币，并于 2019 年 4 月 1 日起实行，详见表 4-11。

表4-11　纳武单抗（规格：10mg/mL）国际参考价格[20]（单位：新台币/元）

国家	美国	日本	英国	德国	比利时	瑞士	澳洲
价格	94017.02	75067.83	44143.28	64292.42	55598.40	51459.45	48118.30
国际中位数	55598.40						
国际最低价	44143.28						

2.2　参照药比值法

　　参照药比值法是以参照国家评估药物与参照药物的价格比值作为转换系数，基于本国参照药物的价格换算得出评估药物的价格。

　　通常，以各参照国家评估药物与参照药物比值的中位数作为转换系数，当参照国家数量为奇数时，取中间参照国家的比值；当为偶数时，则取中间两国比值的平均值。

【案例分析4-5】 中国台湾地区参照药比值法示例[21]

　　中国台湾地区医保部门对参照药物比值法给出官方参考示例。其中，A 为申请纳入健保的创新药（评估药物），B 为 A 的参照药物，经检索，十个参照国家中有六个参照国家 A、B 药物的价格可获取（具体如表 4-12）。

　　药价比值中位数：（1.77+1.69）/2=1.73

　　A 药健保价格：185×1.73=320 新台币

表4-12　参照药比值法应用示例（单位：新台币/元）

国别	评估药物（A）	参照药物（B）	比值（A/B）
澳大利亚	365.21	188.89	1.93
法国	458.72	240.92	1.90
德国	455.00	256.32	1.77
英国	390.91	230.42	1.69
瑞士	420.60	262.95	1.59

续表

国别	评估药物（A）	参照药物（B）	比值（A/B）
美国	639.50	480.33	1.33
日本	无药价	252.20	无比值
加拿大	无药价	198.50	无比值
比利时	403.05	无药价	无比值
瑞典	无药价	200.78	无比值
健保价	185*1.73=320	185	1.73

3 方法比较

最低价法和参照药比值法各有优劣势，下文将从价格获取难度和受政策影响程度两方面展开对比，见表4-13。

表4-13 两种制定方法对比分析表

方法	优势	劣势
最低价法	价格获取难度小操作简单、方便	价格换算存在误差受政策因素影响较大
参照药比值法	可抵消政策因素避免价格换算误差	价格获取难度操作较复杂

3.1 价格获取难度

最低价法只需获得参照国家评估药物的价格，并取最低价即可。而参照药比值法要求评估药物和参照药物在参照国家均纳入医保补偿范围，其医保支付价信息均可获得，若有任何一个价格信息不可获得，即该参照国家不具备参考意义，加大了价格信息获取的难度。

表4-14 参照国家药品价格数据官方查询路径汇总

国别	查询书名或网站名	备注
美国	Red Book（https://www.redbook.com.au）	平均批发价
日本	厚生劳动省保险局使用药剂药价（https://www.mhlw.go.jp）	健保价
英国	NHS Prescription Service（https://www.nhsbsa.nhs.uk/nhs-prescription-services）	健保价
加拿大	Saskatchewan Formulary（http://formulary.drugplan.ehealthsask.ca）	沙省健保价
德国	ROTELISTE（https://www.rote-liste.de/ueber-rote-liste）	平均批发价

续表

国别	查询书名或网站名	备注
法国	Base des Medicaments et InformationsTarifaires（出版书刊，法语，暂无英文版）	健保价
比利时	Centre-Belged'InformationPharmacotherapeutique（http://www.cbip.be/fr/start，法语、荷兰语，暂无英语）	健保价
瑞典	Farmaceutiskaspecialiteteri Sverige（https://www.fass.se/LIF/startpage，瑞典语，暂无英语）	健保价
瑞士	Arzneimittel compendium der schweiz（https://www.compendium.ch/，法语、德国，暂无英语）	健保价
澳洲	Pharmaceutical Benefits Scheme（http://www.pbs.gov.au/pbs/home）	健保价

3.2 受政策影响程度

不同国家政策环境不同，使得同一药物的价格可能存在较大差异。参照药比值法通过等比换算，可一定程度消除不同国家政策背景对价格的影响，而最低价法未对价格进行调整处理，使得最终结果的可靠性较弱。

通常而言，药物价格主要受以下四项政策因素的影响。

（1）税收政策

各国税收政策的不同对价格产生重大影响。以增值税为例，通常药物价格为含税价，但各国增值税税率存在较大差异（如表4-15）。

表4-15 域外部分典型参照国家/地区药品增值税税率情况概览*

国家/地区	德国	法国	意大利	澳大利亚	日本	韩国	土耳其	中国台湾	美国	英国	加拿大	中国香港
税收水平	高						中		低			
税率	19%	10%					8%	5%	0			

*数据来源：Avalara VATlive

以含税价作为参考，无法体现药物价格的真实情况，影响谈判价格测算的准确性。因此，在采用最低价法时，需将税收政策考虑在内，对参照国家价格进行处理，以尽可能提高价格的科学性与准确性。

（2）价格控制措施

各国均采取多种控价措施。例如英国与企业签订药品价格调控计划（Pharmaceutical Price Regulation Scheme，PPRS），控制企业利润率，2014 年到 2018 年，PPRS 规定企业向国民保健服务（NHS）销售药物的年度销售利润率上限为 6%[22]，若企业实际利润率超过规定上限，企业需下调药物价格或将超额利润返还 NHS，以此直接或间接控制药品价格。

同时，对于价格昂贵、准入风险较大的创新药物，英国 NHS 与企业签订简单折扣协议，通过折扣或返利的方式将部分费用返还，以降低药物实际费用支出。通常而言，此类协议为保密协议，药物医保支付标准不会调整，此情况下，获取的参照价格高于实际价格。而部分国家未采用此类协议，因此医保支付标准通常处于较低水平。

【案例分析4-6】 英、法两国帕博利珠单抗谈判价格比较[23]

由于帕博利珠单抗（50mg）价格高昂，为优化其增量成本效果以获得医保补偿资格，默沙东与英国 NICE 签订简单折扣协议（具体折扣保密），最终医保支付标准为11745.4 元。而在法国医保准入时，由于无折扣协议，仅可通过降低其医保支付标准获得准入资格，因此，法国帕博利珠单抗医保支付标准为9925.9 元，显著低于英国医保支付标准。（医保支付标准均为无税外币价格，按照现行汇率换算得到的人民币价格）

（3）社会保障水平

发达国家例如德国、加拿大等社会保障处于较高水平，对于报销范围内的药品，参保人往往仅需承担小部分费用或无需支付费用，政府承担绝大部分费用。因此，此类国家倾向降低谈判价格，或采用严格的价格管控措施，以减少政府支出，确保基金平稳运行。

表4-16　部分高社会保障水平国家药品医保补偿比例

序号	国家	支付比例
1	德国	100%，每种药品自付5~10欧元
2	加拿大	100%，住院外药费自付[24]

（4）市场结构

不同参照国家，某一适应症药物市场结构不同，竞争程度不同，同适应症、同作用机理药物数量越多，竞争越激烈，价格越低。而药物上市审评审批速度是影响市场结构的重要因素，审评审批越快，药物上市越早，竞争程度可能相对大，价格也相对低。

【案例分析4-7】 度拉糖肽注射剂英国和日本价格比较[25-26]

度拉糖肽注射剂（商品名：Trulicity®）是长效胰高血糖素样肽-1（glucagon-like peptide-1，GLP-1）受体激动剂，用于治疗 2 型糖尿病。该药分别于 2014 年 11 月 21 日和 2015 年 7 月 3 日在英国和日本获批上市。

该药上市前，英国已有艾塞那肽、利拉鲁肽、利司那肽 3 种短效及阿必鲁肽 1 种长效 GLP-1 受体激动剂获批上市，日本仅有短效获批上市，尚未有长效 GLP-1 受体

激动剂获批。而作为度拉糖肽的主要竞品，阿必鲁肽的上市对于度拉糖肽的价格造成较大影响，度拉糖肽在英国的价格显著低于日本。

表4-17　度拉糖肽在英国和日本的价格对比*

通用名	规格	上市国家	上市时间	本国价格	价格/元（人民币）
度拉糖肽	075mg:0.5ml/支	英国	2014.11.21	73.25英镑/4支	160.81
		日本	2015.07.03	3586日元/支	237.34

*汇率换算以国家外汇管理局人民币汇率中间价2020.03.06-03.19十日平均汇率换算，100日元=6.61844人民币，100英镑=878.128人民币

4 中国现状与发展趋势

我国三轮谈判均将国际参考价法作为我国医保目录准入谈判底价测算的重要方法。在实操过程中，我国采用最低价法，此法符合我国的国情。但最低价法受到多项政策因素的影响，因此，为提高准入决策的科学性与合理性，建议从三方面继续完善测算方法。

持续推进对价格影响因素的研究　明确影响因素与处理方法，使得调整后的价格可真正体现药物价值，增强价格的可参考性。

丰富价格信息获取渠道　除企业提交价格信息外，还可通过国外市场和官方渠道获取多样价格信息，包括出厂价、零售价、到岸价、医保支付标准等，通过多来源校准，确保价格信息的真实性。

注重个案差异　部分产品规格和剂型间价格差异较大，因此，可建立全规格全剂型价格审查体系，并重点关注我国药物市场的主规格和主剂型价格。

第三节 PAP折算法

除前面介绍的两种方法外，本节将介绍地方谈判最低价折合 PAP 法。地方谈判最低价折合 PAP 法（以下简称 PAP 折算法），是指在地方谈判最低价的基础上，依据患者援助项目（PAP）对药品价格进行折算，以确保患者刚性福利不受损。即国家谈判价格下，参保人福利基本不低于"地方谈判 +PAP"联用后的政策待遇水平。

药物费用的不断升高，对各国的公共卫生保健政策、医疗保险政策和制药公司的营销政策均产生重要影响。为降低患者的药品费用支出，一方面，企业或第三方独立慈善基金会建立患者援助项目，多种形式减免部分药物费用，我国患者援助项目多通过买赠形式，减免部分药物费用；另一方面，各级地方政府积极开展医保谈判工作。在我国开展国家医保谈判以前，江苏、浙江、湖南、青岛、成都、珠海、延安等省市，依托大病保险、补充保险等探索医保谈判，将疗效显著、价格高昂、患者有需求的专利独家药品纳入医保补偿范围，并通过谈判降低药品价格。但国家医保谈判工作开展后，地方谈判品种转为国谈品种，此时如何合理确定谈判价格，确保部分地区患者待遇不降低，成为两级谈判衔接的重要问题。

因此，PAP 折算法是我国特有的测算方法，在我国特殊的药物慈善援助计划，以及国家、地方医保谈判衔接的背景下产生，符合我国政策需要。

1 慈善与买赠

一般而言，国际上在测算谈判价格时，未将 PAP 项目纳入价格折算，其主要原因是国际 PAP 项目属于慈善救助，其具有两项显著特征。

1.1 对象具有针对性

慈善救助往往是针对某一特定群体开展的援助行为。目前，国外开展的 PAP 主要有两种典型模式，即慈善赠药与共付援助。无论是哪种模式，均明确了接受援助对象的参保情况、收入水平等要求（详见表 4-18）。

表4-18 国外厂商开展的主流援助方式

援助类型	针对对象	主要援助方式
慈善赠药	没有保险的患者、或药品不在保险范围	通过患者援助基金会为其提供免费药物
共付援助	商保患者，不适用于拥有公共保险患者	患者自付一部分，剩余由厂商提供一定的经济援助

以共付援助为例，共付援助常见的操作模式为，患者自付0~25美元，其余自付费用由企业支付，每位患者每年最多可接受25000美元左右的援助。

表4-19　各大企业2018年开展的共付援助计划一览[27]

制药企业	共付援助计划	涉及生物制品（部分）	具体援助内容
安进	FIRST STEP Program	Aranesp® (达促红素α) Blincyto® (兰妥莫单抗) Prolia® (地舒单抗) Vectibix® (帕木单抗) Xgeva® (地舒单抗) Imlygic® (拉他莫基)	患者首剂/周期无自付费用，后续剂量或周期自付$25，企业每年最多提供$10000援助（Prolia®每年$1500）
阿斯利康	Patient Savings Programs	Imfinzi® (度伐鲁单抗) Lumoxiti® (帕西妥莫单抗) Fasenra® (本雷利珠单抗) Synagis® (帕利珠单抗)	患者每次自付$0，Imfinzi®、Lumoxiti®每年最多援助$26000；Fasenra®每年最多援助$13000；Synagis®每次患者自付$30，企业最多援助$2000
百时美施贵宝	BMS Oncology Co-Pay Assistance Program	Emplicit® (依洛珠单抗) Opdivo® (纳武单抗) Yervoy® (伊匹单抗)	患者每剂自付$25，企业每年提供最多援助$25000（若两药联用，则每年最多$50000）
礼来	PatientOne Co-Pay Program	Cyramza® (雷莫芦单抗) Erbitux® (西妥昔单抗) Lartruvo® (奥拉妥单抗) Portrazza® (奈昔木单抗)	患者每剂自付$25，企业每年最多$25000援助
EMD Serono、辉瑞	CoverOne™ Patient Assistance Program	Bavencio® (阿维鲁单抗)	患者自付$10，企业每年最多援助$30000
基因泰克	BioOncology Co-pay Assistance Program	Avastin® (贝伐珠单抗) Gazyva® (阿托珠单抗) Herceptin® (曲妥珠单抗) Kadcyla® (ADO-恩星曲妥珠单抗) Perjeta® (培妥珠单抗) Rituxan® (利妥昔单抗) Tecentriq® (阿特丽珠单抗)	患者自付$5，企业每年最多援助$25000
强生	CarePath Savings Program	Darzalex® (达雷木单抗) Sylvant® (司妥昔单抗)	患者每剂自付$5，企业每年最多援助$20000
默克	Co-pay Assistance Program	Keytruda® (帕博利珠单抗)	患者每剂自付$25，企业每年最多援助$25000
辉瑞	Oncology Together Co-Pay Savings Program	Besponsa® (伊珠单抗奥加米星) Mylotarg® (奥加米星吉妥组单抗)	患者每月自付$0，企业每年最多援助$25000

但共付援助对象通常需要满足以下三个条件。

保险状况　申请参加共付援助计划的患者需已参加商业保险，对于仅参加联邦、州或政府资助的医保计划如联邦医疗保险（Medicare），联邦医疗保险优先计划（Medicare

Advantage），医疗补助（Medicaid），补充医疗保险计划（Medigap），初级卫生保健计划（TriCare）等的患者一般无资格申请。

收入水平 部分公司的共付援助计划没有对患者收入做出要求，但也有公司对患者收入水平作出限制。2014年的一项前瞻性研究统计分析了制药企业共付援助计划对象的收入要求[28]，结果显示平均值为 $104,790（$98,150~$135,000），即收入低于104,790美元的患者具备申请共付援助计划资格。

居住身份 大多数共付援助计划均规定患者需为美国常住合法居民。部分计划对患者年龄也有规定。

1.2 不与销售直接挂钩

通常而言，慈善救助不与药物销售挂钩，是以全额免费的形式对符合条件的患者进行援助。国外PAP项目为全额免费的形式，即使是共付援助计划，援助对象也仅需要支付小额费用（一般为10~25美元），其余费用均由企业承担。

以慈善赠药为例，国外制药企业出资建立PAP项目或者成立患者援助基金会（Patient Assistance Foundation），为符合条件的患者免费提供药物，无需患者自费购买或支付任何费用。援助期限依据药物和患者的具体情况而定，最长援助期可达一年，期满后患者可重新申请。

现阶段我国PAP多以买赠形式开展。一方面，对患者要求较低，通常包含医学标准和附加标准两类，医学标准即经医师认定患者适用该药物，附加标准多为经济标准，即由于经济条件困难无法承担全部自购药物费用，但未对经济条件困难给出明确的定量判定标准；另一方面，PAP项目与药物销售挂钩，要求患者自费购买规定疗程药物后，方可享受后续的赠药服务，未实现全额免费。

可见，虽然我国的PAP项目援助对象相对广，可一定程度减轻患者用药负担，提高了用药依从性，在减少因病致贫、因病返贫方面起到积极作用。但我国的PAP项目并非完全意义上的慈善，一方面，PAP项目以患者购买使用药物为前提；另一方面，对于严重疾病患者而言，能否享受后续赠送药物取决于患者的治疗效果，即受总生存期（OS）和无进展生存期（PFS）的影响，部分患者可能无法完全享受后续赠药服务。因此，我国在测算谈判底价时，将PAP纳入价格折算具有一定合理性。

2 具体操作

2.1 价格折算

2018年开展的抗癌药专项谈判首次探索了PAP折算法，依据地方谈判价格，结合赠药情况，折算药物的实际参考价格，具体公式如下。

$$折算价格 = \frac{实际支付的药品量}{实际获得的药品量} \times 地方谈判最低价格$$

示例：假设某药物地方谈判价格为 5000 元 / 瓶，企业慈善赠药活动为"买三赠一"，则该药物实际价格为（5000×3）/4=3750 元 / 瓶，为确保患者刚性福利不受损，此药物纳入国家谈判时，以 3750 元 / 瓶作为天花板价，向下谈判降价。

2.2 价格调整

买赠数量是 PAP 折算法的关键，因此需要企业提交真实可靠的赠药数据，并对此数据进行核实。同时，考虑到赠药进口退税、医院回款周期长而造成的资金占用等问题，需对最终折算价格进行一定比例调整。

3 中国现状与发展趋势

现阶段，我国开展的 PAP 项目多为买赠形式，而非完整意义上的慈善援助。但 PAP 项目的开展对于缓解患者用药负担、提高患者用药依从性具有一定作用。同时通过买赠间接实现价格下降，而非直接降价，对于制药企业维护国际价格稳定至关重要，也为创新高价药尽早在中国上市，在不影响国际价格的情况下、尽可能提供与我国患者支付能力相匹配的价格提供了突破口。

从国家谈判角度来看，在测算谈判底价时采用 PAP 折算方法，有利于保证参保人刚性福利不降低。且在地方谈判价格基础上，将企业赠药情况进行折算，并以此作为天花板价格向下谈判，短期内对于大幅降低药物价格、控制医保基金支出具有显著效果。但价格大幅下降也将影响企业后续开展 PAP 项目的积极性，甚至可能导致企业停止 PAP 项目，以规避 PAP 项目对医保谈判价格的影响。从长期来看，这存在参保人福利受损可能，尤其是对后续新上市药物的患者影响较大。另外，企业亦可能转变价格策略，采取其他变通方式，可能会成为后续谈判的不可控因素。

因此，谈判底价测算方法可能不会成为未来的主流方法，仅在现阶段发挥一定的积极作用。未来，我国应深入贯彻《关于深化医疗保障制度改革的意见》文件精神，致力于建成以基本医疗保险为主体，医疗救助为托底，补充医疗保险、商业健康保险、慈善捐赠、医疗互助共同发展的多层次医疗保障体系，丰富商业健康保险投保主体与缴费模式，鼓励职工利用个人账户沉淀资金为自己或家人购买商业保险，鼓励用人单位用足、用好商业健康保险个人所得税政策，为在岗职工购买商业保险。

同时，创新商业保险产品设计，探索制药企业为疗效具有不确定性风险的药物购买商业保险，通过商业健康保险与基本医疗保险的协同支付，充分发挥商业保险对于基本医疗保险的补充作用，提高参保人对抗重大疾病风险的能力，多方式减少因病致贫、因病返贫事件的发生。

参考文献

[1] 厚生劳动省.现行の薬価基準制度について [EB/OL].

https://www.mhlw.go.jp/file/05-Shingikai-12404000-Hokenkyoku-Iryouka/0000144409.pdf，2016-11-30

[2] 厚生劳动省.新医药品一览表（平成 30 年 11 月 20 日收载予定）.[EB/OL]. https://www.mhlw.go.jp/content/12404000/000400315.pdf，2018-11-20

[3] 厚生劳动省.平成 31 年度薬価制度の抜本改革の概要 [EB/OL].

https://www.mhlw.go.jp/content/000497468.pdf，2019-03-05

[4] 厚生劳动省.医療用医薬品の薬価基準収載時の加算の定量的評価の方法等について [EB/OL].

https://www.mhlw.go.jp/file/06-Seisakujouhou-12400000-Hokenkyoku/0000045596.pdf，2014-05-09

[5] 厚生劳动省.特定保険医療材料の保険償還価格算定の基準における定量的評価に係る研究 [EB/OL].

https://www.mhlw.go.jp/file/05-Shingikai-12404000-Hokenkyoku-Iryouka/0000078069.pdf，2015-03-18

[6] 中医协.費用対効果評価について 骨子（案）[EB/OL].

https://www.mhlw.go.jp/content/12404000/000481013.pdf，2019-02-20

[7] ジーニのヘルスケアブログ.5 分でわかる，医薬品の費用対効果評価 [EB/OL].

https://genie-healthcare.com/2019/05/19/hta/，2019-05-19

[8] 张兰华，魏萍.我国儿科专用药注册现状分析及其对策 [J]. 解放军药学学报，2011,27(02):178-180.

[9] 邓琛，刘凡，张玉峰.美国获批儿科药物及其在我国的研发现状 [J]. 药学进展，2016,40(09):642-652.

[10] 张伶俐，李幼平，胡蝶，曾力楠，黄亮，陈敏，吕娟，杨春松.四川大学华西第二医院 2010 年儿科住院患儿超说明书用药情况调查 [J]. 中国循证医学杂志，2012,12(02):161-167.

[11] 张伶俐，李幼平，黄亮，胡蝶，曾力楠，杨春松，陈敏.四川大学华西第二医院 2010 年儿科门诊患儿超说明书用药情况调查 [J]. 中国循证医学杂志，2012,12(03):267-273.

[12] IQVIA 艾昆玮咨询.《2018 年中国医药市场全景解读》权威发布 [EB/OL].

https://chuansongme.com/n/3086718653129，2019-09-08

[13] 常峰，孙洁.欧洲药品国际参考定价体系的分析与借鉴 [J]. 中国卫生经济，2014, 33(9):94-96.

[14] Leopold C，Vogler S，Mantel-Teeuwisse A K，et al. Differences in external price referencing in Europe—A descriptive overview[J]. *Health Policy*, 2012, 104(1):0-60.

[15] World Health Organization. WHO guideline on country pharmaceutical pricing policies[EB/OL].

https://apps.who.int/medicinedocs/documents/s21016en/s21016en.pdf?ua=1，2015

[16] 莫雅妮，钱军程，韩玉哲，等药品外部参考定价的参考篮子与间接参考研究 [J]. 中国药房，2016, 27(31):4329-4332.

[17] Leopold C，Vogler S，Mantel-Teeuwisse A K，et al. Differences in external price referencing in Europe—A descriptive overview[J]. *Health Policy*, 2012, 104(1):0-60.

[18] 中国台湾地区医保部门，全民健康保険薬品價格明細表 [EB/OL].

https://www.nhi.gov.tw/Content_List.aspx?n=238507DCFE832EAE&topn=3FC7D09599D25979，2019-03-25

[19] 中国台湾地区医保部门，全民健康保險藥物給付項目及支付標準共同擬訂會議藥品部分第 36 次(2019 年 2 月)會議紀錄 [EB/OL].

https://www.nhi.gov.tw/Content_List.aspx?n=33AFE41AD952DD32&topn=5FE8C9FEAE863B46，2019-02

[20] 中国台湾地区医保部门，全民健康保險藥物給付項目及支付標準共同擬訂會議藥品部分第 34 次(2018 年10 月) 會議會議資料 [EB/OL].

https://www.nhi.gov.tw/Content_List.aspx?n=C9AD7A30DC886EFA&topn=5FE8C9FEAE863B46，2018-10

[21] 中国台湾地区医保部门，国际药价政策与管理制度读书会会议资料 [EB/OL].

https://www.nhi.gov.tw/Resource/webdata/23978_1_1020715.pdf，2012.09-2013.04

[22] 苏红 . 英国、德国和瑞士的药品价格管控体系分析 [J]. 药学与临床研究 , 2016, 24(5):353-356.

[23] NICE.Pembrolizumab for treating advanced melanoma after disease progression with ipilimumab. [EB/OL].

https://www.nice.org.uk/guidance/ta357/resources/pembrolizumab-for-treating-advanced-melanoma-after-disease-progression-with-ipilimumab-pdf-82602673347013，2015-10

[24] 刘宝 . 加拿大药品管理系统介绍 [J]. 中国药房 , 2009(01):16-19

[25] NHS.Drug Tariff Part V Ⅲ A. [EB/OL].

https://www.nhsbsa.nhs.uk/pharmacies-gp-practices-and-appliance-contractors/drug-tariff/drug-tariff-part-viii，2014-11

[26] 厚生劳动省 . 新医薬品一覧表 (平成 27 年 8 月 31 日収載予定). [EB/OL].

https://www.mhlw.go.jp/file/05-Shingikai-12404000-Hokenkyoku-Iryouka/0000095489_1.pdf，2015-08

[27]Association of Community Cancer Centers: Patient assistance and reimbursement Guide[EB/OL].

http://accc-cancer.org/publications/PatientAssistanceGuide.asp，2018

[28] Zafar S Y, Peppercorn J, Asabere A, et al. Transparency of industry-sponsored oncology patient financial assistance programs using a patient-centered approach[J]. Journal of oncology practice, 2017, 13(3): e240-e248.

第五章 医保准入通道

医保准入通道是指评估药物纳入医保目录的流程，包括选题、审评和决策三阶段。不同评估药物具有不同准入特点，国际上普遍建立多条准入通道，通过分通道管理提高医保准入效率，满足参保人需求。同时，出台流程性和技术性指南，实现医保准入工作的透明化、规范化。

不同准入通道适用品种不同，审评流程与侧重点亦不同。本章重点介绍"常规通道"、"加速通道"、"简要通道"三种准入通道的适用范围与操作模式，以及对于上述通道的规范化指南管理。

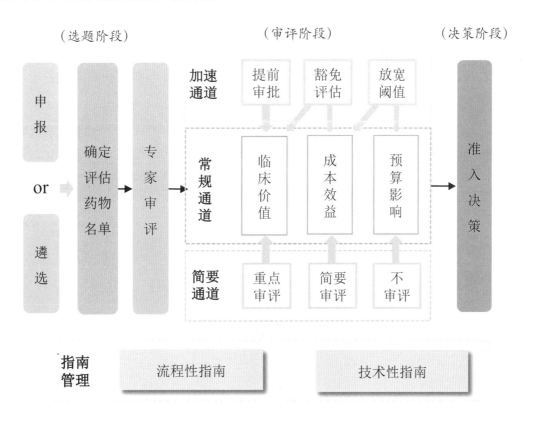

图5-1 医保准入通道示意图

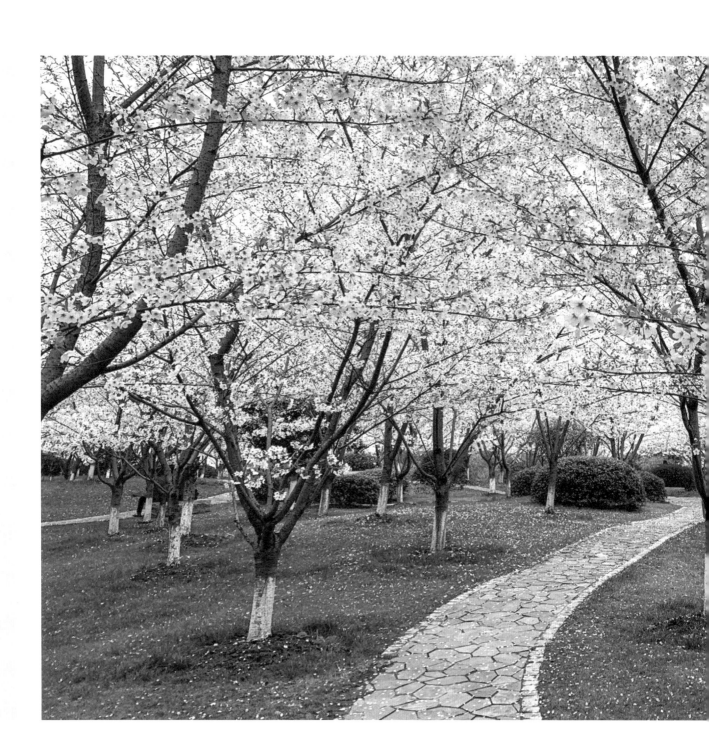

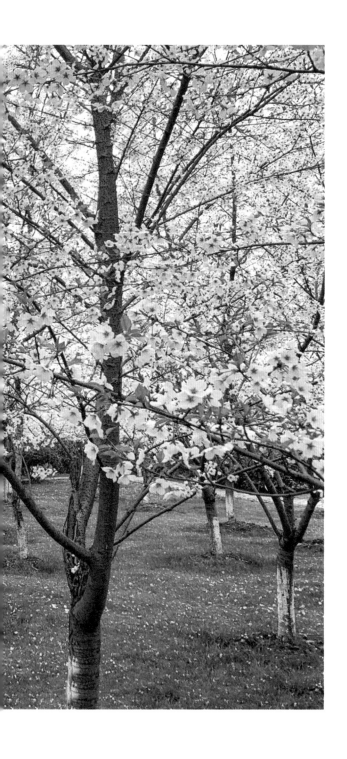

第五章 医保准入通道

第一节 常规通道

常规通道是大部分创新药物的医保准入通道。创新药价格高昂，如何实现患者负担、医保基金和创新激励三方平衡是常规通道的关键。通常而言，常规通道准入包括"选题—审评—决策"三阶段（如图5-2）。

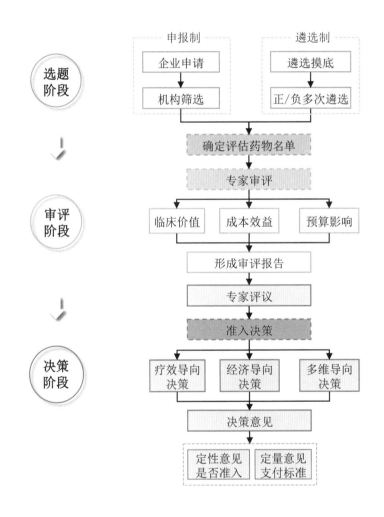

图5-2 常规通道示意图

1 选题阶段

选题阶段是医保部门确定评估药物、拟定准入药物审评清单的过程。国际上主要有申报制和遴选制两种模式。

1.1 申报制

申报制是指由企业向医保准入管理部门提交准入申请，经医保部门对其资格确认后受理并启动审评工作。申报制是选题的主流模式，法国、意大利、加拿大、韩国、波兰、澳大利亚、中国台湾地区等多数国家和地区均采用该种模式。

为避免审评积压问题，部分国家出具选题申报指南，并从申报主体、评估药物临床地位、预算影响等方面就申报材料作出限制性规定。例如法国对申请人资格作出规定，要求需由全国健康保险基金联盟、卫生部卫生专业人员联合会、国家认可的患者和用户协会提出申请[1]。

加拿大由企业自行提交申请，加拿大药物和卫生技术局（CADTH）基于申报要求对申报药物进行识别和筛选，满足要求后，方可纳入评审，详见图5-3。

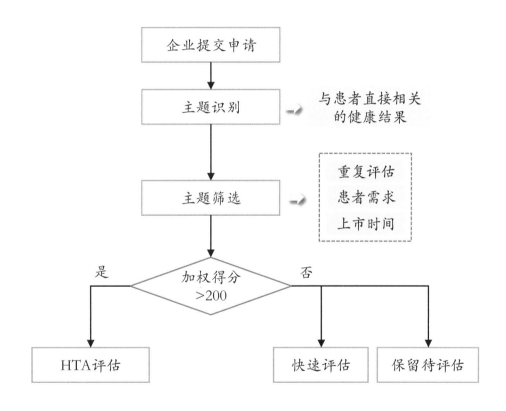

图5-3　加拿大CADTH申报制选题流程

主题识别　CADTH对企业申报药物逐一审核，首先就"是否具有与患者直接相关的健康结果"进行判断，若满足，则进入主题筛选。

主题筛选　CADTH将基于"重复评估"、"患者需求"以及"上市时间"三项指标对申报药物作进一步筛选，当加权得分超过200,即可进入评估程序,筛选标准详见表5-1。

表5-1　加拿大CADTH主题筛选标准[2]

标准	定义	权重	分数	评分标准
重复评估	是否有其他组织①正在进行或考虑审评申报药物？	30	3	根据预测，没有类似的存在
			2	有可能存在，但可以让它代理或和它合作
			1	有其他组织正在考虑
			0	有其他组织正在进行
患者需求	评估药物对患者的影响程度有多大？	40	3	对患者影响较大
			2	对患者影响适中
			1	对患者影响较小
			0	在可以预见的未来，对患者没有影响
上市时间	是否已在加拿大获批使用？	30	3	目前已被加拿大批准或正在使用
			2	目前尚未在加拿大批准或使用，但在明年很有可能
			1	目前尚未在加拿大批准或使用，明年也不太可能
			0	目前尚未在加拿大批准或使用，明年也不可能（即未在任何其他国家/地区获得批准）

1.2　遴选制

英国等少部分国家采用遴选制，即由准入评估机构联合多方主体对相关创新药物或卫生技术进行检索筛选，确定审评主题。由于该种模式在选题阶段即引入多方主体开展多维度筛选，因此最终准入率较高，但前期工作量较大，对评估机构的要求较高。

英国由 NICE 牵头，联合国立卫生研究院、创新观察站、卫生部、NHS 和卫生大臣共同完成主题遴选。通常而言，英国进行四轮筛选。

第一轮遴选　由 NIHIR 对现有治疗方案或药物全盘摸底，列出大致清单，并由 NICE 根据正负遴选标准进行筛选，详见表 5-2。

表5-2　NICE卫生技术评估选题标准

正向标准（Prioritisation）	负向标准（Elimination）
1.该药品能否为相关适应症患者带来显著健康获益？ 2.该药品是否可能为其他卫生相关的政府政策产生重大影响？ 3.若为所有相关适应症患者提供该药品，是否会对NHS资源产生重大影响？ 4.使用该药品时，全国是否出现重大不良反应？ 5.NICE能否通过发布该国家指导报告提升价值？	1.未获得上市许可或无上市计划； 2.已发布NICE报告； 3.正在制定NICE报告； 4.正处于选题过程的； 5.曾被纳入选题过程但被排除； 6.在过去3年中未被优先考虑； 7.基于卫生和社会关怀部等政府部门发布的指南获得广泛接受和实施。

① 其他组织是指其他非官方审评组织，例如本国其他省份已开展或委托第三方审评组织开展审评时，为避免重复评估、节约审评资源、提升审评效率，给予分数较低。

第二轮遴选　NICE 选题团队结合咨询专家、政府专员、临床参考小组主席成员以及国家临床主任等专家意见，进行二轮遴选。

第三轮遴选　NICE、NHS 和卫生部三方共同协商，开展第三轮遴选并草拟评估主题草案。

第四轮遴选　公布评估主题草案并广泛征求各利益相关方意见和建议，NICE、NHS 和卫生部基于各方意见和建议开展第四轮遴选，并确定最终主题清单，经卫生大臣批准即可交由 NICE 开展评估工作 [3]。

2 审评阶段

审评阶段即根据企业提交材料，对药物的临床疗效、经济效益和预算影响三核心要素进行审评，出具审评报告，为后续谈判决策提供参考。

2.1 审评模式

从审评专家来源来看，通常分内部审评和外部审评两种模式。

内部审评是指评估机构自行组建审评团队开展审评工作，部分情况下可咨询外部专家意见，但分析企业材料、撰写审评报告等工作均由内部审评团队完成。内部审评可确保审评过程的公正性和保密性，但对审评机构专业人员储备要求较高，韩国、法国和中国台湾地区均采用内部审评模式。

外部审评是指评估机构通过签订合作协议的方式将审评工作委托给第三方独立机构或临时组建的外部专家团队。外部审评可减少评估机构的工作量，但审评的独立性与公正性可能无法保证。因此，通常而言，评估机构将对外部审评机构和专家团队进行监督管理，与之签订保密协议和利益冲突协议。要求参与评估工作的外部机构或专家与评估药物企业之间无利益冲突，且在评估过程中，不得直接与企业沟通，不得泄漏审评信息，以确保审评工作的科学、公正、客观。

以加拿大为例，加拿大采用"内部审评 + 外部审评"的审评模式（详见图 5-4）。其中，CADTH 组建内部专家组，包括临床审查员、医疗经济学家、分析师、项目管理师、信息专员等。内部专家组并不承担具体审评工作，而是负责研究问题和评审标准的优化，以及对外部专家组审评工作的监管，以确保审评过程和审评报告的透明度和一致性。

CADTH 与临床专家、药物经济学专家等签订合作协议，形成外部专家组，并建立 2-3 年的定期轮换制度。外部专家组分为临床疗效审查小组和经济性审查小组，在内部专家组制定的标准下，首先开展临床疗效审查，审查企业提交材料，并搜索文献以补充临床证据；其次开展经济性评价，对企业提供的经济模型的合理性、模型结果的科学性等进行审评；最终形成审评报告，并针对制药厂商的反馈意见作出书面回复。

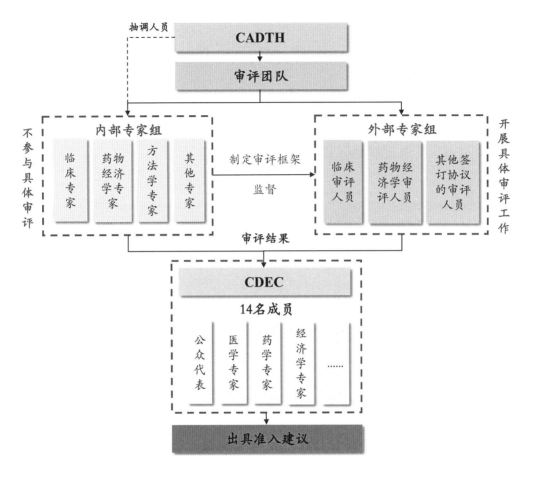

图5-4 加拿大审评主体示意图

2.2 审评报告

临床价值、成本效益、预算影响是审评的三大核心内容，分别已在本书的第一章、第二章和第三章作详细阐述。

审评人员完成审评后需出具审评报告，包括疾病背景、现有治疗手段、评估药物背景、评估资料来源及其标准等内容。通常而言,不同的审评模式其审评报告侧重点不同。评价式审评注重对企业提交的证据质量评价和评估结论应用，而审核式审评则注重从数据来源、审评方法对比分析，并结合审评部门独立评估作出综合判断。

3 决策阶段

决策阶段是指评估机构建立专家咨询委员会，由其组织开展评议工作，基于审评报告给出评议结论与准入意见，并由决策部门作出最终决策。

3.1 专家评议

专家评议是指对审评报告开展评议工作，并结合各方意见出具评估药物的定性或定量准入建议，为决策部门提供参考。

专家咨询委员会是评估机构的内设机构，其组建通常包含两种方式。一是，由外部专家组成，通过任期制、保密协议、利益冲突协议等方式确保评议工作的公正性。二是，由外部专家和决策部门代表共同组成，加入决策部门代表，一方面可有效反馈决策部门意见，另一方面可对外部专家评议行为进行监督。

表5-3　专家咨询委员建设情况

模式	国家/地区	委员会名称	组成人员
外部专家+决策部门代表	英国	技术审评委员会	NHS工作人员、患者代表、临床专家、相关业内人士以及医药企业代表
	法国	透明委员会	专家从业人员（医生，药剂师）、方法学和流行病学专家以及患者和消费者协会成员
	韩国	药品福利评估委员会	医学、药学、卫生经济学、医药政策、卫生技术评估专家，消费者代表，卫生福利部代表，健康保险审查局代表
	中国台湾	专家咨询委员会	卫生主管、医保部门代表，具有医药经济学、药政、医学、临床药学等背景的专家
外部专家	意大利	药品管理局科学技术委员会	医学、药学、经济学专家
	加拿大	药品专家委员会	医学、药学、公共卫生健康领域专家

3.2 准入决策

决策部门基于评议报告，以及评估机构与专家咨询委员会代表的解释说明，结合企业和患者代表的意见，最终给出同意准入或拒绝准入的决策结果。

（1）决策主体

根据决策主体可分为单部门决策、多部门决策和公共主体决策三种模式。单部门决策是指仅由单个部门（通常为卫生部）内部人员表决作出准入决策，代表国家有英国、法国和加拿大；多部门决策是指根据具体情况，引入不同部门，并由多部门共同协商作出决策，代表国家有澳大利亚；公共主体决策是指由公众代表进行表决作出准入决策，代表地区有中国台湾地区。

相较而言，单部门决策可实现决策过程的高度保密，并降低决策的复杂性；而多部门决策虽然平衡各部门利益，决策严谨，但由于涉及多方主体，决策过程相对复杂，易出现决策标准与最终意见不统一的情况；公共部门决策可充分考虑公共利益相关方的意见，但保密性较差，且公共代表专业背景差异较大，对最终决策的专业性可能造成一定影响。

（2）决策模式

临床价值、成本效益、预算影响是影响决策的关键因素。但不同国家，决策因素的影响权重不同，进而形成疗效导向决策、经济导向决策和多维导向决策三种决策模式。

其中，疗效导向决策与经济导向决策以其中一项因素作为决定性因素，相较于多维导向决策综合考量多方因素，疗效导向和经济导向决策在实现参保人福利与医保基金运行的平衡控制力较弱，但决策效率较高。

表5-4　准入决策模式类型

决策模式	典型国家/地区	模式内涵	优势
疗效导向决策	德国、法国	着重考量临床疗效，并以该要素为核心依据作出准入决策	以临床价值为导向，充分体现医保的福利性
经济导向决策	英国、澳大利亚、芬兰、韩国、泰国	着重考量经济效益，临床疗效仅作为普通参考要素	分摊药品的经济风险，提高医保基金的持续性
多维导向决策	加拿大、罗马尼亚、中国台湾	除临床疗效、经济效益和预算影响外，还考量患者效益、疾病负担、公共卫生等，作出综合性的准入决策	综合多维度因素进行决策考量，均衡多方需求

疗效导向决策　是指以评估药物与参照药物之间的增量疗效（或附加价值）评估结果作为准入决策的决定因素，德国与法国均采用这种决策模式。以德国为例，德国联邦联合委员会（G-BA）下设的 HTA 评估机构医疗质量和效率研究所（IQWiG）对评估药物开展疗效审评，就评估药物的临床附加价值等级作出判断，G-BA 基于此作出准入决策或进一步审评决策。当评估药物临床附加价值等级为 1~4 级时，在评估药物上市后的第 7 至 12 个月内，生产商可凭借药物附加价值证明文件与 GKV-SV 通过价格谈判准入医保。

表5-5　德国G-BAl临床附加价值等级表

临床附加价值等级	等级内涵	审评/准入决策
1、2、3、4级	具有重要（major）、主要（considerable）、次要（minor）附加价值以及没有实际数据可以量化该药品疗效价值	进入到经济性审评中，并由GKV-SV与厂商进行价格谈判，最后由G-BA正式将药品纳入医保给付范围。
5级	不具有附加价值（No additional benefit）	进入参考定价组，支付标准受参考组价格约束。
6级	小于参照药物疗效附加价值（less than comparator）	直接进入负目录，不予医保补偿。

【案例分析5-1】　德国疗效导向决策[4]

索非布韦（商品名：Sovaldi®，图 5-5）是用于治疗慢性丙肝的创新药物，2014 年
1 月在欧盟获批上市。联合疗法 Tezacaftor/Ivacaftor（商品名：Symdeko®，图 5-5）是
用于治疗 12 岁及以上的囊性纤维化的药物，2019 年 10 月在欧盟获批上市。

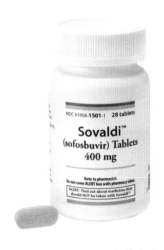
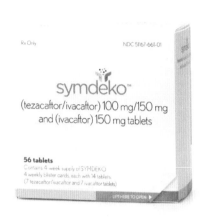

图5-5　索非布韦（左）与Tezacaftor/Ivacaftor（右）产品图

见表 5-6，G-BA 委托 IQWiG 对索非布韦及 Tezacaftor/Ivacaftor 联合疗法开展医保
准入审评，根据审评结论，索非布韦具有附加价值，因此进入价格谈判，经过 7 个月
的谈判协商，最终索非布韦医保支付标准为 14,520.84 欧元 / 盒。

由于 Tezacaftor/Ivacaftor 联合疗法不具有附加价值，因此不纳入价格谈判，直接
通过参考定价制定医保支付标准。

表5-6　产品附加价值评估表

评估药物	对照疗法	附加价值	决策
索非布韦	PEG + RBV	不可量化价值（4级）	谈判
Tezacaftor/Ivacaftor	Lumacaftor/Ivacaftor	不具有附加价值（5级）	不谈判，参考定价

经济导向决策　是指医保部门主要依据经济性评估结果作出准入决策，并依据
ICER 值制定医保支付标准。英国、韩国等国家均采用该种决策模式。为了便于量化判断，
医保部门或其他官方机构出台相关规范，明确决策阈值或阈值范围，对超过阈值的药物
将采取限制性准入方式①或者拒绝准入。

以英国为例，NICE 将成本效果阈值设置为 £20,000~ £30,000/QALY。当 ICER 值

---

① 限制性准入是指医保部门对药物的报销条件、支付限制设置一定门槛，对于不符合要求的人群，医
保部门不予支付。通过限制性准入方式，可在保障合格患者用药可及性的同时，降低医保基金运行风
险。

高于£30,000/QALY，即药物不具有成本效果优势时，NICE通常给出不推荐准入的评估结论。但企业可在16周内提出价格谈判申请，就覆盖范围、折扣比例等问题充分磋商，如果经NICE重新评估获得推荐后，制药企业与卫生部签订谈判协议，并获得推荐准入决策。

【案例分析5-2】 英国NICE对依洛尤单抗的经济导向决策[5]

依洛尤单抗（商品名：Repatha®，图5-6）是用于治疗高胆固醇血症的创新药物，通过抑制前蛋白转化酶枯草溶菌素/Kexin 9 型（PCSK9）与低密度脂蛋白 (LDL) 受体的结合，显著降低心血管疾病患者低密度脂蛋白胆固醇（LDL-C）水平。

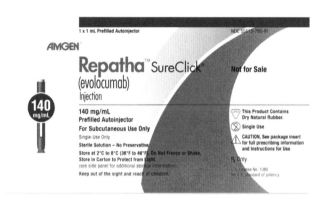

图5-6 依洛尤单抗外包装示意图

综合临床试验结果和成本效益分析模型，NICE 给出依洛尤单抗的成本效益评价结果如表 5-7 所示。

表5-7 依洛尤单抗的NICE评估结果

患者人群	定量结论	NICE最终意见
伴有CVD的非家族性高胆固醇血症或血脂异常	ICER＜£29,200/QALY	
无CVD的非家族性高胆固醇血症或血脂异常	未公开	经济有效，予以推荐
伴有CVD的杂合子家族性高胆固醇血症	ICER＜£33,600/QALY	
无CVD的杂合子家族性高胆固醇血症	未公开	

评估委员会同意接受 ICER 值的不确定性，认为依洛尤单抗的成本效益评价结果在阈值范围内。经评估委员会的综合考量，NICE 与企业进行价格谈判，并签订简单折扣协议。

多维导向决策 是指医保部门在准入决策时除了考虑临床疗效、经济效益外，还将预算影响、公共卫生和可负担性等因素纳入考量范围，综合评判以提高准入决策的科学性与合理性。加拿大、罗马尼亚均采取多维导向决策模式。

以加拿大为例，医保部门首先考虑药物的临床治疗价值，对于临床无治疗价值的药物可直接拒绝准入；其次，考虑经济性，若药物 ICER 值大于 150,000 加元①，则需考虑"有条件准入"，即与企业签订风险分担协议，通过降价或采取按疗效付费，获得准入资格。

【案例分析5-3】 加拿大pCODR对依维莫司的多维导向决策[6]

依维莫司（商品名：Certican®，图 5-7）是用于治疗晚期肾细胞癌的创新药物。2016 年 5 月，企业向泛加拿大肿瘤药物审查（pCODR）提交新增适应症申请，用于治疗胃肠道或肺源性神经内分泌肿瘤。pCODR 下属机构专家审评委员会（pCODR Expert Review Committee，pERC）对该适应症开展医保准入审评。

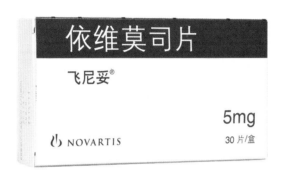

图5-7　依维莫司包装示意图

首先，在临床价值方面，根据依维莫司关键临床试验数据（RAIANT-3/4），pERC认为，与安慰剂相比，依维莫司可延长患者无进展生存期 PFS 约 2.8 倍（11.0 个月 vs. 3.9 个月）。同时，可降低疾病进展或死亡风险，改善患者生活质量，因此 pERC 建议将依维莫司纳入医保补偿范围。

但在成本效益分析方面，pCODR 下属机构经济性指导小组（pCODR Economic Guidance Panel's，EGP's）认为企业提交价格较高，按照企业提交价格计算 ICER 值范围为 212,491-303,673 加元 /QALY，超过合理阈值范围。因此，pERC 认为依维莫司不具备成本效益，建议各省和地区医保支付方与企业进行价格谈判，签订风险分担协议。

鉴于依维莫司可治疗未满足的疾病需求，即不具备可替代性，因此不列颠哥伦比亚省、阿尔伯塔省、安大略省等 9 省均依据 BIA 结果将依维莫司纳入报销计划，并与企业签订疗效导向协议，若 6 个月内发生疾病进展或者不良反应，则医保停止支付。

① pCODR主要评估肿瘤药物，根据研究分析，加拿大肿瘤药成本效益阈值的上限约为140,000加元。

> **知识拓展：不同因素在加拿大多维决策中的影响程度如何？**
>
> 临床获益、成本效益、可替代性和预算影响是影响加拿大评估药物准入决策的重要因素。一项基于 2011 年至 2017 年 pCODR 公开报告的回归分析研究表明[7]，不同因素在最终决策中的影响不同。其中，临床获益是拒绝准入决策中的重要因素，当评估药物无临床效益或不确定是否有临床效益时，该评估药物获得直接准入的概率极低。而 ICER 值是能否有条件准入的重要因素，当评估药物的 ICER 值高于 150,000 加元时，将拒绝准入，但可依托降价等条件达到可报销标准，进而获得有条件准入决策。通常而言，具有不可替代性的评估药物获得准入概率更高。
>
> 综上，加拿大通常首先依据临床获益判断能否准入，其次结合成本效益因素进行综合决策，并明确准入条件。
>
> 表5-8　加拿大pCODR评估结论与准入决策的关系（样本量N=91）
>
> | 决策依据 | 具体项目 | 具体内容 | 频数 | 批准准入 | 条件准入 | 拒绝准入 | 准入概率 |
> |---|---|---|---|---|---|---|---|
> | 临床获益 | 整体临床效益 | 正效益 | 62 | 14 | 48 | 0 | 68% |
> | | | 不确定的效益 | 13 | 0 | 4 | 9 | 4% |
> | | | 负效益 | 16 | 0 | 1 | 15 | 1% |
> | | 相对生存效益 | 生存期≥参照药物 | 72 | 11 | 44 | 17 | 60% |
> | | | 生存期<参照药物 | 19 | 3 | 9 | 7 | 13% |
> | | 临床证据质量 | 高质量 | 72 | 12 | 48 | 12 | 66% |
> | | | 低质量 | 19 | 2 | 5 | 12 | 8% |
> | 成本效益 | ICER | ICER≥150,000加元 | 52 | 0 | 37 | 15 | 40% |
> | | | ICER<150,000加元 | 39 | 14 | 16 | 9 | 33% |
> | 可替代性 | 是否存在替代药物 | 否 | 23 | 3 | 16 | 4 | 21% |
> | | | 是 | 68 | 11 | 37 | 20 | 53% |
> | 预算影响 | 根据患者人口规模和可用替代方案估算影响 | 高/不确定财务影响 | 72 | 10 | 41 | 21 | 56% |
> | | | 低财务影响 | 19 | 4 | 12 | 3 | 18% |

4 中国现状与发展趋势

随着我国医保准入制度的改革推进，医保目录动态调整机制日趋完善。目前，我国医保目录设有直接准入和谈判准入两类常规通道。但就创新药而言，直接准入概率小，大多数创新药物均需依托精准审评和价格谈判方可作出最终准入决策。同时，随着目录外存量药物数目逐年递减，"逢进必谈"可能成为我国创新药物未来医保准入的大趋势。因此，谈判准入是我国创新药物医保准入的主流通道。

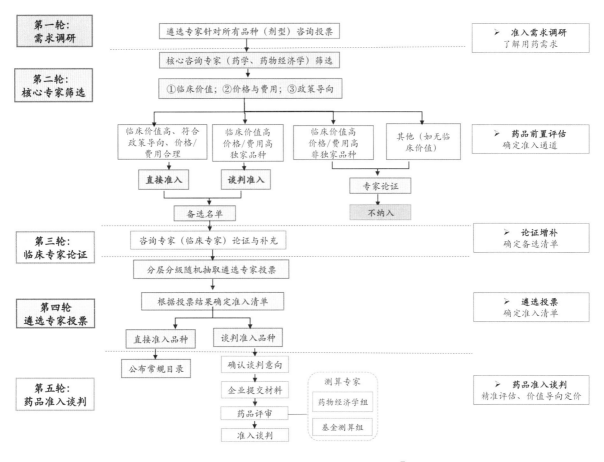

图5-8 我国创新药品医保准入通道[1]

4.1 选题模式

根据《2019年国家医保药品目录调整工作方案》，我国常规通道准入采用遴选制，通过需求调研、专家遴选、专家论证和专家投票四轮遴选确定谈判准入品种清单。但由于医保目录调整涉及品种众多，专家遴选工作量大，准入遴选精准度尚有提高空间。

未来可基于"分类管理"的理念，进一步完善医保准入选题模式，由遴选制逐步过渡至申报制，并出台官方技术指导指南，明确申报条件，以实现医保准入的标准化、科学化和高效化。

4.2 审评模式

我国采用"内部审评＋外部审评"的模式，由国家医疗保障局医药服务管理司牵头组建谈判工作小组（以下简称工作小组），负责谈判工作的组织、协调和具体实施。同时，工作小组组建咨询专家、遴选专家、测算专家和谈判专家四类专家团队，负责评估药物的遴选、审评、价格谈判工作。

---

[1] 本图根据2019年国家医疗保障局公布医保目录动态调整方案绘制。

总体而言,我国现行医保准入审评模式较为科学,通过分工协作提高整体工作效率。但由于专家团队为临时组建,缺乏遴选标准和统一培训,使得后期审评操作规范性不足,审评质量参差不齐。随着医保谈判准入的常态化,我国应进一步完善审评专家团队,选拔招聘临床、药物经济学等相关领域专家,签订合作协议,并建立定期轮换制度,以保证审评结果科学性与公正性。

4.3 决策模式

见图5-9,对于不同准入方式,我国采用不同的决策模式。

对于直接准入的评估药物,主要采用疗效导向决策。当评估药物满足临床必需、安全有效的标准,且价格费用与目录内同类药物[①]相当,即可直接准入医保目录。

对于谈判准入的评估药物,我国采用分步决策模式。首先利用临床和药学专家经验进行疗效导向决策,即基于药物疗效作出"能否准入谈判"的定性决策意见;其次利用药物经济学评价进行经济导向决策,即基于评估药物的成本效益和市场价格,给出"以多少支付标准准入医保"的定量决策意见。

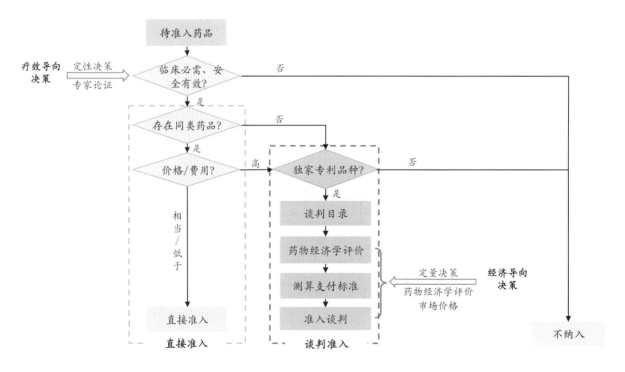

图5-9 我国医保准入决策模式示意图

可见,谈判目录遴选环节未充分发挥定量分析的作用,这可能会增加后续评估和谈判的压力。未来,我国可发挥 HTA 评价等定量分析在主题遴选中的作用,逐步建立以成本效益评估为主导、临床价值与预算影响共同作用的多维决策模式。

---

① 同类药物是指同一药理学亚组的药物,具有相同的适应症和药理学作用,即同药理学亚组的药物。

第二节 加速通道

常规通道准入通常耗费较长时间，IMS 统计数据显示，全球平均需 14 个月方可完成医保准入，获得医保补偿资格[8]。而治疗重大疾病、临床急需的创新药通常价格高昂，较长的准入周期一定程度削弱了药物的可及性。因此，大部分国家均建立医保准入加速通道（以下简称"加速通道"），以提升突破性创新药物的可及性、缓解患者用药负担，同时助力企业加速回收研发成本、激励创新投入。

1 适用条件

全球经验表明，加速通道通常适用于治疗重大疾病、临床需求尚未得到满足的突破性创新药物。疾病严重性、疗效显著性以及临床地位的不可替代性，是判定评估药物能否适用加速通道的重要条件。

1.1 疾病严重性

适用加速通道的药物通常用于治疗重大、严重疾病或罕见病。国际上，主要通过等级指标法或数值指标法判定疾病的严重程度。

等级指标法即通过指标评定划分疾病严重程度等级。以瑞典为例，国家医保优先设定中心组建透明小组，负责疾病严重等级划分工作。透明小组从目标患者人群的健康状况、疾病风险与持续时间三方面对疾病严重性进行评估，并根据量表标准划分非常高（Very High）、高（High）、中等（Moderate）和低（Low）四个等级[9]。瑞典牙科和医药福利局（Tandvårds-ochLäkemedelsförmånsVerket，TLV）依据评估药物治疗疾病的严重等级判定其是否适用加速通道。

数值指标法即通过对患者预期寿命、药品预期治疗效果等设置定量标准判定疾病的严重程度。例如英国将严重疾病描述为"生命终末期药物"，并明确预期寿命少于 24 个月，且与现有疗法相比，至少可延长患者 3 个月寿命的评估药物可认为是治疗严重疾病的药物。韩国将严重疾病描述为"危及生命的疾病"，即患者预期寿命等于或小于两年的疾病可视为严重疾病。

知识拓展：瑞典疾病严重性如何划分等级？

瑞典透明小组根据量表划分疾病严重等级，量表设置如表5-9。

表5-9　瑞典疾病严重程度划分量表[10]

疾病严重程度	非常高	高	中等	低
身体机能损害				
行动受限	无法或自我活动非常困难，完全依靠帮助进行活动	自我活动有较大困难，较大程度依靠帮助进行活动	自我活动有困难，需要一定帮助进行活动	自我活动有苦难，但尚不需要帮助
社会活动受限	无法或参与社会活动有极大困难	参与社会活动有较大困难	参与社会活动有困难	参与社会活动有些许苦难
疾病持续时间	大于10年	1~10年	3个月~1年	小于3个月
不干预的疾病风险	进展至更糟糕或严重状态的概率极高	进展至更糟糕或严重状态的概率较高	进展至更糟糕或严重状态的概率中等	进展至更糟糕或严重状态的概率低
严重程度等级总体评估				

其中，身体机能损害是指生理功能的丧失或损害，例如关键稳定性受损、疼痛、意识、记忆或移动损害等；行为受限是指在行动、交流或帮助他人等行为方面存在不同程度的困难；社会活动受限是指疾病带来的残疾导致社会活动受限，例如无法获得教育、无法就业等。

1.2 疗效显著性

适用加速通道的药物需初步临床证据证明具有显著疗效。可从以下三方面进行判断。

一是，治疗机制突破，即以最新医疗发展水平判断，评估药物在治疗机制方面具有突破性创新，具体可表现为创新治疗方式，或有新患者群体受益等。

二是，增量疗效，与现有药物/治疗方案进行直接或间接比较，结果表明具有潜在的疗效优势。

三是，具有初步临床证据，通常要求为Ⅱ期临床试验数据或单臂试验数据。

表5-10 典型国家对药品"疗效显著性"界定

国家及其相关机制	具体定义
美国BTD制度	用于治疗严重或危及生命的疾病，并有初步临床证据表明该药物可能对一个或多个临床重大终点产生超越现有疗法的实质性改善
欧盟早期对话机制	已完成Ⅱ期临床试验且其试验结果表现出显著疗效，对某一适应症有新的作用机制或新的治疗人群
英国癌症药物基金（CDF）	与NHS现有的治疗方法相比，有足够的证据证明该药物能够延长患者生命期至少3个月
英国早期药物获得计划（EAMS）	根据临床初步证据（一般为Ⅱ期试验数据），可证明与现有方法相比，该药有重大疗效优势
法国fast track	新治疗模式（新作用机制、新治疗类别、新治疗人群等），临床疗效已被初步证实具有显著性
韩国豁免PE制度	仅开展了单臂临床试验或Ⅱ期临床试验的药物，且已展现出显著疗效

1.3 不可替代性

不可替代性是指现阶段治疗疾病尚无其他有效疗法，或评估药物能有效改善现有疗法的严重局限性。不可替代通常也可理解为满足未满足的临床需求，从药品类型来看，多为生物制品，从适应症类别来看，多为罕见病用药。

以遗传性疾病为例，戈谢病、血友病、非囊性纤维化、溶酶体贮积病（黏多糖病、法布莱病）等均为难以治愈、危及生命的遗传性疾病，目前仅可依靠生物制品治疗，无可替代药物,因此治疗相关疾病的生物制品通常被认为具有不可替代性,适用加速通道。

【案例分析5-4】 英国对奥拉帕利加速通道适用的判定[11]

奥拉帕利（商品名：Lynparza®，图5-10）是用于治疗 BRCA 突变的晚期卵巢癌药物，也是全球首个获批的 PARP 抑制剂。

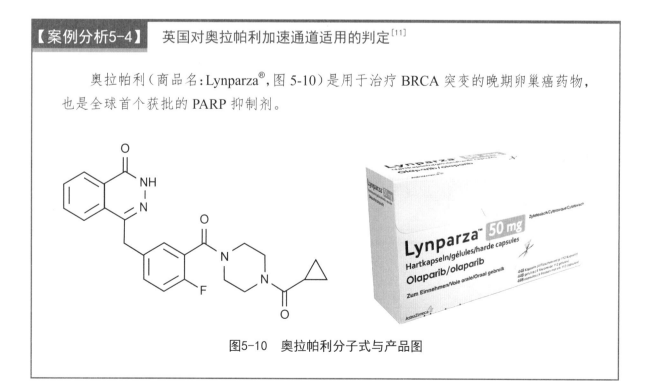

图5-10 奥拉帕利分子式与产品图

NICE 对奥拉帕利是否适用加速通道，即奥拉帕利是否为生命终末期（end-of-life）药物开展讨论。NICE 就多项临床试验数据进行评估，最终认为编号 19 号研究数据质量最优，而该项试验表明疾病预期寿命超过 24 个月，与生命终末期药物预期寿命不超过 24 个月的标准不符，因此，评估委员会认为对于 BRCA 突变阳性、铂敏感型卵巢癌复发患者而言，奥拉帕利不符合终末期药物标准，不适用加速通道。

但对于曾接受过 3 种及以上铂类化疗治疗的 BRCA 突变阳性患者亚组而言，评估委员会认为其符合生命终末期药物标准，具体如下。

疾病严重性　试验数据表明患者平均总生存期为 20.6 个月，符合"疾病预期寿命少于 24 个月"的标准。

疗效显著性　奥拉帕利是全球首个获批的 PARP 抑制剂，具有创新作用机制，同时临床试验数据表明 BRCA 突变阳性、铂敏感型卵巢癌复发患者生存期延长 3 个月。而通过回顾性分析可得，奥拉帕利对于 BRCA 突变阳性亚组患者而言生存潜力更高，中位总生存期增加 8.3 个月，符合"能延长患者生命期至少 3 个月"的标准。

不可替代性　据企业预测，每年英国符合要求患者人数不超过 450 名，符合"患者人数不超过 7000 的手术患者人群"的标准。同时，亚组患者预后较差，对该药物具有重大临床需求。

综上，评估委员会认为对于亚组患者而言，奥拉帕利符合生命终末期药物判定标准，适用加速通道，并给予放宽阈值的加速模式。

2　加速模式

加速通道旨在加快评估药物医保准入进程，根据作用节点不同，可分为提前审批、豁免评估、放宽阈值三种加速模式，如图 5-11。

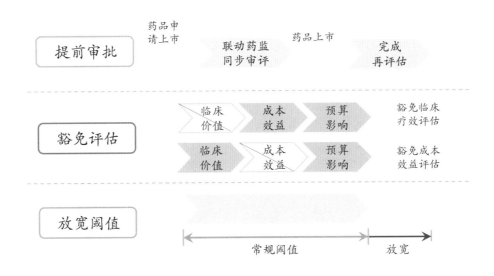

图5-11　三种加速模式示意图

2.1 提前审批

提前审批是指依托评估药物上市注册申请的临床试验数据，在评估药物上市前便开展医保准入审评工作，通过与上市注册审评机构的同步评价，加快评估药物医保准入进程。

（1）适用条件

通常适用提前审批的评估药物，除具备加速通道要求的"疗效显著性"以外，还需满足以下两项附加条件。

一是，具有满足成本效益要求的可能性。即虽然现有临床数据不充分，使得经济预测模型中效用存在不确定性，但根据初步估算的 ICER 值推断，该评估药物具有满足成本效果阈值的可能性；二是，数据可获取。即正在开展的研究或真实世界的数据可获取，实现对评估药物开展更科学的审评与风险管理。

表5-11 提前审批模式适用条件

相关机制	适用门槛规定
欧盟 "早期对话"	EUnetHTA规定该药品应旨在为患者带来更多益处，具体为： ①适应症的新作用方式； ②针对威胁生命或慢性衰弱的疾病； ③应对未满足的需求（无治疗方法或仅有不令人满意的治疗方法）。
英国 "癌症药物 基金（CDF）"	适用"CDF通道"准入的药物需要满足以下条件： ①初步疗效　已有的临床试验数据显示药品具有显著疗效。对于癌症药品来说，其判断指标为对患者生命终点的延长治疗，如总生存期、无进展生存期等指标，委员会对此有两点定量的衡量标准：a.所治疗适应症的患者预期寿命平均少于24个月；b.与NHS现有的治疗方法相比，有足够的证据证明该药物能够延长患者生命期至少3个月。 ②临床不确定性　现有的临床数据不充分，并导致经济测算模型中的效用存在不确定性。 ③可弥补性　若以临床终点作为判断依据，具有符合成本效益区间的可能；数据收集有利于减少临床不确定性；正在进行的研究可提供有效证据或者CDF真实世界数据收集具有可行性。
英国 "早期药物 获得计划"	英国药监部门对于药物认定为潜在创新药物（PIM）的未上市品种适用EAMS，PIM的认定标准为： ①已完成Ⅱ期临床试验且其试验结果表现出显著疗效； ②对某一适应症有新的作用机制或新的治疗人群。
澳大利亚 TGA-PBAC 并行程序	PBAC对申请进入该通道的药品资料要求如下： ①临床评估信息　支持该药物的比较有效性和安全性最佳可用的临床证据； ②经济评估信息　成本效益分析、成本效益最小化：该药物替代其主要比较药物的经济评估； ③药品实际使用预估信息　医疗系统中医药使用的预测程度以及PBS和澳大利亚政府医疗预算的财务分析。

【案例分析5-5】 英国NICE对维耐托克适用加速通道条件的判定[12]

维耐托克（商品名：Venclext®，图 5-12）是实验性 B 细胞淋巴瘤因子 -2（BCL-2）抑制剂，用于治疗慢性淋巴细胞白血病（CLL）或小淋巴细胞淋巴瘤（SLL）。

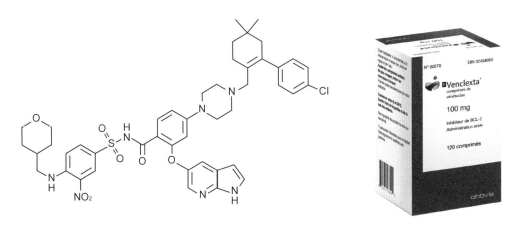

图5-12 维耐托克分子式与产品图

2011 年，英国成立癌症药物基金（The Cancer Drugs Fund，CDF），为加速评估的抗肿瘤新药提供临时资金，在加快准入进程的同时，平衡基金风险。NICE 对维耐托克适用加速通道的判定如下。

初步疗效 维耐托克临床试验对象为 p17 缺失或 TP53 突变的患者人群，符合患者预期寿命少于 24 个月的标准。同时，II 期临床数据表明，无论是与安慰剂相比还是最佳疗法相比，维耐托克总生存期延长超过 3 个月，可见初步证据证明维耐托克具有显著临床疗效。

临床不确定性 由于维耐托克临床数据不完整，效用估算存在不确定性，其 ICER 值可能处在 47370~77779（£/QALY），NICE 对于生命终末期治疗药物的 ICER 阈值为 50000，可见，维耐托克存在满足经济性要求的可能性。

可弥补性 III 期临床试验的开展可为减少疗效不确定性提供有效依据。

可见，维耐托克符合 CDF 加速通道适用条件，故 NICE 予以加速审批资格。

（2）运作流程

提前审批并不改变审评流程，仅将评估起始节点提前至创新药物上市前，因此其运作流程与常规通道基本一致，流程详见图 5-13。

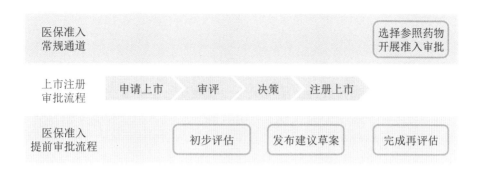

图5-13　提前审批模式流程示意图

以英国为例，通过早期药物获得计划（Early access to medicines scheme，EAMS）和癌症药物基金（CDF）进入提前审批的评估药物，由 NICE 负责其审评工作。审评可分为初步评估和再次评估两个阶段。

初次评估　即在评估药物获批上市前便基于企业提交资料（用于上市申请的临床试验资料，以及经济性评估资料）进行初步评估，并在评估药物上市前发布准入建议草案。

再评估　即在评估药物获批上市后，根据公众咨询结果发布最终评估建议。由于再评估纳入上市后的真实世界数据，因此得出的评估建议与初次评估可能存在差异。部分情况下，可不开展再评估[13]。

【案例分析5-6】 英国NICE对纳武利尤单抗提前审批加速准入医保[14-15]

纳武利尤单抗（商品名 Opdivo®，图 5-14）是用于治疗黑色素瘤、非小细胞肺癌、肾细胞癌等疾病的创新药物。由于：① 纳武利尤单抗治疗疾病均为癌症，疾病严重，且具有较高的临床需求，而纳武利尤单抗疗效优势显著；② 纳武利尤单抗为全球首个 PD-1 药物，具有创新治疗机制；因此，纳武利尤单抗符合英国药监部门的潜在创新药物标准（PIM），满足"早期药物获得计划"（EAMS），适用提前审批加速模式。

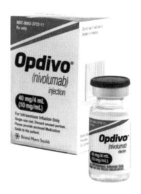

图5-14　纳武利尤单抗产品图

以肾细胞癌适应症准入为例。该适应症于 2015 年 11 月获得 PIM 认定，并启动上市审评，于 2016 年 4 月获批上市。若通过常规通道准入，则该适应症需在 2016 年 4 月获批上市一段时间后方可启动医保审评。但由于其适用提前审批加速模式，因此，2016 年 1 月，NICE 即同步开展医保准入审评，在该适应症获批上市后的 7 个月，即获得医保准入资格。纳武利尤单抗肾细胞癌适应症的提前审批使得其医保准入至少提前了 12 个月，大大加快了医保准入进程。

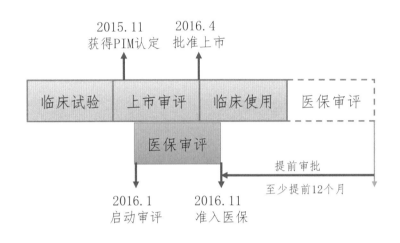

图5-15 纳武利尤单抗提前审批加速准入医保示意图

2.2 豁免评估

豁免评估是指对评估药物不开展完整评估，通过豁免某一要素的审评达到加快审评进程的目的。当前主要存在豁免临床疗效评估和豁免成本效益评估两种。

（1）豁免临床疗效评估

评估药物除满足加速通道三要件外，若对基金支出影响不大，为年营业额小于特定阈值的孤儿药，即可适用豁免临床疗效评估。

国际上采用豁免临床评估的国家并不多，德国为典型国家。根据德国社会法典第五部第 35 节（section 35a SGB V）规定：年营业额低于 5000 万欧元的孤儿药，只要其获批上市，则认为该药物的附加临床价值已得到证明，可豁免临床疗效评估。

豁免临床疗效评估的证据审核相对简单，HTA 审评机构主要审核患者数量、流行病学数据、治疗成本三项材料。其中，患者数量用于判断评估药物是否符合孤儿药认定标准；而治疗费用则根据企业报价与流行病学数据估算，用以判断是否符合年营业额要求，若在评估完成后评估药物年销售额超过 5000 万欧元，IQWiG 将再次启动评估程序，补充完成评估药物的临床效益评估。

（2）豁免成本效益评估

当评估药物满足加速通道条件，但由于特殊原因[①]导致药物经济学数据收集不足时，即可豁免成本效益评估。豁免成本效益评估亦主要针对罕见病或罕见癌症治疗药物。

通常而言，评估机构对上述药物的临床疗效审评更为严格，而对经济性评估较为宽松。以韩国为例，韩国要求企业提交临床疗效数据外，还需提交参考国家准入情况和企业报价作为审评依据，详见表5-12。

表5-12　韩国豁免成本效益评估证据要求

证据分类	具体要求
临床疗效评估	严格收集多中心随机对照试验证据，以证明其临床疗效具有显著性。
参考国家准入情况（韩国"PE数据"豁免）	该药品已至少被参考国家中的3个纳入了医保给付范围。参考国家包括瑞士、法国、意大利、英国、美国、日本及德国（简称为"A7"）。
企业报价	为控制费用支出，申请进入该特殊通道的药品需额外提交国际最小调整价（Adjusted Price），要求企业所提交的价格必须低于A7调整价的最低价。各国的调整价计算方法如下：调整价=药品出厂价格×该国汇率，其中出厂价格=公告价-增值税（10%）-药房/批发商的销售利润。

【案例分析5-7】　韩国对凡德他尼豁免成本效益评估[16]

凡德他尼（商品名：Caprelsa®，图5-16）用于无法手术或疾病进展的晚期（转移）髓样甲状腺癌成年患者的治疗，2013年5月韩国批准上市，但由于样本量及证据不足，无法开展成本效益评估。

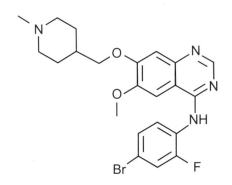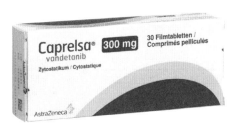

图5-16　凡德他尼分子式及产品图

为获得医保补偿资格，企业基于以下考量向韩国健康保险审查局（Health Insurance Review Agency，HIRA）提出豁免PE数据申请。

加速通道适用情况　凡德他尼是首个晚期髓样甲状腺癌治疗药物，具有临床不

---

① 特殊原因包括评估药物尚未开展Ⅲ期临床试验导致样本量不足，患者人数过少导致药物经济学数据难以收集等。

可替代性；同时，晚期髓样甲状腺癌患者平均预期寿命小于 2 年，为危及生命的严重疾病，因此符合加速通道准入条件。

豁免成本效益评估适用情况 凡德他尼提交 II 期临床试验数据后即获批上市，尚未开展III期临床试验，因此其临床数据样本量小，不足以开展药物经济学评价。同时，截止企业提交准入申请，凡德他尼已被 A7 国家中至少 3 个国家纳入医保给付范围。

综上可见，凡德他尼符合"豁免 PE 数据"的要求，最终经过 6 个月的审评与谈判，于 2015 年 11 月 1 日与韩国国民健康保险公团（National Health Insurance Service，NHIS）签订谈判协议，获得医保准入资格，成为首个通过该特殊通道获得医保准入资格的药物。

2.3 放宽阈值

放宽阈值是指对特殊评估药物放宽准入标准，以降低评估药物的准入门槛。分为临床疗效导向、成本效益导向和预算影响导向三种模式。

（1）临床疗效导向

通常而言，适用临床疗效导向放宽阈值的评估药物需满足以下条件：

①具有新的治疗模式（包括新作用机制、新治疗类别、新治疗人群、新给药途径等）；②满足未满足的临床需求（目前无有效疗法或现有疗法不佳）；③患者数量较小；④初步证明具有显著临床疗效。目前，国际上仅德国、苏格兰、法国等少数国家采用临床疗效导向放宽阈值。

不同于常规通道全面收集评估药物的临床有效性和安全性材料，并选取质量较高的临床证据作为审评基础，临床疗效导向放宽阈值模式对临床证据的要求降低，以减少证据收集时间，缩短医保准入审评时间。

表5-13　各国（地区）疗效审评阈值梳理

国家（地区）	适用药品类型	放宽阈值情形
德国	孤儿药	降低证据显著性水平 （P值[①]的上限数值由0.05调整到0.1）
法国	孤儿药，临床疗效已被初步证实具有显著性	可基于临床 II 期试验开展审评工作
苏格兰	孤儿药	降低有关于药品有效性和安全性的证据水平
比利时	孤儿药、高治疗价值新药（ATV）	可提供对照试验数据进行评估，并降低关于药品长期安全性与显著性疗效的证据水平

---

① P值是用以判断假设检验结果的参数，即当接受原假设时，检验统计量大于或等于实际观测值的概率。通常采用95%置信区间，即P≤0.05时，即可认为结果显著。

（2）成本效益导向

成本效益导向的放宽阈值主要针对治疗重大疾病、罕见病、用于生命终末期或具有不可替代性的药物。为准确判断评估药物是否适用成本效益导向的放宽阈值，企业需提交评估药物的临床疗效相关信息，阐明药物治疗疾病的严重程度以及评估药物的临床疗效；提交患者数量以判断是否为孤儿药。同时，要求提交经济性评估材料以明确评估药物的成本效益分析结果是否在可接受范围内。

采用该种模式的国家 / 地区中，大部分均基于疾病的严重性放宽成本效果阈值，具体如表5-14。

表5-14 各国成本效益导向放宽阈值

阈值类型	代表国家	阈值范围或上限	阈值调整对象与调整结果
明确	英国	£20,000~30,000/QALY	对生命终末期（end-of-life）治疗药物提高阈值（上限约为50,000英镑/QALY）；孤儿药低于100,000英镑/QALY直接准入（预算支出上限2千万英镑）
隐性	韩国	$23,124/QALY	对严重的癌症、罕见病、生命末期患者等使用较高的阈值：如重大疾病、严重疾病、无替代疗法和限制性替代疗法药品分别平均提高阈值1700万、1400万、1200万、800万（韩元/QALY）
	荷兰	€10,000~80,000/QALY	疾病严重及罕见程度是决策原则之一，对孤儿药普遍有更高的准入阈值
	瑞典	€80,000~135,000/QALY	疾病严重程度是决策原则之一，严重疾病平均准入ICER值为111,700欧元/QALY，不严重疾病为79,400欧元/QALY
	美国	$50,000~150,000/QALY	为孤儿药及无替代疗法的药品可能超过一般公众支付意愿
	加拿大	50,000加元/QALY	安大略等省对孤儿药将不考虑成本效果比

【案例分析5-8】 英国NICE对奥拉帕利放宽成本效益阈值[17]

由案例分析 5-4 可知，对于曾接受过 3 种及以上铂类化疗治疗的 BRCA 突变阳性患者亚组而言，评估委员会认为其符合生命终末期药物标准。因此，奥拉帕利可适用成本效益导向的加速模式，详见图 5-17。

奥拉帕利 ICER 值为 £46,600~46,800/QALY，若按照常规准入通道，则 ICER 值超过 £30,000/QALY，即给予拒绝准入意见；但作为生命终末期药物，ICER 阈值提高至 £50,000/QALY，奥拉帕利 ICER 值处于可接受范围内，因此，给予同意准入意见，医保支付标准为 £3950/ 包（50mg×448 片）。

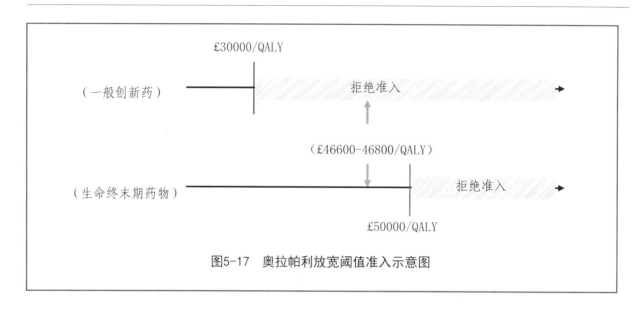

图5-17 奥拉帕利放宽阈值准入示意图

（3）预算影响导向

预算影响导向的放宽阈值主要适用于部分价格高昂的突破性创新药物。当评估药物预算影响超过阈值时，通常给予拒绝准入的审评意见。但对于治疗严重疾病的突破性创新药，则可基于评估药物的增量成本效果比、国际参考价格、临床实践指南等开展价格谈判，并签订风险分担协议以控制医保基金风险，进而使得高预算评估药物获得准入资格。

表5-15 域外典型国家和地区预算上限类型

分类	国家/地区	具体内容
定量	澳大利亚	预计前4年有任何一年的预算超过2千万澳元的新药
	英国	预计前3年有任何一年的预算超过2千万英镑的新药[18]
	法国	ASMR III，且两年内销售额超过5000万欧元建议提交预算分析，销售额在2000万~5000万内没有要求（超罕见病药阈值为3,000万欧元/年）[19]
	泰国	对药品分成两个等级，任意一年预算超过2亿泰铢（约合人民币4219万元）视为高预算；不大于2亿即低预算[20-21]
	中国台湾	a.实际年度报销费用超过2亿/1亿新台币的新药（新增适应症药品） b.实际年度报销费用超过预估的50%，总金额高于1亿（新药）和5千万（新增适应症药品）[22]
定性	波兰	a.高于参照药品的价格 b.需求量较高或不确定

【案例分析5-9】 澳大利亚对帕博利珠单抗放宽预算阈值[23]

帕博利珠单抗（商品名：Keytruda®，图5-18）用于治疗经其他药物治疗无效的晚期或不可切除的黑色素瘤。2015年3月，澳大利亚医保审评机构PBAC对帕博利珠单抗治疗晚期无法切除的Ⅲ期或转移性（Ⅳ期）恶性黑色素瘤这一适应症开展医保准入审评。

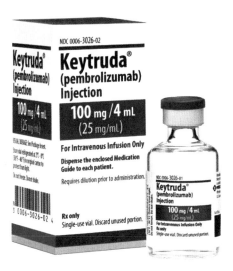

图5-18 帕博利珠单抗外包装示意图

经评估，帕博利珠单抗医保准入后1~6年内预算影响在5,000万~15,000万澳元，超出PBAC预算影响阈值（2,000万澳元）。但根据关键临床试验（KN-006）数据，帕博利珠单抗无进展生存期中位数为7.2个月，与参照药物伊匹木单抗（中位无进展生存期3.3个月）相比，帕博利珠单抗可显著提高患者的无进展生存期，且总体反应率良好。

鉴于帕博利珠单抗用于治疗重大疾病，临床需求较高，且有证据证明其疗效显著，因此，PBAC给予帕博利珠单抗预算影响导向放宽阈值，与企业开展价格谈判，并签订风险分担协议。

3 中国现状与发展趋势

自2015年起，我国逐步完善创新药物上市注册审评通道。截至目前，已明确了滚动审评指导、附条件批准、优先审评审批、特别审批等上市审评加速通道，助力突破性创新药物的加速上市。

以附条件批准为例。2019年11月8日，国家药监局药品审评中心发布《临床急需药品附条件批准上市技术指导原则（征求意见稿）》，明确指出对于治疗严重危及生命且尚无有效治疗手段疾病的创新药物可采用附条件批准。截至2019年底，已有13个突破性创新药通过附条件批准上市，其中5个已准入医保，详见表5-16。

表5-16 我国"附条件批准"上市药品基本信息*

序号	药品名称	上市时间	适应症	生产企业
1	麦格司他胶囊（泽维可）	2016.11.30	C型尼曼匹克病	Almac Pharma Services Limited
2	奥希替尼（泰瑞莎）	2017.03.24	EGFR基因突变肺癌	阿斯利康
3	西达本胺片（爱谱沙）	2014.12.23	外周T细胞淋巴瘤	微芯生物
4	信迪利单抗注射液（达伯舒）	2018.12.24	经典型霍奇金淋巴瘤	信达生物
5	马来酸吡咯替尼片（艾瑞妮）	2018.08.12	复发或转移性乳腺癌	恒瑞医药
6	注射用阿糖苷酶α（美而赞）	2015.10.20	庞贝病	赛诺菲
7	依库珠单抗（舒立瑞）	2018.09.04	阵发性睡眠性血红蛋白尿症、非典型溶血性尿毒症综合征	亚力兄（Alexion）
8	九价人乳头瘤病毒疫苗（佳达修9）	2018.04.28	预防HPV引发的宫颈癌等	默沙东
9	重组带状疱疹疫苗（欣安立适）	2019.05.22	成人带状疱疹	葛兰素史克
10	地舒单抗注射液（安加维）	2019.05.21	骨巨细胞瘤	安进
11	特瑞普利单抗注射液（拓益）	2018.12.17	黑色素瘤	苏州众合
12	甲苯磺酸尼拉帕利胶囊（则乐）	2019.12.27	卵巢癌、输卵管癌、腹膜癌	再鼎医药
13	甘露特钠胶囊（九期一）	2019.11.02	轻度至中度阿尔茨海默病	上海绿谷

*数据来源：国家药品监督管理局

但在医保准入层面，目前我国仅设置常规准入通道，未实现一般创新药与突破性创新药的分通道管理，使得部分附条件批准的突破性创新药物出于种种原因无法及时获得医保补偿资格，药物可负担性较弱。

未来我国可进一步探索建立医保准入加速通道，对接注册审批的快速审评通道，分别采用提前审批、豁免评估和放宽阈值三种不同加速模式，在确保用药安全、基金风险可控的前提下，加快突破性创新药物的医保准入，让老百姓早日能用得上、用得起治疗严重疾病的好药。

第三节 简要通道

简要通道是针对部分生物等效性未发生显著变化的药物建立的快速准入通道。由于常规通道审评内容复杂，审评周期较长，对于部分生物等效性未发生显著变化的评估药物而言，完整审评既不利于评估药物的快速准入，也不利于审评资源的合理配置与高效利用。因此，大部分国家均建立简要通道，以提升医保准入效率，如图5-19。

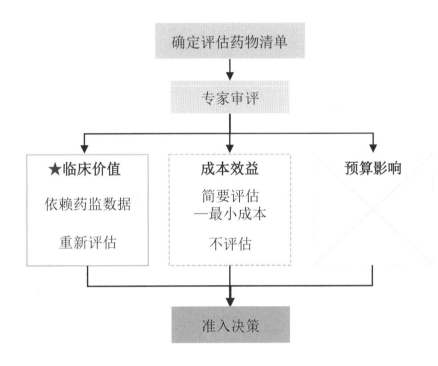

图5-19 简要通道示意图

1 适用范围

简要通道通常适用于生物等效性未发生显著变化的药物，通常有三种情形，即仿制药、剂型变更和酸根盐基变更。

1.1 仿制药

由于同通用名下仿制药与原研药有效成分一致，仅在制备工艺、药用辅料等方面存在差异，因此多数国家对于仿制药均采用简要通道，证明与原研药生物等效后，即可医保准入。

以澳大利亚为例。澳大利亚根据药物创新程度与专利情况将药物划分为Ⅰ级、Ⅱ级和Ⅲ级，其中Ⅰ级和Ⅱ级药物为创新药物，适用主要申请，通过常规通道或加速通道纳入医保。而Ⅲ级药物为仿制药，适用仿制药申请（New brand of existing pharmaceutical item submissions），通过简要通道纳入医保。相较而言，仿制药申请在申请材料、审评流程方面均有较大程度简化，如图5-20。

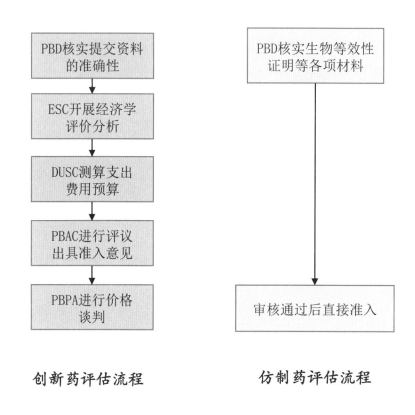

创新药评估流程　　　　　　**仿制药评估流程**

图5-20　澳大利亚创新药和仿制药评估流程

1.2 剂型变更

剂型变更包括改变药代动力学和不改变药代动力学两种情况。片剂、胶囊剂等普通口服固体制剂变更为缓控释剂型等即属于改变药代动力学的剂型变更，需开展绝对生物利用度和临床试验以判定是否具备生物等效性[24]。而片剂变更为胶囊剂等通常情况下属于未改变药代动力学的剂型变更，仅需进行相对生物利用度试验。简要通道主要适用于后者，即不改变药代动力学的剂型变更的准入申请。

1.3 酸根盐基变更

酸根盐基变更是指不改变有效成分，仅改变晶体结构或水溶液中的阴离子。一般而言，酸根盐基的变更并不影响药物的生物等效性，因此适用简要通道。

【案例分析5-10】 澳大利亚对美托洛尔酸根变更适用简要通道[25]

澳大利亚 PBS 中美托洛尔列有琥珀酸美托洛尔和酒石酸美托洛尔两种药物（图5-21）。其中，琥珀酸美托洛尔首次医保准入为 2003 年，采用主要申请，通过常规通道获批准入。2013 年，酒石酸美托洛尔提交医保准入申请，采用次要申请，通过简要通道获批准入。

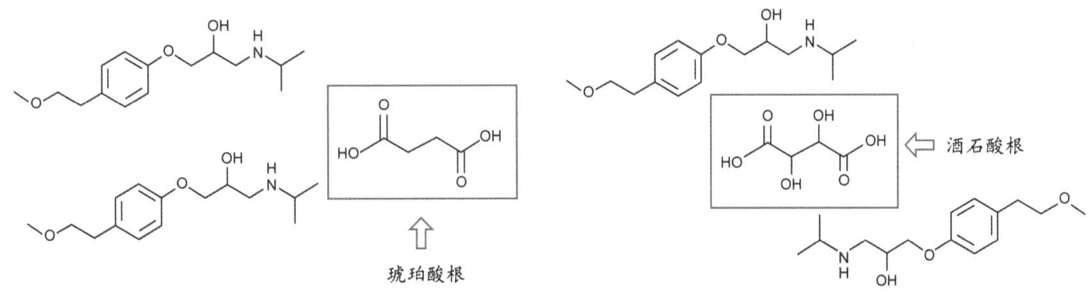

图5-21　琥珀酸美托洛尔（左）和酒石酸美托洛尔（右）分子结构式

2 审评要素

由于适用简要通道的评估药物的药理作用、治疗效果未发生明显变化，因此简要通道不开展完整审评，各国均不要求开展预算影响分析，而对于临床价值和经济性评估，则有不同要求。如表 5-17。

表5-17　域外典型国家变更剂型审评要素

变更情况	示例国家	审评要素		
		临床价值	经济性评估	预算影响分析
变更剂型	澳大利亚	√	×（建议采用最小成本化分析）	×
	日本[26]	×	×	×
	新西兰[27]	√	√	×
	中国台湾	√	×	×
	马来西亚	√	选评	×
	伊朗	×	×	×
	瑞典	√	√	×

2.1 临床价值

临床价值是简要审评的重点。但不同于常规通道，简要通道一般通过评估药物的生物等效性变化，对评估药物的安全性和有效性进行判断。

（1）依赖药监数据

大部分国家均基于药监部门发布的生物等效性指南，或直接利用药监审评结果判定评估药物是否具备生物等效性。以澳大利亚为例，PBAC 直接采纳药物管理局（TGA）的审评意见，若 TGA 认定评估药物具备生物等效性，则 PBAC 不再对其开展临床价值评估，可直接纳入 PBS 给付范围。

【案例分析5-11】 PBAC利用TGA审评数据对美洛昔康变更剂型简要审评[28]

美洛昔康（图 5-22）用于治疗类风湿性关节炎、疼痛性骨关节炎的非甾体抗炎药（NSAID）。2001 年 11 月，原研企业 Vivlodex 向 PBAC 提出医保准入申请，由于其为创新药物，因此适用主要申请。PBAC 对美洛昔康胶囊的临床价值、成本效益和预算影响展开评估，认为该药具有较强的消炎、止痛和退热作用，且较其它 NSAID 安全性更优。在成本效益方面较为合理，因此建议纳入 PBS 补偿范围。

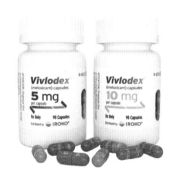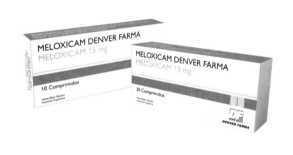

图5-22　美洛昔康胶囊和片剂外包装示意图

2010 年 3 月，Alphapharm 公司向 PBAC 提出美洛昔康片剂（7.5mg 和 15mg）医保准入申请，并提交包含 TGA 出具的注册上市证明和生物等效性结果等申请材料。由于变更剂型为次要申请，适用简要通道，因此 PBAC 采取简化审评模式，仅对企业提交的生物等效性重点评估，而不考虑经济模型。

由于企业提交的 TGA 出具的生物等效性报告为美洛昔康胶囊仿制药与原研药的生物等效性结果，而非美洛昔康片剂与胶囊的生物等效性结果，因此 PBAC 认为缺乏直接证据证明美洛昔康片剂与胶囊剂的生物利用度相同，无法证明两者之间的可替代性，初次评估后拒绝将片剂纳入医保给付。

（2）重新评估

马来西亚等少数国家医保部门仍需对评估药物的生物等效性进行评估，但相较于新化学成分药物，其评估流程有所简化。马来西亚医保审评机构要求简要通道评估药物提交以下四类材料，其中，材料2是审评的关键材料，即仿制药与原研药相比，或对于剂型变更或盐基酸根变更药物，与原剂型或原盐基酸根药物相比，其安全有效性有无显著变化，详见表5-18。

表5-18　马来西亚变更剂型药品提交材料[29]

材料	项目	具体内容
1	药品信息	剂型变更信息、上市许可持有人、适应症、治疗持续时间
2a	疾病信息描述	提供该产品针对治疗的疾病和患者人群的概述
		提供有关马来西亚疾病流行和流行病学的数据
		提供有关当前疾病治疗方案的简要概述
		其他相关信息
2b	与参照药物比较	是否具有优于现有药物的治疗优势
		价格是否更低廉
		是否提高了患者依从性
3	临床支持证据（有效性和安全性）	证据的系统检索策略摘要
4	经济支持证据	经济性评估（选填）

2.2 经济性评估

大部分国家不要求简要通道开展经济性评估，小部分国家虽然开展经济性评估，但在评估方法上存在差异。以澳大利亚为例，变更剂型药物适用次要申请[①]，与主要申请相比，次要申请在申请材料、审评流程、决策标准等方面均有所简化，且通常不开展成本效益评估，仅通过最小成本分析对比剂型变更前后的整体治疗费用变化。

3 中国现状与发展趋势

2019版国家医保目录《凡例》第十条指出，"除谈判药品外，《药品目录》收载的药品不区分商品名、规格或生产厂家。通用名称中主要化学成分部分与《药品目录》中的名称一致且剂型相同，而酸根或盐基不同的西药，属于《药品目录》的药品。通用名中包含罗马数字的药品单独列出"。可见，我国医保目录采用通用名管理，区分剂型但不区分酸根盐基。因此，本书重点介绍仿制药和剂型变更的医保准入。

3.1 仿制药医保准入

由于我国医保目录采用通用名管理，不区分商品名和生产厂家。因此，原研药通用名纳入医保意味着仿制药可自动纳入医保目录，无需另行提交任何准入申请。但该种管

---

① 次要申请是指相较于医保目录内的药物，具有新规格剂型或变更使用限制药物医保准入时提交的申请，适用次要申请要求不更改药物的原有用途。

理模式不利于医保的精细化管理，尤其对于生物制品而言，在注册审评时仅可通过头对头疗效和安全性比对研究证明类似物与原研生物制品疗效高度类似，无法证明完全等效，生物类似物直接准入医保可能无法完全保证目录内药物的安全有效与经济[30]。

未来我国可进一步探索按商品名管理的医保管理模式。基于仿制药、生物类似物的临床等效情况，确定分别采用简要通道或常规通道开展医保准入，提高医保管理的精准度。

3.2 剂型变更医保准入

我国 2019 版医保目录西药剂型以《中国药典》"制剂通则"为基础，进行合并归类处理。

表5-19 新版医保目录合并归类剂型

合并归类的剂型	包含的具体剂型
口服常释剂型	普通片剂（片、素片、肠溶片、包衣片、薄膜衣片、糖衣片、浸膏片、分散片、划痕片）、硬胶囊、软胶囊（胶丸）、肠溶胶囊
缓释控释剂型	缓释片、缓释包衣片、控释片、缓释胶囊、控释胶囊
口服液体剂	口服溶液剂、口服混悬剂、干混悬剂、口服乳剂、胶浆剂、口服液、乳液、乳剂、胶体溶液、合剂、酊剂、滴剂、混悬滴剂、糖浆剂（含干糖浆剂）
丸剂	丸剂、滴丸
颗粒剂	颗粒剂、肠溶颗粒剂
口服散剂	散剂、药粉、粉剂
外用散剂	散剂、粉剂、撒布剂、撒粉
软膏剂	软膏剂、乳膏剂、霜剂、糊剂、油膏剂
贴剂	贴剂、贴膏剂、膜剂、透皮贴剂
外用液体剂	外用溶液剂、洗剂、漱口剂、含漱液、胶浆剂、搽剂、酊剂、油剂
硬膏剂	硬膏剂、亲水硬膏剂
凝胶剂	乳胶剂、凝胶剂
涂剂	涂剂、涂膜剂、涂布剂
栓剂	栓剂、直肠栓、阴道栓
滴眼剂	滴眼剂、滴眼液
滴耳剂	滴耳剂、滴耳液
滴鼻剂	滴鼻剂、滴鼻液
吸入剂	气雾剂、粉雾剂、吸入剂、吸入粉雾剂、干粉吸入剂、粉吸入剂、雾化溶液剂、吸入气雾剂、吸入（用）溶液、吸入（用）混悬液、（鼻用）喷雾剂、鼻吸入气雾剂、雾化吸入用混悬液、吸入（用）气雾剂、雾化液
注射剂	注射剂、注射液、注射用溶液剂、静脉滴注用注射液、注射用混悬液、注射用无菌粉末、静脉注射针剂、注射用乳剂、乳状注射液、粉针剂、针剂、无菌粉针、冻干粉针、注射用浓溶液

对于合并剂型内细分剂型间的变更关系，医保目录没有直接体现。2016 年 11 月，原国家食品药品监督管理总局发布的《关于仿制药质量和疗效一致性评价工作中改剂型药品（口服固体制剂）评价一般考虑等 3 个技术指南的通告》规定，不显著改变药代动力学行为的剂型变更包括"片剂（普通片、吞服给要分散片、咀嚼片等）、胶囊剂（硬胶囊和软胶囊）、干混悬剂和颗粒剂（混悬剂）等剂型间的改变"以及"肠溶片剂与肠溶胶囊间的改变"。

可见，我国医保目录内的剂型变更后的药代动力学变化分为以下三种情况。

（1）通常情况下，合并剂型内细分剂型间的变更，不会导致药代动力学变化，如片剂变更为胶囊。

（2）特殊情况下，合并剂型内细分剂型间的变更，也可能导致药代动力学变化，如片剂变更为肠溶胶囊。

（3）合并剂型之间的变更，如普通片剂变更为针剂，则发生药代动力学变化。

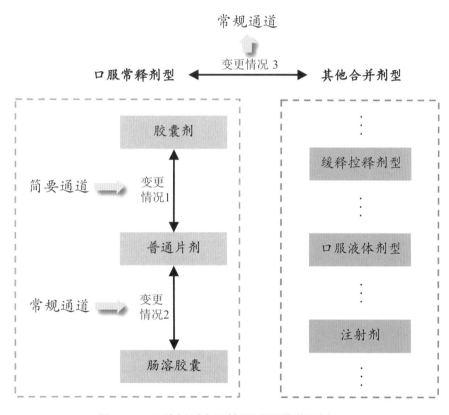

图5-23　三种剂型变更情况适用通道示例

对于不改变药代动力学的剂型变更，目前暂不要求企业提交材料开展审评。如上图，对于第 1 种变更情况，即对于不改变药代动力学的剂型变更，为确保准入药物的安全有效性，未来我国可进一步探索建立简要通道，采用与药监部门对接的模式。明确变更剂型前后的生物等效性后，即可准入医保目录；对于第 2、3 种变更情况，则应采用常规通道准入，对评估药物开展完整评估。

第四节 指南管理

随着 HTA 逐渐成为各国医保决策中的重要工具，为提高技术评估的透明性与科学性，各国医保部门下属的 HTA 机构通过制定指南，对药物准入过程中涉及评估流程、技术要点作出说明与指导，从而提高医保决策的科学性。在具体内容上，指南可分为流程性指南与技术性指南两类。

1 流程性指南

流程性指南旨在明确整个审评流程，帮助企业了解准入的具体过程。各个国家审评的共性步骤包括选题、材料准备、证据提交、审查与评估、形成决策以及结果公布和价格形成等，笔者将其归纳为三个阶段：

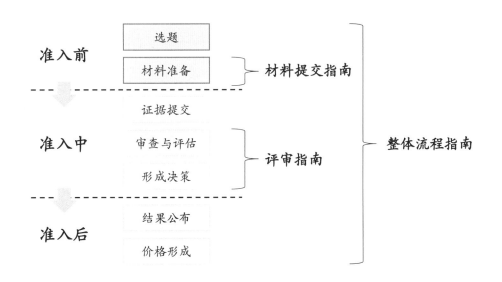

图5-24　准入阶段及指南适用情况

从典型国家公布的指南来看，流程性指南可分为指导全部环节的整体流程指南、指导企业准备材料的材料提交指南以及指导审评部门工作的评审指南。

表5-20　典型国家的流程性指南

国家	指南	类型	发布机构
英国	《技术评估流程指南》	整体流程指南	NICE
澳大利亚	《PBAC申请提交指南》	材料提交指南、评审指南	PBAC
德国	《通用方法》	整体流程指南、评审指南	IQWiG

续表

国家	指南	类型	发布机构
加拿大	《第4版卫生技术经济评估指南》	评审指南	CADTH
	《普通药物流程和申请指南》	整体流程指南、材料提交指南	
	《pCODR申请指南》	材料提交指南	
泰国	《泰国HTA指南》	评审指南	HITAP

1.1 整体流程指南

在准入前,整体流程指南规定申报或选题的过程与原则,以及企业准备材料的方法。在准入过程中,指南将详细描述评估程序、参与人员及时间安排等。最后,指南对准入结果的公布形式及协议管理等作出规定。

知识拓展:加拿大肿瘤药物审查整体流程指南[31]

除普通药物外,加拿大还建立了肿瘤药物专项审查机制,同时出具《肿瘤药物审查流程指南》(pCODR)对肿瘤药物审查的整体流程进行了指导。该指南由CADTH制定,从2011年5月初始版本发布以来,共经过13次修订,最新版本于2020年3月发布。

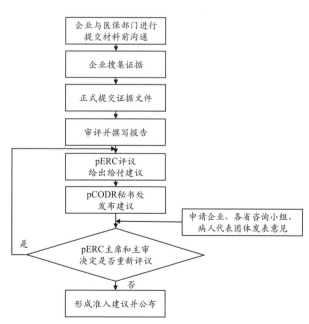

图5-25　加拿大pCODR审查流程指南及整体流程示意图

1.2 材料提交指南

为提高企业所提交材料的规范性，大部分国家和地区均会发布企业材料提交指南（Submission Guidelines），如澳大利亚、加拿大、英国、中国台湾地区等。此类指南包含对企业提交材料的内容、格式及方法学要求。

在内容上，各国在进行药品评估时要求企业提交的材料主要包括药品基本信息、临床价值证据、成本效益证据、预算影响分析四大类，详见表5-21。

表5-21　各国企业提交材料指南共性归纳

类别	具体内容
基本信息	◆ 药品注册相关信息：商品名及通用名、主要成分、剂型、规格、核准的适应症、许可证持有人、产品说明书等 ◆ 治疗信息：治疗目标、治疗机制、给药途径、给药条件 ◆ 治疗对象：该药针对的主要治疗对象，特别是当针对的是特殊病人族群时，需要详细说明 ◆ 参照药物信息：厂家在评估时所选择的参照药物
临床价值证据	◆ 疾病基本信息描述 ◆ 未满足的临床需求：临床专家意见、现有治疗方案情况 ◆ 有效性与安全性：药物增量（相对）疗效情况、药物不良反应现象/发生率及治疗禁忌、证据来源（随机对照试验的系统综述和Meta分析、随机对照试验、非随机对照试验、间接比较的Meta分析、专家意见） ◆ 健康相关生命质量（非必需）：量表测定结果、患者报告结局 ◆ 临床不可替代性、临床治疗顺序：临床实际应用情况、专家意见 ◆ 治疗机制/方式创新性：药品作用机制信息、专利信息
成本效益证据	◆ 价格信息：出厂价（list price）、国际定价情况（该药在其他国家的医保准入情况、定价或健保价）、参照药物价格（参照药品在本国和参考国家的定价或健保价）、企业报价 ◆ 效益信息：效益指标、数据来源及收集方法 ◆ 药物经济学评价信息：评价方法、分析模型、评价结果、敏感性分析结果 ◆ 慈善方案 ◆ 支撑信息：其他HTA组织发布的评估报告、相关文献
预算影响分析	◆ 目标人群信息 ◆ 患病率、发病率、诊断率、治疗率 ◆ 研究时限 ◆ 成本信息（直接医疗成本，如药物费用、用药和管理成本、副作用治疗费用等） ◆ 市场份额（对照情形和假设情形） ◆ 纳入该药后1-5年的预算影响分析结果、分析方法、分析模型、敏感性分析结果

除规定的内容材料清单之外，各国对提交报告的格式也有一定要求。以中国台湾地区为例，企业提交成本效益评估报告中需包含报告标题、摘要、研究背景、研究方法、结果等项目，详见表5-22。

表5-22 中国台湾地区企业成本效益评估报告格式[32]

项目	具体内容
1.报告标题	阐明该评估报告的卫生技术，以及所使用的经济评估方法，如成本效分析、成本效用分析
2.摘要	包含研究目的、方法、结果和结论
3.研究背景	（1）目标疾病 （2）该卫生技术的介绍 （3）研究问题
4.研究方法	（1）目标族群 （2）卫生技术和参照药品 （3）成本效益分析方法：所选用经济评估方法并说明理由 （4）评估视角：医保支付方视角、社会视角 （5）评估范围 （6）贴现率 （7）疗效评估指标：如QALY，生命年等 （8）决策模型 （9）成本效益评估指标：如ICER值 （10）参数基础值假设：对参数值来源、参数分析方法加以说明 （11）敏感度分析 （12）相关假设 （13）模型验证：模型的内部有效性和外部有效性验证 （14）公平性 （15）关系公开：研究者与赞助者之间的关系及经费来源
5.结果	（1）基础值估计：对所有参数的基础值假设估计、范围加以说明或列表 （2）基础值分析结果 （3）分析结果的不确定性 （4）分析结果的变动性：如治疗亚组分析、不同医疗环境下的成本和结果的变动
6.讨论	研究限制、与其他经济评估结果的比较、研究结果的外推性（基于台湾地区情况的结果适用性探讨）
7.结论	
8.参考文献	
9.附录	

1.3 评审指南

评审环节即是审评部门以企业提交材料为基础，对药物的临床价值和经济性进行评估的阶段。为提高审评部门工作的规范性，各国往往会出台评审指南对审评团队的构成、审评关注重点、审评结果表达形式进行指导。

（1）审评团队构成

各国往往选择临床医学、药学专家、药物经济学专家、医保管理专家、方法学专家构成审评团队，以加强审评工作的专业性。

以韩国 HIRA 为例，其审评主体包含四个附属委员会，委员会成员均为各领域专家，详见表 5-23。

表5-23　韩国HIRA审评主体构成[33]

委员会名称	组成人员	工作任务
药品福利小组委员会（Drug Benefit Sub-Committee）	4名临床专家+3名HIRA代表	评估新药的临床有效性，并对新药的给付条件给予建议
经济评估小组委员会（Economic Evaluation Sub-Committee）	医药卫生、统计、预防医学领域的专家及HIRA代表，共6名	评估药物的经济适用性与成本效益
预算影响评估小组委员会（Financial Impact Evaluation Sub-Committee）	2~3名临床专家和统计专家	评估药物准入对医保基金的影响
风险分担评估小组委员会（Risk-Sharing Evaluation Sub-Committee）	3名临床专家、1保险公司代表、2名HIRA代表及1名卫生经济学或医药政策领域的学者代表	确定风险分担协议包含的具体细节

在人员组成方式上，主要有自行招募、学会推荐、专家申请注册三种方式，详见表5-24。

表5-24　典型国家和地区审评专家招募形式

招募形式	代表机构	具体内容
机构自行招募	加拿大CADTH	从社会招募临床和药物经济学评审人员签订合作协议，形成外部评审团队
	法国HAS	邀请专家从业人员（医生，药剂师），方法学和流行病学专家组建透明委员会
	中国台湾NIHTA	公开招募具有医药背景的相关专业人才
学会推荐	韩国HIRA	医学会、药学会、经济学会等具有研究领域代表性、非营利性的科研组织推荐
专家申请注册	德国IQWiG	建立外部专家注册系统，相关专家可自行注册，IQWiG遴选后进入专家库

（2）审评流程

根据不同国家的审评流程，药物审评可分为分步审评与合并审评两种模式。分别审评是指优先开展疗效审评，将疗效审评结果作为医保准入决策的先决条件，以法国和德国等疗效导向决策型国家为代表；合并审评是指医保准入审评中同时开展疗效审评和经济性审评，将疗效审评结果作为经济性审评中成本效益分析的一部分，以英国经济导向决策型国家为代表。

（3）出具审评报告

审评完成后，由审评人员撰写审评报告，该报告包括疾病背景、现有治疗手段、待评估技术背景、评估所用资料的搜索方法、资料采用的标准等内容。

以我国台湾地区的审评报告为例，审评机构完成审评工作后应撰写审评报告，该报告共包含申请基本信息、摘要、报告正文、参考资料、附件五项内容，详见表5-25。

表5-25　中国台湾地区审评报告格式[34]

主体框架	具体内容	
1.申请基本信息		
2.摘要	参照药品 医疗伦理 预算影响	相对疗效 成本效益 比较表
	报销标准及NICE，CADTH，PBAC的建议	
3.报告正文	（1）疾病和治疗现状	
	（2）疾病治疗药品在台湾的医保纳入情况	
	（3）临床疗效	CADTH、PBAC及NICE的评估报告 Cochrane/PubMed/Embase的相关文献 其他相关材料
	（4）临床相对疗效评估总结	
	（5）成本效益	本土药物经济学研究 CADTH、PBAC及NICE的评估报告 Cochrane/PubMed/Embase的相关文献 其他相关材料
	（6）疾病负担与财务影响	疾病负担 替代方案 预算影响分析
	（7）经济评估总结	
4.参考资料		
5.附件		

2 技术性指南

技术性指南为企业提供评估技术方法学指导，在数据来源、数据收集方法、文献检索、测算方法、模型建立方面作出规范，提高企业申报材料的规范性，同时也为后续审评工作提供便利。技术性指南包括疗效评估指南、药物经济学评价指南、预算影响分析指南三类。由于大部分国家在 HTA 过程中更看重药物经济学评估，对于疗效评估采取了合并审评的方式。因此，疗效评估的指导内容往往在药物经济学评价指南中体现，单独发布的疗效评估指南较少。

表5-26 典型国家或地区已发布的HTA指南

国家/地区	指南	类别	发布机构
英国	《技术评估方法学指南》	疗效评估指南、药物经济学评价指南、预算影响分析指南	NICE
澳大利亚	《PBAC申请提交指南》	疗效评估指南、药物经济学评价指南、预算影响分析指南	PBAC
德国	《通用方法》	疗效评估指南、药物经济学评价指南、预算影响分析指南	IQWiG
法国	《经济评估方法学选择》	疗效评估指南、药物经济学评价指南	HAS
	《预算影响分析实施指南》	预算影响分析指南	
加拿大	《医疗保健资源成本计算指南》	药物经济学评价指南	CADTH
韩国	《韩国药物经济学指南》	疗效评估指南、药物经济学评价指南	HIRA
中国台湾地区	《医疗科技评估系统性文献回顾方法学指引》	疗效评估指南	财团法人医药品查验中心
	《医疗科技评估成本效益分析方法学指引》	药物经济学评价指南	
	《医疗科技评估预算冲击分析方法学指引》	预算影响分析指南	

2.1 疗效评估指南

疗效评估指南是对临床价值评估工作的指导与说明，主要包括证据要求以及证据收集方法。

（1）证据要求

证据等级由高到低排列顺序为：随机对照试验的系统综述和 Meta 分析、随机对照试验、非随机对照试验、间接比较的 Meta 分析、专家意见等。各国往往将随机临床试验作为"质量标杆"，一旦相关证据来源于随机对照试验，其质量水平将会排列在最高层级（详见第一章）。

以法国为例，法国在《卫生技术评估通用方法》中将证据分为四级：Ⅰ级包含高效（high powered）随机对照试验、Meta 分析、决策分析；Ⅱ级包含低效（low powered）随机对照试验、非随机试验、队列研究；Ⅲ级包含病例对照研究；Ⅳ级包含回顾研究、病例对照研究、描述性流行病学研究、偏倚对照试验[35]。

（2）证据收集

开展临床疗效评估时需要综合考虑多方面的疗效证据，RCT 作为质量最高的证据来源，其系统综述和 Meta 分析能综合多个随机对照试验，全面反映相关药品的临床疗效，而系统综述和 Meta 分析往往以文献的形式发表，故收集临床证据时应先检索相关文献，随后对文献及其选用的临床试验进行筛选。

综合各国经验，收集和分析临床证据的步骤可分为如图 5-26 所示的五个步骤[36]：

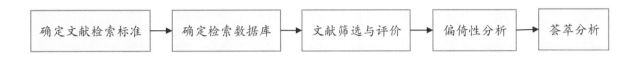

图5-26 临床证据收集和分析过程

确定文献检索标准 各国文献检索标准可概括为以下四类内容：

Ⅰ. 限定文献检索的时间范围；

Ⅱ. 搜索参数的预定义 即患者群（population，P）、所评估的治疗方法 / 药物（intervention，I）、参照药物（comparator/control，C）和测量指标（outcome measures，O）；

Ⅲ. 检索行为的描述 大多数国家指南中都对检索术语有明确要求；部分国家对结果呈现有相关要求；

Ⅳ. 手动检查已识别文章中的参考列表，以提高搜索的灵敏度。

确定检索数据库 各国文献检索的数据库存在较大差异，其中 MEDLINE、EMBASE 和 Cochrane（CENTRAL）数据库是各国指南中较常推荐使用的数据库。

文献筛选与评价 完成文献检索后，还应进行文献质量评价、文献中临床试验数据筛选和试验数据评价三个过程。

其中，临床实验数据筛选就是将检索到的试验数据按照规定的流程和相关标准进行筛选。通常来讲，通过预设标准的排除 / 选择、选定符合标准的试验、形成试验干预网络三个步骤，完成试验数据的筛选过程。然而，部分国家如英国还要求暂时保留不符合标准的临床试验。

偏倚性分析 偏倚是指一切测量结果对真实结果的偏离程度，偏倚性分析有助于排除干扰结果准确性的不利因素。

荟萃分析 荟萃分析是一种将收集到的已完成临床研究的结果，进行系统、定量和定性的综合性统计分析的方法。各国荟萃分析所使用的方法、过程各有不同；完成荟萃分析后，各国的结果呈现形式也有所不同，其中最常用的两种类型为风险比和优势比。

（3）证据质量评价

证据质量评价的要素主要考察临床证据的临床重要性（clinical importance）、证据的内部效度（internal validity）和证据的适用性（applicability），对于临床疗效证据的评价方法主要有证据水平分级法和量表评价法（详见第一章）。

证据水平分级法通过制定分级标准，将不同类型的临床证据进行分级，级别越高证据有效性越高，德国、法国即采用此种方法；量表评价法是指利用临床试验评估量表，从内部有效性、外部有效性、偏倚性等多方面评估证据质量，确定该证据是否可接受，目前中国台湾地区即采用此种方法。

中国台湾发布的《医疗科技评估方法学指引》（图 5-27）中对证据评价方法进行了指导，推荐采用 SIGN50 checklist（SIGN50 量表）和 Cochrane's Risk of Bias checklist（考科蓝风险与偏倚量表）两种评估量表体系[37]。

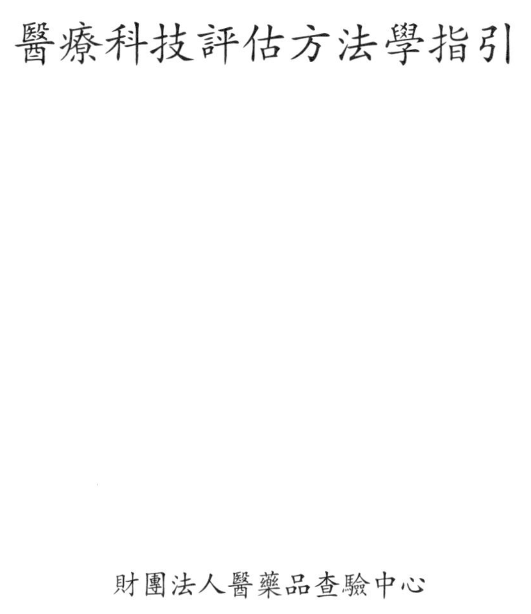

醫療科技評估方法學指引

财團法人醫藥品查驗中心

图5-27　中国台湾《医疗科技评估方法学指引》封面示意图

2.2 药物经济学评价指南

目前，药物经济学评价指南的应用最为广泛，越来越多的国家对药物经济学评价指南进行了发展和完善，用以支撑卫生和医保决策。

各国的药物经济学评价指南大多就评估视角、参照药、成本及结果分析方法、评估方法等方面规定关键原则。

表5-27　各国药物经济学评价指南对比分析[38]

项目	具体内容	使用国家
研究角度	医保支付方	德国、英国、意大利、波兰、加拿大、澳大利亚
	社会视角	法国、瑞典、英国、荷兰、波兰、韩国、澳大利亚
研究对象	待评估药物的基本信息	法国、德国、瑞典、英国、意大利、荷兰、波兰、加拿大、韩国、澳大利亚
	参照药物的选择	
目标人群	亚组分析	法国、德国、瑞典、英国、意大利、荷兰、波兰、加拿大、韩国、澳大利亚
健康产出	效用	法国、瑞典、英国、意大利、荷兰、波兰、加拿大、韩国、澳大利亚
	效果	法国、德国、瑞典、英国、意大利、荷兰、波兰、加拿大、韩国、澳大利亚
	效益	法国、瑞典、英国、意大利、荷兰、波兰、加拿大、韩国、澳大利亚
成本	直接医疗成本	法国、德国、瑞典、英国、意大利、荷兰、波兰、加拿大、韩国、澳大利亚
	直接非医疗成本	法国、德国、瑞典、意大利、荷兰、波兰、加拿大、韩国、澳大利亚
	间接成本	法国、德国、瑞典、意大利、荷兰、加拿大、韩国、澳大利亚
评估方法	CUA	法国、德国、瑞典、英国、意大利、荷兰、波兰、加拿大、韩国、澳大利亚
	CEA	
	CBA	德国、瑞典、意大利、加拿大
	CMA	英国、意大利、波兰、韩国、澳大利亚
	增量分析	瑞典、英国、荷兰、波兰、加拿大、韩国
模型分析	决策树模型	英国、法国、德国、加拿大、荷兰、瑞典、波兰、意大利、韩国、澳大利亚
	马尔可夫模型	
敏感性分析	/	法国、德国、瑞典、英国、意大利、波兰、加拿大、韩国、澳大利亚

（1）研究背景

研究背景包含研究角度、研究对象、目标人群三个方面。对于目标人群，由于药物经济学评价结果可能会因目标人群的不同而改变，因此在研究中应首先说明所评估药物的目标人群，且几乎所有国家在指南中都要求需要进行亚组分析。亚组分析有不同的分组方法：不同疾病形态或疾病严重性、不同治疗方法（如单独治疗、合并治疗）、或证据显示不同亚组的疗效不同、成本影响不同等。通过亚组分析有助于决策者找到该卫生技术最具有成本效益的亚组。

以加拿大为例，《加拿大经济性评价指南》（图 5-28）由加拿大 CADTH 制定及发布，于 2006 年发布第一版，现在使用的版本为 2017 年 3 月发布的第四版[39]。

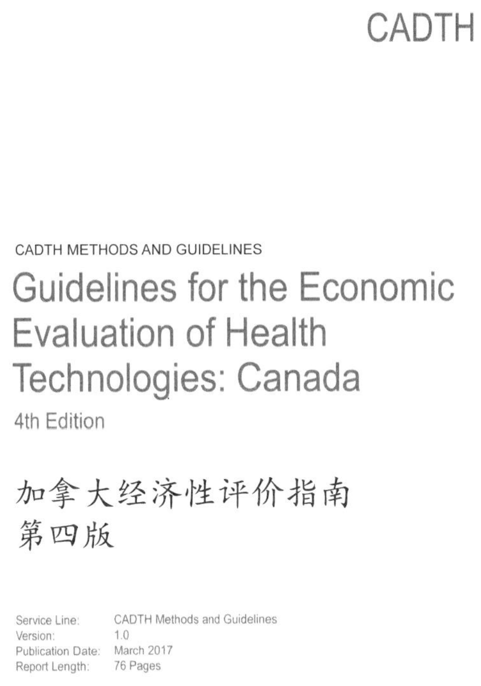

CADTH

CADTH METHODS AND GUIDELINES

Guidelines for the Economic Evaluation of Health Technologies: Canada

4th Edition

加拿大经济性评价指南
第四版

Service Line: CADTH Methods and Guidelines
Version: 1.0
Publication Date: March 2017
Report Length: 76 Pages

图5-28   《加拿大经济性评价指南》封面示意图

该指南对研究角度、目标人群、研究对象、关键参数测量及贴现、评估方法选择、模型构建、敏感性分析进行了具体指导。其中，在目标人群方面，该指南建议进行详细的亚组分析，从而找到相关药物最具有成本效益的亚组。

（2）健康产出及成本

健康产出指标分为效果、效用、效益三种类型，针对不同的健康产出指标存在不同的操作要点：对于效果，主要采用终点指标和中间指标；对于效用，则使用健康效用值测量工具；而效益是健康产出的货币化表示，也可以看作治疗方案带来的疾病成本的降低，包括医疗成本的节约、劳动力恢复减少的生产力损失、健康状态改善以及过程效用的货币价值等，在测量效益时要防止双重计算。

另一项重要参数——成本，可分为直接医疗成本、直接非医疗成本、间接成本和隐形成本。为科学认定成本范围，企业应依循研究角度和研究时限，尽可能包含与评估药物相关的所有成本，排除无关成本。

以澳大利亚为例。澳大利亚的《PBAC申请提交指南》（图 5-29）既是流程性指南，又是技术性指南。该指南建议 CEA 和 CMA 两种评估方法，并对两种方法下健康效果和成本的收集及测算进行了详细介绍[40]。

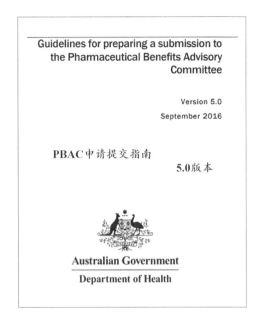

图5-29 澳大利亚《PBAC申请提交指南》封面示意图

（3）评估方法

评估方法即是如何测量与比较评估药物和参照药物的成本和健康产出。药物的成本均以货币的形式计量，但效益的计量形式却因疾病的特点而不同，应选择适当的评估方法，以全面反映药物对目标人群健康的影响。药物经济学的评估方法包括成本效果分析（CEA）、成本效用分析（CUA）和成本效益分析（CBA）和最小成本分析（CMA），目前最为常用的是 CUA 和 CEA。

以法国为例,《法国经济性评估方法的选择》（图5-30）由国家卫生管理局（HAS）制定，并于 2012 年 10 月发布，该指南推荐 CUA 和 CEA 为法国药物经济学分析的首选方法，并对健康产出及成本的测量方法进行了指导[41]。

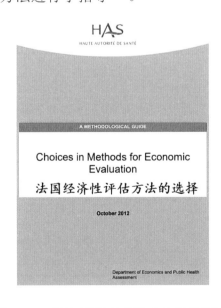

图5-30 《法国经济性评估方法的选择》

（4）模型分析

模型整合各种不同来源的成本和效益数据，对评估药物的经济性作出定量判断。在未收集评估所需的所有数据、收集的数据不完整、或仅收集了中间指标而未收集终点指标等情况下，企业需建立模型进行辅助分析。一般情况下，各国都要求企业自评时建立模型。

现阶段，最为常用的模型是决策树模型和马尔可夫模型。前者适用于病程较短的急性疾病或病情不太复杂的疾病，后者适用于病情延续时间长、反复发作的慢性疾病。

以德国为例，德国《通用方法》（图 5-31）由 IQWiG 制定与发布，与澳大利亚的《PBAC 申请提交指南》相同，《通用方法》既是流程性指南，也是技术性指南。该指南在模型层面对模型适用情况、模型构建方法、不确定性处理等内容进行了介绍 [42]。

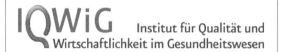

图5-31　德国《通用方法》封面示意图

（5）敏感性分析

敏感性分析（Sensitivity Analysis）是处理基于模型的成本效益评估中差异性和不确定性的主要方法，可确定评估结果（如 ICER）对于特定的一个或多个因素变化的敏感程度。为考察这种不一致性对评估结果的影响以及结果的稳定性，需开展敏感性分析，减少研究的偏倚。

2.3 预算影响分析指南

依据国际主流 BIA 指南（详见表 5-28）和中国药物经济学评估指南，企业自评 BIA 的研究主要分为研究背景、关键参数、预算模型和输出结果四个关键步骤。

表5-28　国际主流BIA指南[43]

序号	指南名称	制定国家	现行版本
1	国际药物经济学与结果研究协会（ISPOR）BIA指南	美国	2014年
2	《波兰财务分析指南》	波兰	2016年
3	《评估资源影响过程手册准则》	英国	2017年
4	《加拿大医疗保健资源成本计算指南》	加拿大	2007年
5	《爱尔兰卫生技术预算影响分析指南》	爱尔兰	2018年
6	《比利时预算影响分析准则》	比利时	2012年
7	《巴西卫生技术预算影响分析指南》	巴西	2012年
8	《澳大利亚预算影响分析指南》	澳大利亚	2016年

（1）研究背景

研究背景是指企业在进行预算影响分析前，对研究角度、研究时限和两种市场情形的描述。研究角度即预算决策者的角度，企业需根据决策需求将研究角度界定在不同医保统筹层级，不同的研究角度会影响预算影响结果；研究时限即预算影响分析的年限，通常为3~5年，研究时限内的每一年的预算影响都应呈现在报告中；两种情形即评估药物在对照情形和假设情形下的市场状态，企业进行预算影响分析时，两种情形均应考虑到预期的市场变化，包括同类药物和参照药物的上市、撤市以及可能的替代治疗方式等。

（2）关键参数

在明确研究背景后，即开展目标患病人群、市场份额和治疗成本等关键参数的测算。企业提交的这些参数应从医保支付方的角度出发，选择官方统计资料库或权威领域发表的文献作为数据来源。

（3）预算模型

预算影响分析模型首先对研究背景进行描述和假设，其次将疾病的关键参数输入并计算，以表格或图形的形式输出预算影响分析结果。

（4）输出结果

输出结果是指将两种情形下所得出的成本数据进行作差，增加或节余的部分即为预算影响分析结果，输出结果一般以表格形式展现。

以爱尔兰为例，《爱尔兰 HTA 预算影响分析指南》由爱尔兰健康信息和质量管理局（Health Information and Quality Authority，HIQA）制定及颁布，截止到目前，该指南共有 2010、2014、2018 三个版本[44]。

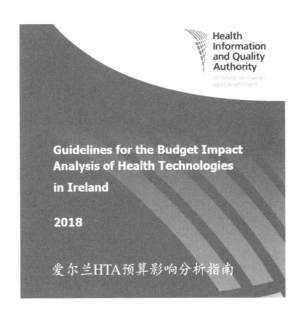

图5-32　《爱尔兰HTA预算影响分析指南》

该指南介绍如何开展预算影响分析，对参照药物的选择、研究时限、目标人群、成本测算、药物疗效及安全性的判断、预算影响模型、不确定性分析、结果报告形式进行了具体指导。

3 中国现状与发展趋势

3.1 流程性指南

《2019年国家医保药品目录调整工作方案》对审评组、谈判组、监督组的人员构成、审评流程、目录发布流程进行了规定，实际上起到了指南的作用。但现阶段，我国并未发布明确的流程性指南。

随着我国药品谈判机制的常态化以及医保目录动态调整机制的实施，笔者认为，建立官方的流程性指南将是未来发展趋势。流程性指南应对药品准入审评的流程做描述，包括材料提交、审评专家的遴选、审评流程及要点、审评报告撰写、谈判流程、准入决策结果发布形式等内容，由此提高药品医保准入制度的公平性和可预测性。

3.2 技术性指南

为了科学引导和规范中国的药物经济学研究，2008年，中国药学会与中国医师协会共同主办的、中国科协委托的年重点课题项目编制《中国药物经济学评价指南》正式启动。截止目前，《中国药物经济学评价指南》共发布了2011、2015、2019三个版本，为开展药物经济学研究提供了系统的方法指导和案例支持。但该指南并非由医保部门发布，指南的公信力有限。

由于我国 HTA 研究开展较晚，到目前为止尚未系统地应用于我国医药卫生的决策过程中。结合我国三次医保准入谈判建立的谈判规则以及医保目录动态调整机制的发展趋势，未来我国技术性指南可分为选题申报指南、谈判申报材料指南、药物经济学评价指南、预算影响分析指南四个部分，如表 5-29 所示。

表5-29 技术性指南类型及内容

指南类型	内容
选题申报指南	对选题申报主体、企业需提交的材料作出规定，一般包括药物基本信息、临床价值、价格信息等
谈判申报指南	对谈判所需的所有材料作出详细规定，一般包括药品基本信息、临床疗效信息、药物经济学评价信息、预算影响分析报告等
药物经济学评价指南	对准入所需的药物经济学评价材料作出详细规定，包括研究框架、分析方法、数据来源、报告内容等方面，具体指标包含研究角度、目标人群、干预措施、参照药物、研究时限等
预算影响分析指南	对准入所需的预算影响分析报告作出详细规定，包括分析框架、数据来源、报告格式等方面，具体指标包含目标人群、市场份额、治疗成本等

其中，选题申报指南旨在帮助企业明晰申报、选题、立项、遴选时所需的基础性材料，包括药物的基本信息、临床价值、价格信息等，医保部门依据相关材料对拟谈判药物进行初步筛选；确定参与谈判后，企业将提交谈判申报材料，该材料内容更为详细，具体的准备工作由谈判申报指南进行指导。

参考文献

[1]HAS. Déposer un dossier d'évaluation d'acte professionnel. [EB/OL].

https://www.has-sante.fr/jcms/c_1714581/fr/deposer-un-dossier-d-evaluation-d-acte-professionnel，2019-3-20

[2]CADTH. Health Technology Assessment and Optimal Use: Medical Devices; Diagnostic Tests; Medical, Surgical, and Dental Procedures [EB/OL].

https://www.cadth.ca/sites/default/files/pdf/HTA_OU_Topic_ID_and_Prioritization_Process.pdf，2015-11

[3]NICE. Guide to the processes of technology appraisal[EB/OL].

https://www.nice.org.uk/process/pmg19/chapter/selecting-technologies，2018-05

评估准入与调整

[4] G-BA. Arzneimittel-Richtlinie/Anlage XII: Sofosbuvir Beschlusstext [EB/OL].
https://www.g-ba.de/beschluesse/2029/，2014-07

[5]Evolocumab for treating primary hypercholesterolaemia and mixed dyslipidaemia, Technology appraisal guidance [TA394]. [EB/OL].
https://www.nice.org.uk/guidance/ta394/chapter/4-Consideration-of-the-evidence，2016-06-22

[6]pCOdR expert review committee(pERC)final recommendation [EB/OL].
https://cadth.ca/sites /default/files/pcodr/pcodr_everolimus_afinitor_net-gil_fn_rec.pdf，2016-9-29

[7]Skedgel C , Wranik D , Hu M . The Relative Importance of Clinical, Economic, Patient Values and Feasibility Criteria in Cancer Drug Reimbursement in Canada: A Revealed Preferences Analysis of Recommendations of the Pan-Canadian Oncology Drug Review 2011–2017[J]. *PharmacoEconomics*, 2018, 36(4):467-475.

[8]IQVIA.EFPIA Patient W.A.I.T. Indicator 2018 survey[EB/OL].
https://www.efpia.eu/media/412747/efpia-patient-wait-indicator-study-2018-results-030419.pdf，2019-04-03

[9]Svensson M, Nilsson F O, Arnberg K. Reimbursement Decisions for Pharmaceuticals in Sweden: The Impact of Disease Severity and Cost Effectiveness.[J]. *Pharmacoeconomics*, 2015, 33(11):1-8.

[10] National Model for Transparent Vertical Prioritisation in Swedish Health Care[EB/OL].
http://urn.kb.se/resolve?urn=urn:nbn:se:liu:diva-122805，2007

[11]NICE. Final appraisal determination: Olaparib for maintenance treatment of relapsed, platinum-sensitive, BRCA mutation-positive ovarian, fallopian tube and peritoneal cancer after response to second-line or subsequent platinum-based chemotherapy[EB/OL].
https://www.nice.org.uk/guidance/TA381/documents/final-appraisal-determination-document，2015-12

[12]NICE. Cancer Drugs Fund Managed Access Agreement : Venetoclax for treating chronic lymphocytic leukaemia [EB/OL].
https://www.nice.org.uk/guidance/ta487/resources/managed-access-agreement-november-2017-pdf-4661310205，2017-11

[13]MHRA. Promising Innovative Medicine(PIM) Designation-Step I of Early Access to Medicines Scheme(EAMS)[EB/OL].
https://assets.publishing.service.gov.uk/government/uploads/system/uploads/attachment_data/file/375327/PIM_designation_guidance.pdf，2014-04

[14]MHRA. Early Access to Medicines Scientific Opinion-Public Assessment Report[EB/OL].
https://assets.publishing.service.gov.uk/government/uploads/system/uploads/attachment_data/file/731427/EAMS_Nivolumab_GC_PAR__final.pdf，2015

[15]NICE. Nivolumab for previously treated advanced renal cell carcinoma Technology appraisal guidance[TA417][EB/OL].
https://www.nice.org.uk/guidance/ta417，2016-11-23

[16] HIRA. 약제급여평가위원회평가결과 . vandetanib 300mg[EB/OL].

http://www.hira.or.kr/bbsDummy.do?pgmid=HIRAA030014040000&brdScnBltNo=4&brdBltNo=46579&pageIndex=1，2015-10

[17] NICE. Final appraisal determination: Olaparib for maintenance treatment of relapsed, platinum-sensitive, BRCA mutation-positive ovarian, fallopian tube and peritoneal cancer after response to second-line or subsequent platinum-based chemotherapy[EB/OL].

https://www.nice.org.uk/guidance/TA381/documents/final-appraisal-determination-document，2015-12

[18]PharmaTimes online. NICE OKs £20m budget impact limit for new drugs[EB/OL].

http://www.pharmatimes.com/news/nice_oks_20m_budget_impact_limit_for_new_drugs_1189034，2017-03-16

[19] HAS. L'évaluation micro-économique des médicaments et dispositifs médicaux[EB/OL].

https://webzine.has-sante.fr/upload/docs/application/pdf/2014-12/dossier_presse_evaluation_medico_eco.pdf，2014-12-18

[20] Mohara A, Youngkong S, Velasco RP, et al. Using health technology assessment for informing coverage decisions in Thailand. [J] *Comp Eff Res.* 2012;1(2):137–146.

[21] NHSO.

https://www.nhso.go.th/eng/files/userfiles/file/2018/001/Annual%20report%202015.pdf，2018

[22] 常峰，夏强，崔鹏磊等 . 药品价量协议制度的国际经验及启示 [J]. 中国新药杂志，2016(2):134-138.

[23] PBS. Pembrolizumab Public Summary Document [EB/OL].

http://www.pbs.gov.au/industry/listing/elements/pbac-meetings/psd/2015-03/Files/pembrolizumab-psd-march-2015.pdf，2015-03

[24] 国家食品药品监督管理总局 .《关于仿制药质量和疗效一致性评价工作中改剂型药品（口服固体制剂）评价一般考虑等 3 个技术指南的通告》[EB/OL].

http://www.nmpa.gov.cn/WS04/CL2093/229281.html，2017-02-13

[25] PBS. New listings for the PBS announced on 28 October 2013[EB/OL].

http://www.pbs.gov.au/info/news/2013/10/new-listings-for-the-pbs-announced，2013-10-28

[26] MHLW.「後発医薬品の生物学的同等性試験ガイドラインに関する質疑応答集 (Q & A) について」等の改正について [EB/OL].

https://www.mhlw.go.jp/web/t_doc?dataId=00tb3260&dataType=1&pageNo=5，2006-11-24

[27] PHARMAC. Roxithromycin dispersible tablets[EB/OL].

https://connect.pharmac.govt.nz/apptracker/s/application-public/a0R2P000000LmVp，2017-06

[28] PDF Printable Version of March 2010 PBAC Outcomes - 1st Time Decisions Not to Recommend [EB/OL].

http://www.pbs.gov.au/info/industry/listing/elements/pbac-meetings/pbac-outcomes/2010-03/1st-time-decisions，2010-03

[29] Pharmaceutical Services Division Ministry of Health Malaysia. Guidelines for Submission of Dossier for Listing Into the Ministry of Health Medicines Formulary[EB/OL].

https://www.pharmacy.gov.my/v2/en/documents/guidelines-submission-dossier-listing-ministry-health-medicines-formulary.html，2019-11-06

[30] 国家药品监督管理局药品审评中心. 生物类似物研发相关问题问与答 [EB/OL].
http://www.cde.org.cn/news.do?method=viewInfoCommon&id=314906，2019-07-31

[31] Procedures and Templates for the CADTH pan-Canadian Oncology Drug Review [EB/OL].
https://cadth.ca/pcodr/guidelines-procedures-and-templates，2018-5-8

[32] 中国台湾地区医保部门，PE 评估方法学指南 [EB/OL].
https://www.cde.org.tw/HTA/history，2016-01-05

[33] HIRA. 제 7 기 약제급여평가위원회 위원 명단 .
https://www.hira.or.kr/dummy.do?pgmid=HIRAA030051000006，2019-09-01

[34] 中国台湾地区医保部门，新药建议全民健康保险收载作业手册 [EB/OL].
https://www.nhi.gov.tw/Content_List.aspx?n=0FA032EB7CA012ED&topn=3FC7D09599D25979，
2016-07-26

[35] General method for assessing health technologies [EB/OL].
https://www.has-sante.fr/jcms/c_541195/en/general-method-for-assessing-health-technologies，2007-06-14

[36] Laws A, Kendall R, Hawkins N. A comparison of national guidelines for network meta-analysis[J].
Value in health, 2014, 17(5): 642-654.

[37] 中国台湾地区，医疗科技评估系统性文献回顾方法学指引 [EB/OL].
https://www.cde.org.tw/HTA/history，2016-01-03

[38] Pharmacoeconomic Guidelines Around The World. [EB/OL].
https://tools.ispor.org/peguidelines/, 2020-04

[39] Guidelines for the Economic Evaluation of Health Technologies : Canada [EB/OL].
https://cadth.ca/sites/default/files/pdf/guidelines_for_the_economic_evaluation_of_health_technologies_canada_4th_ed.pdf，2017-03

[40] Guidelines for preparing a submission to the Pharmaceutical Benefits Advisory Committee[EB/OL].
https://pbac.pbs.gov.au/content/information/files/pbac-guidelines-version-5.pdf，2016-09

[41] Choices in methods for economic evaluation [EB/OL].
https://www.has-sante.fr/jcms/r_1499251/en/choices-in-methods-for-economic-evaluation，2011-09-17

[42] General Methods[EB/OL].
https://www.iqwig.de/en/methods/methods-paper.3020.html，2019-05-12

[43] Guidelines For Budget Impact Analysis: A Literature Review[J]. Luna, L.C. et al. Value in Health,
VOLUME 19, ISSUE 3, PA78, MAY 01, 2016

[44] Guidelines for the Budget Impact Analysis of Health Technologies in Ireland 2018[EB/OL].
https://www.hiqa.ie/reports-and-publications/health-technology-assessment/guidelines-budget-impact-analysis-health，2018-01-17

下篇　管理篇

第六章 协议管理

协议管理系指创新药物医保准入时，医保部门与企业签订医保管理协议，约定医保支付条件[1]，规范药物的医保报销规则，以降低医保基金运行风险，有效平衡医保、患者与企业三方利益。

纵观全球，并非所有创新药物在医保准入时均须签订管理协议。通常而言，部分药物由于治疗费用高昂、疗效证据不足等因素，导致临床价值、成本效益或预算影响的审评结论存在不确定性，准入后将对医保管理和基金支出带来一定风险，故需在谈判准入基础上签订协议来控制风险。

根据"风险因素"不同，医保管理协议可分为"普通协议"、"量价协议"和"效价协议"三类。

普通协议　临床安全有效但成本效益不佳的创新药物，即 ICER 值超过阈值上限，不满足医保"价值支付"的需求。医保部门与企业谈判调降支付标准，以提高其"性价比"，并签订普通协议进行有效约束。普通协议是基础性协议，量价协议与效价协议均基于普通协议进行设计。

量价协议　对于临床安全有效但预算影响分析（BIA）量级较高的创新药物，由于对医保基金产生较大影响，医保部门与企业签订量价协议，引入"量价挂钩机制"。即约定预期销量上限，若实际销量超过上限，则超出部分由医保和企业双方分担，以控制医保基金支出风险。

效价协议　对于临床急需但疗效证据不足的创新药物，由于其临床价值存在不确定性，纳入医保后可能产生临床使用和基金支付双重风险。医保部门与企业签订效价协议，引入"效价挂钩机制"，按药物的实际治疗效果决定是否支付或支付比例。

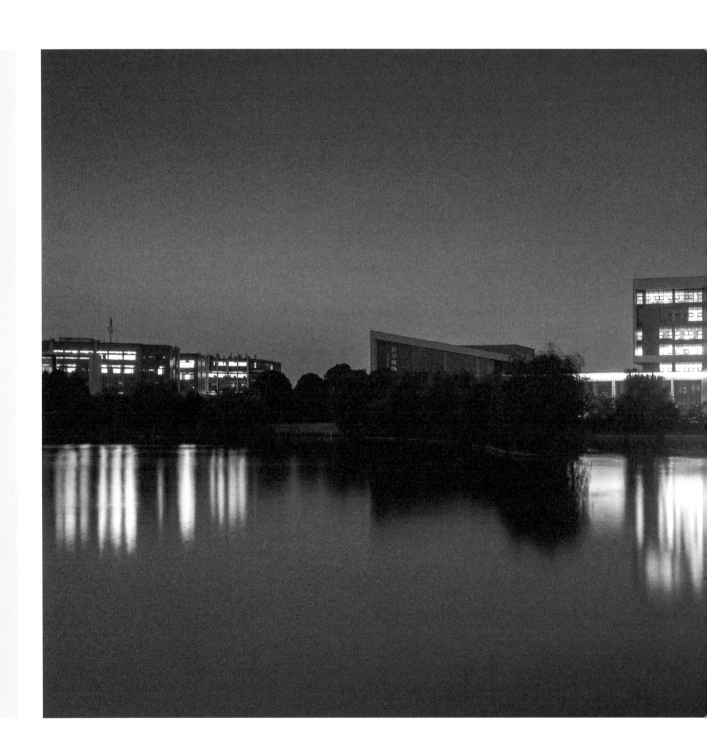

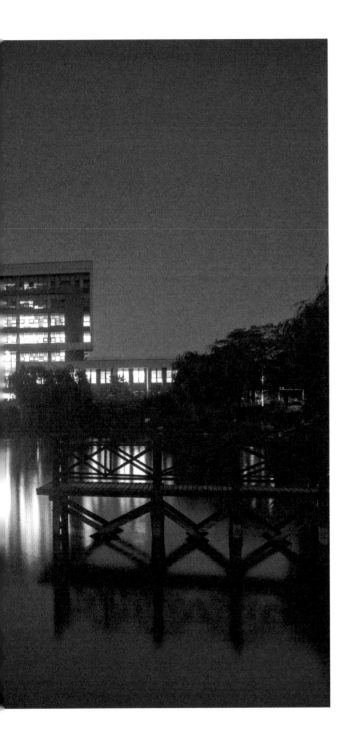

第六章 协议管理

第一节 普通协议

普通协议是指针对临床安全有效但性价比不理想的创新药物，医保部门与企业签订以约定药物医保支付标准为核心条款的医保管理协议。如英国的"患者准入计划（Patient Access Scheme，PAS）"、中国台湾地区的"固定折扣方案"等。

本节分"适用条件"和"协议要素"两部分介绍普通协议。

1 适用条件

对于已通过医保审评，明确临床疗效和预算影响的创新药物，若 ICER 值超过规定阈值，医保部门与企业开展谈判工作，通过降低支付标准将成本效果调降至阈值范围内，实现医保战略性购买。

本质而言，普通协议是将谈判结果以法律形式固定下来，通过约定药物的医保支付标准，规范药物的支付范围和方式，对企业的报销行为进行有效约束和规范，从而确保医保基金的"精准支付"，保障参保患者的刚性福利。

2 协议要素

各国医保普通协议内容基本相同，主要包括"支付标准、支付范围、支付基金与协议期限"四要素。

2.1 支付标准

医保支付标准是指协议约定的药物医保报销的基准价格。医保部门通常在普通协议中运用"保密折扣"和"动态调整"两种机制。

（1）保密折扣

保密折扣机制是指在协议约定支付标准的基础上，医保部门与企业协商确定固定的折扣金额或折扣比例，且对外保密。该机制可实现企业和医保的"双赢"。

对于企业而言，虽然折扣降低了药物的实际支付标准，但以协议形式对折扣进行保密，外界仅能获取折扣前的名义支付标准，有利于企业实施全球定价策略，维持药物在全球范围内的价格水平。

对于医保而言，以"保密"作为条件，可有效地说服企业以"折扣"形式降低药物的医保支付标准，从而节约医保基金支出。

正因如此，多数国家的医保部门在签订普通协议时引入"保密折扣机制"，如英国、意大利、荷兰、西班牙及加拿大等[2]。

【案例分析6-1】 英国NICE在伊匹单抗的普通协议中引入保密折扣机制[3]

伊匹单抗（商品名：Yervoy®，图 6-1）是百时美施贵宝公司（BMS）研发的一款靶向 CTLA-4 的单克隆抗体，主要用于治疗晚期不可切除或转移性黑色素瘤，2011 年 7 月，欧洲药品管理局（EMA）批准上市。

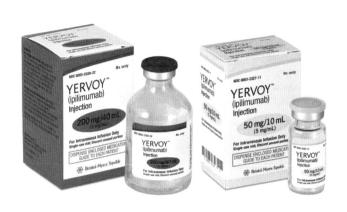

图6-1 伊匹单抗外包装示意图

2012 年，英国 NICE 对伊匹单抗用于"先前已经治疗的成人晚期（不可切除或转移性）黑色素瘤"适应症准入进行审评。审评发现，伊匹单抗虽疗效较佳，但由于价格高昂，导致成本效益评估（ICER 值）超过 £50000/QALY 阈值（伊匹单抗符合"生命末期"标准）。

因此，企业与 NICE 进行协商，签订"患者准入计划（PAS）"，以保密形式给予一定的折扣，使得伊匹单抗的 ICER 值降至约 £42200/QALY，符合阈值标准，纳入医保报销范畴。

（2）动态调整

动态调整机制是指在协议约定支付标准的基础上，医保部门可根据创新药物的实际市场销售情况对支付标准进行动态调整，主要包括协议期限内的"定期调整"和协议到期后的"续约调整"两类。

定期调整 在协议期限内，医保部门遵循"发现价格"的市场规律，根据实际市场价格定期调整药物的医保支付标准。以中国台湾地区为例，台湾地区允许医疗机构以支付标准为采购基准价，与企业"带量议价、以量换价"，并实施"结余归己"的激励措施，即采购价低于支付标准部分归医疗机构所有，然后定期采集采购价数据制定新一轮支付标准。支付标准与采购联动，形成螺旋式降价效应[4]。

【案例分析6-2】 中国台湾地区对阿达木单抗支付标准定期调整[5-6]

阿达木单抗（商品名：修美乐®，图6-2）是艾伯维公司研发的一款重组人单克隆抗体，能够通过特异性结合肿瘤坏死因子α（TNF-α），从而抑制炎症反应。该药主要用于治疗类风湿关节炎、强直性脊柱炎等自身免疫性疾病。

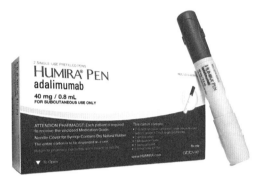

图6-2　阿达木单抗外包装示意图

2015年，阿达木单抗纳入中国台湾地区医保支付范围，并签订普通协议。中国台湾地区医保部门与艾伯维最初约定的支付标准为15433新台币/40mg。在定期调整机制下，经过数次市场价格调查与支付标准调整，2019年2月调整后的阿达木单抗支付标准为13646新台币/40mg。

续约调整　协议到期后，医保部门将收集药物的实际销量数据，与准入时预测的销量数据进行比对，调整药物的医保支付标准（详见本书第七章）。

2.2 支付范围

支付范围是指在协议中明确约定药物的报销条件，以规范协议药物的临床使用范围和医疗机构的用药行为，保障参保患者用药安全，实现医保的"价值购买"。

从狭义角度来看，支付范围是指协议药物纳入医保报销的适应症范围。从广义角度来看，针对部分药物，还将从"安全性"、"预算影响"和"成本效益"三个方面进行医保支付限制（详见表6-1），将在本书的第九章进行详细介绍。

表6-1　普通协议药物的医保支付限制示例[7-12]

限制类型	支付限制	示例
安全性	用药情形	英国：阿替利珠单抗用于尿路上皮癌，患者PD-L1表达需≥5%
	用药地点	德国：tisagenlecleucel（商品名：Kymriah®）为CAR-T治疗产品，其使用要求医疗机构符合过去三年诊断符合资质要求的患者超过20位、异体干细胞移植手术超过120例等条件
	医生资质	澳大利亚：比马前列素滴眼液限眼科医生开具处方使用

限制类型	支付限制	示例
预算影响	患者类型	瑞典：盐酸奥昔布宁仅限18岁以下儿童的报销
	处方量	中国台湾：使用利妥昔单抗后滤泡性淋巴瘤得到缓解、需维持治疗的患者，每3个月注射一次，限用8次，时长不得超过两年
成本效益	临床用药次序	英国：度伐利尤单抗治疗晚期非小细胞肺癌设定为二线治疗
	联合用药	瑞士：依维莫司与依西美坦联合治疗前期治疗失败的乳腺癌患者

2.3 支付基金

支付基金是指在协议中约定用于支付的基金来源。除公共基本医保统筹基金之外，对于部分创新程度高的药物，意大利等少数国家建立了专项基金，对其进行报销。

【案例分析6-3】 意大利卫生部建立创新药物基金[13]

为提高创新药物的临床可获得性，意大利卫生部建立了创新药物基金，每年共10亿欧元的基金预算，其中5亿欧元用于创新抗肿瘤药物，其余5亿欧元用于非抗肿瘤药物。

经审核符合创新条件的药物通过创新药物基金进行单独支付，在报销上享受取消报销限额的优惠政策。截至2020年3月30日，通过创新药物基金支付的药物适应症共37个。

表6-2 意大利创新药物基金支付的药物及其适应症（部分）

药物	研发企业	适应症	有效期
本妥昔单抗（Adcetris®）	武田	CD30阳性皮肤T细胞淋巴瘤	2019.11~2021.4
达雷木单抗（Darzalex®）	强生	多发性骨髓瘤	2018.4~2021.4
Dupilumab（Dupixent®）	赛诺菲	中重度特异性皮炎	2018.9~2021.9
索非布韦/维帕他韦（Epclusa®）	吉利德	慢性丙型肝炎	2017.4~2020.4
帕博利珠单抗（Keytruda®）	默沙东	经典霍奇金淋巴瘤	2019.12~2021.6
	默沙东	尿路上皮癌	2019.12~2021.6
Tisagenlecleucel（Kymriah®）	诺华	B细胞急性淋巴白血病、弥漫性大B细胞淋巴瘤	2019.8~2020.8
奥拉木单抗（Lartruvo®）	礼来	阶段性软组织肉瘤	2017.8~2020.8
纳武利尤单抗（Opdivo®）	BMS	黑色素瘤伴淋巴结受累的辅助治疗	2019.12~2022.12
维奈托克（Venclyxto®）	基因泰克	慢性淋巴B细胞白血病（联用利妥昔单抗）	2019.12~2021.6

2.4 协议期限

协议期限是指普通协议的有效期限。在协议期限内，医保部门与企业履行协议约定条款，当协议到期后，将进行续约管理（详见本书第七章）。协议期限分为"固定期限"和"无固定期限"两类，如表 6-3 所示。

表6-3　协议期限分类

期限类型	具体描述	示例
固定期限	协议明确规定，具体期限长短因各国医保管理制度不同而有所差异	法国：通常为1年；意大利、奥地利：平均2~3年；中国台湾：最长可达5年
无固定期限	协议未明规定，除非遇到需要终止或调整协议条款的情况，否则协议长期有效	英国："患者准入计划（PAS）"并未设置具体协议期限

3 中国现状与发展趋势

3.1 我国现状

自 2017 年起，我国已将协议管理运用于国家医保谈判准入工作中，对于临床必需、安全有效但价格高或对医保基金影响较大的独家创新药物，国家医保局在谈判成功后，统一签订准入协议。

经笔者梳理，从"适用条件"和"协议要素"两方面来看，我国谈判准入协议类似于普通协议，详见表 6-4。

表6-4　我国谈判准入协议适用条件和协议要素[14-15]

协议内容		具体描述
适用条件		谈判准入或续约药物
协议要素	支付标准	①医保支付标准全国统一，是基金支付和患者个人支付的费用总和； ②企业可对谈判药物的医保支付标准申请保密； ③企业向医疗机构和药店供应的药物价格不超过医保支付标准； ④协议期内若仿制药上市，医保部门有权依据仿制药价格调整支付标准； ⑤协议期限内若因政策调整或市场实际价格明显低于约定支付标准，医保部门可与企业协商重定支付标准，并在协议到期后进行调整。
	支付范围	对部分谈判药物进行支付限制，示例如下。 ①用药情形：特利加压素注射剂"限食管静脉曲张出血抢救"； ②用药地点：喜炎平注射液"限二级及以上医疗机构重症患者"； ③医生资质：利拉鲁肽注射剂"需二级及以上医疗机构专科医师处方"； ④患者类型：孟鲁司特咀嚼片"限儿童"； ⑤处方量：康柏西普注射液"每眼累计最多支付9支，第1年最多5支"； ⑥临床用药次序：伊达比星注射剂"限二线用药"； ⑦联合用药：伊沙佐米注射剂"与来那度胺联合使用时只支付其中一种"。
	支付基金	基本医疗保险统筹基金
	有效期	协议有效期为2年

3.2 发展趋势

我国通过协议管理，有效保障了谈判成果的落地实施，提高了参保患者临床用药的可支付性，降低了医保基金运行风险。今后，我国谈判准入协议可能在如下两方面进一步优化。

加强价格保密工作 我国在 2019 年谈判准入协议中首次引入申请支付标准保密做法，此法类似"保密折扣机制"，可在维护企业全球定价策略的同时，进一步降低药价。但实际操作时，可能在挂网采购和医保结算环节无意披露，应加强保密工作，维护企业合法利益。

完善动态调整机制 当前，我国已研究探索"动态调整机制"，包括"协议期内根据仿制药价格调整"和"协议到期后根据政策变化／市场实际价格调整"[14]，但尚未明确具体调整方案。今后如何规范市场价格收集方式、划分医保支付标准的调整事权（国家／省级），将是强化动态调整可操作性的关键事项。

第二节 量价协议

量价协议（PVAs）是指，基于预算影响分析（BIA）结果，医保部门与企业针对药物的预期销量，协商约定阈值上限作为"风险划分点"，当实际销量超过该上限时，双方将按照约定的方式承担超出部分费用的风险分担协议[16]。

量价协议是在普通协议基础上引入"量价挂钩机制"，以协议的形式约定药物的预期销量上限，约束规范企业的销售行为，降低医保基金运行风险。本节分"适用条件"和"协议要素"两部分，介绍量价协议管理模式。

1 适用条件

量价协议目的在于约束药物的销量，控制对医保基金的支出风险。此类协议适用于临床安全有效但对医保基金影响程度较大的创新药物，通常可用"BIA 量级大"和"BIA 增速快"两类条件进行界定，详见表6-5。

表6-5　签订量价协议药物的适用条件

条件类型	具体内涵
BIA量级大	根据"目标患者人群、治疗成本、市场份额"三项关键指标，测算创新药的BIA，测得该药纳入医保目录后对医保基金的使用量级较大
BIA增速快	根据测算的BIA，预估创新药物纳入医保目录后市场销售将逐年快速增长，医保基金支出的增速较快

由于"BIA 增速快"的预测难度大且准确性较低，故以"BIA 量级大"作为量价协议的适用条件是目前国际上的主流做法。BIA 量级可直观反映药物对医保基金的影响程度，医保部门针对基金使用量级大的创新药物，与企业签订量价协议，可有效减轻医保与参保患者的财务压力。

各国医保部门对于"BIA 量级大"的界定标准，可归为"定量"和"定性"两类，具体见表 6-6。

表6-6　BIA量级大的界定标准与示例

标准	含义	示例	
		国家/地区	具体描述
定量	设置固定金额作为统一的阈值上限，若某药物的BIA量级超过此阈值，则签订量价协议	澳大利亚	预计前4年有任何一年的预算超过2千万澳元的新药
		中国台湾	a.实际年度报销费用超过2亿/1亿新台币的新药/新适应症； b.实际年度报销费用超过预估的50%，总金额高于1亿/5千万的新药/新适应症。
定性	并未设置固定阈值，而是设置定性的条件，符合条件的药物需签订量价协议	波兰	a.定价高于参照药物支付标准 b.药物的需求量较高或不确定

【案例分析6-4】 澳大利亚对贝伐珠单抗签订量价协议[17]

贝伐珠单抗（商品名：Avastin®，图6-3）是罗氏制药公司研发的一款重组人源化单克隆抗体，通过与人血管内皮生长因子（VEGF）结合来抑制肿瘤血管生成，起到抗肿瘤作用。目前，贝伐珠单抗主要用于治疗结直肠癌、乳腺癌、非小细胞肺癌、肾细胞癌等多种恶性肿瘤。

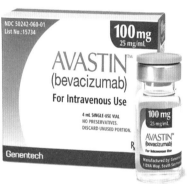

图6-3　贝伐珠单抗外包装示意图

2019年5月，澳大利亚药物福利咨询委员会（PBAC）审评通过了贝伐珠单抗用于"治疗复发或难治性胶质母细胞瘤"的适应症。但由于贝伐珠单抗的BIA量级（具体数值保密）超过阈值上限（2千万澳元），所以PBAC与企业签订了量价协议，并约定好风险划分点（具体数值保密），当实际销量超过协议约定时，企业需退还一定比例的超额费用。

2 协议要素

量价协议基于普通协议而设计，所以其涵盖普通协议中的"支付标准、支付范围、支付基金与协议期限"四个基本要素。而量价协议的特殊之处在于引入"量价挂钩机制"，其主要由"风险划分点"和"费用分担方式"两个协议要素组成。

2.1 风险划分点

风险划分点是指医保部门与企业在量价协议中约定的药物预期销量上限，当药物的实际销量超过风险划分点时，超出部分费用将按约定的分担方式由企业与医保部门共同承担，以降低协议药物对医保基金的支出风险。

风险划分点的科学合理设置是平衡医保基金可持续性与企业利润的关键，若设置过低，则企业获利减少、研发创新积极性下降;若设置过高，则医保基金支出压力增大。当前，风险划分点的测算方法主要有"BIA 测算法"和"固定阈值法"两种。

（1）BIA测算法（详见图6-4）

BIA 测算法是指基于药物准入审评时的预算影响分析（BIA）结果，通过调整治疗成本参数重新校准 BIA，即将评估药物价格由谈判前市场价或企业意向价调整为谈判约定的支付标准。该方法是测算风险划分点的主流方式，目前澳大利亚、法国、新西兰、比利时等多数国家在签订量价协议时运用。

此外，值得注意的是，韩国等少数国家的医保部门综合考量"实际销量与预期销量间的合理偏差、医保基金承受能力、药物创新程度"等调整因素，在校准后的 BIA 基础上再按一定金额或比例进行调整，作为最终的风险划分点。以韩国为例，韩国国民健康保险公团（NHIS）在药物预期销量（BIA 校准）基础上，上调 30% 作为风险划分点。

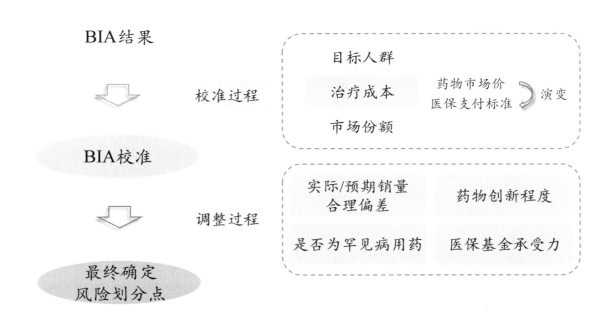

图6-4 BIA测算法示意图

（2）固定阈值法

固定阈值法是指医保部门参考药物的实际销量、医保基金承受能力等因素，与企业直接约定一个固定的药物预期销量阈值作为风险划分点。该方法通过直接约定的方式确定风险划分点，操作简便，但并未经过精细化的测算，所以科学性稍有欠缺，主要适用于准入审评时未评估 BIA 的药物，以及医保部门对同一疾病领域药物进行统一约定销量上限的情形。

【案例分析6-5】 法国HAS对DAA类丙肝药物统一约定风险划分点[18-20]

2014 年 9 月，法国国家卫生管理局（HAS）提出针对直接抗病毒类（DAA）丙肝药物企业加征税收。根据规定，当所有 DAA 类丙肝药物销售额超过固定阈值后，企业需对超过部分按一定比例缴税。该规定本质上相当于量价协议，风险划分点即为固定阈值。

HAS 每年根据实际药物销量情况制定不同的固定阈值，例如 2014 年为 4.5 亿欧元、2015 年为 7 亿欧元、2016 与 2017 年为 6 亿欧元。该固定阈值为纳入医保支付范围的所有 DAA 类抗丙肝药物（见表 6-7）的总体销量上限。

表6-7 法国DAA类抗丙肝药物

通用名	商品名	研发企业	医保准入时间	SMR/ASMR评级
索非布韦（Sofosbuvir）	Sovaldi®	吉利德	2014.9	重要/II（III）级
达卡他韦（Daclatasvir）	Daklinza®	百时美施贵宝	2015.3	重要/IV级
西咪匹韦（Simeprevir）	Olysio®	强生	2015.3	重要/IV级
索非布韦/雷迪帕韦（Sofosbuvir/Ledipasvir）	Harvoni®	吉利德	2015.6	重要/IV级
奥比他韦/帕利瑞韦/利托那韦+达沙布韦（Ombitasvir/Paritaprévir/ritonavir+Dasabuvir）	Viekirax®+Exviera®	艾伯维	2015.6	重要/IV级

2.2 费用分担方式

费用分担方式是指当药物的实际销量超过风险划分点，企业以一定的方式分担药物的治疗费用，以降低基金负担。目前，各国医保部门主要采用"调降支付标准"和"还款"两种方式分担费用。

（1）调降支付标准

调降支付标准是指通过下调药物的支付标准来减轻医保基金的费用支出，操作方法有"谈判调降"、"公式调降"和"固定区间调降"三类。

谈判调降 当药物的实际销量超过风险划分点后，医保部门与企业以协商谈判方式下调药物的医保支付标准。谈判调降是域外国家实施量价协议时采取的主流降价方式。

【案例分析6-6】 瑞典对来那度胺谈判调降支付标准[21]

来那度胺（商品名：Revlimid®，图6-5）是由美国Celgene生物制药公司研发的一款小分子化学药品，欧洲药品管理局（EMA）最早于2007年6月批准该药物在欧盟境内上市销售，主要用于治疗多发性骨髓瘤、套细胞淋巴瘤等恶性肿瘤。

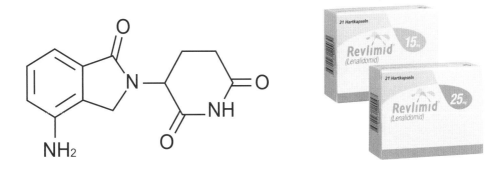

图6-5 来那度胺分子结构（左）和外包装示意图（右）

瑞典牙科和药品福利局（TLV）于2016年3月完成对来那度胺的审评工作，并因预算影响分析结果存在不确定性，与企业签订量价协议,明确预算上限(具体数值保密)。

截至2017年4月，TLV通过合计各个地区的医保基金数据，计算出来那度胺的实际销量总和约为297,930万克朗，已超过协议规定的预算上限。因此，TLV与企业随即进行谈判，来那度胺的医保支付标准下降了5%,该支付标准于2017年4月1日生效。

公式调降 当药物实际销量超过风险划分点，医保部门将按照特定的计算公式下调药物的医保支付标准。韩国是按公式调降的典型国家，根据不同类型的药物，其调降公式略有差异，见表6-8。

表6-8 韩国签订量价协议药物的调降公式表

调整条件			降价公式	降幅上限
对象	适用条件	α值		
类型A	首次准入后，第一年实际销量超过风险划分点30%的谈判准入药物	0.9	$P_a=\alpha \times P_o+(1-\alpha) \times [P_o \times (Ve/Va)]$	10%
类型B	已通过<类型A>调整一年后，实际销量超过前一年且满足如下条件的谈判准入药物： ①涨幅达到60%及以上 ②涨幅超过10%且实际销量超过50亿韩元	0.85		
类型C	准入满4年后，实际销量超过前一年且满足如下条件的非谈判准入药物（如改良型新药、仿制药等）： ①涨幅达到60%及以上 ②涨幅超过10%且实际销量超过50亿韩元	0.85		

*P_a: 调整后支付标准；P_o: 调整前支付标准；Ve: 风险划分点；Va: 实际销量；α: 价格下调率。

【案例分析6-7】 韩国按公式下调38个C类药物的医保支付标准[22]

　　韩国国民健康保险公团（NHIS）下属的政策研究院于 2018 年 12 月发布了《关于药品使用量 - 价格联动协商制度的改革研究》。研究报告显示，2018 年韩国经过遴选（见图 6-6），共对 38 个签订量价协议的 C 类药物的医保支付标准按公式调整，其中价格下调率 α 取值为 0.85，具体公式为：$P_a=0.85P_o+0.15P_o \times (Ve/Va)$。

　　以该公式计算出的这 38 种药物的降价率最低为 1.42%，最高为 13.54%（降价率超过 10% 的按 10% 计），平均降价率为 5.48%，共节约医保基金 108 亿韩元左右。

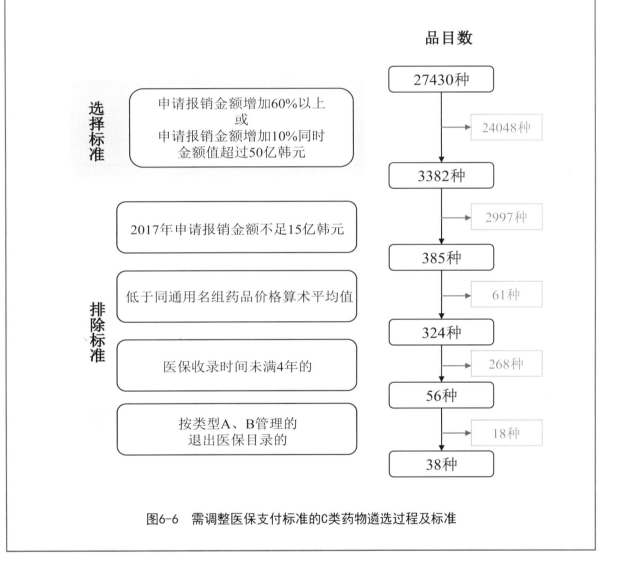

图6-6　需调整医保支付标准的C类药物遴选过程及标准

　　固定区间调降　当药物实际销量超过风险划分点，医保部门在固定的销售区间，按一定的比例或金额下调药物的医保支付标准。目前，仅有新西兰等部分国家在量价协议中采用该方法调降支付标准。

　　假设某药物 Q 签订量价协议，协议中规定医保支付标准为 1000 元、风险划分点为"1 亿元"。与此同时，医保部门与企业协商以"固定区间调降"方式调整药物支付标准，并以风险划分点为起点，划分 A、B、C、D 四个固定销售区间，每个区间的调降比例分别为：5%、10%、15% 和 20%。

当药物 Q 的实际销量超过风险划分点时，实际销量落在 A、B、C、D 任一固定区间内，则按对应比例下调医保支付标准，详见表 6-9。

表6-9　药物Q采用"固定区间调降"方法下调支付标准示例

实际销量（模拟）	固定销售区间		医保支付标准（调降后）
	区间范围	调降比例	
0.8亿元	风险划分点：0~1亿元	0	1000元
1.8亿元	固定区间A：1~2亿元	5%	950元
2.8亿元	固定区间B：2~3亿元	10%	900元
3.8亿元	固定区间C：3~4亿元	15%	850元
4.8亿元	固定区间D：4亿及以上	20%	800元

综上，从谈判准入角度来看，"谈判调降"方法并未明确支付标准的具体调降幅度，所以弹性较大，在协商签订量价协议时易被企业接受，有利于降低谈判准入难度。反之，"固定区间调降"方法则弹性较低，谈判准入难度较大。

从实际操作层面来看，"固定区间调降"方法以协议形式明确约定调降幅度，简单易行。而"谈判调降"方法则需重新组织谈判工作，以谈判方式降价，操作难度较大且资源消耗较多，如图 6-7。

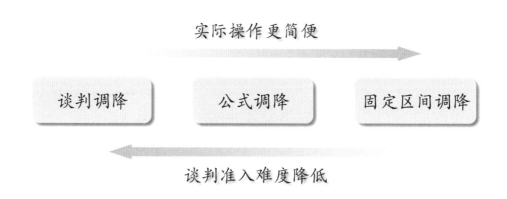

图6-7　支付标准调降方式比较

（2）还款方式

还款方式是指当药物的实际销量突破风险划分点时，企业将超出部分的费用按固定的金额或比例退还给医保部门。该方式不改变药物的医保支付标准，仅是将超额报销费用部分退还。

综上，调降支付标准可持久性减轻药物对参保患者和医保基金的负担，但该方式不利于企业的市场定价战略，不易被企业接受。

还款方式直接退还超额费用，并不改变支付标准，更容易被企业接受。但若医保准入决策层级与医保报销层级不一致，操作难度较大。假设一个国家有十个统筹地区且各地区统筹基金不共济，若国家层面针对某药物统一签订量价协议，由十个统筹地区分别负责报销，则当药物的总销量超过风险划分点时，由于各统筹地区的报销政策存在差异性，超额费用很难公平合理退还给各统筹地区。

3 中国现状与发展趋势

3.1 我国现状

当前，国家层面并未在医保药品谈判准入工作中引入"量价协议"。但地方层面已有部分省市探索实施量价协议，通过与企业约定销量上限达到控制基金预算的目的。例如青岛市通过限定药物使用人数的方式控制费用支出，即根据疾病发病率与企业约定结算人数上限，超过上限人数后，医保不予支付。

【案例分析6-8】 青岛市协议约定曲妥珠单抗的结算人数上限

曲妥珠单抗（商品名：赫赛汀，图 6-8）是罗氏制药公司研发的一款靶向于HER-2的人源化单克隆抗体，主要用于治疗 HER-2 阳性的转移性乳腺癌。该药最早在 2002 年经国家药品监督管理局批准上市，并在 2017 年谈判准入医保目录。

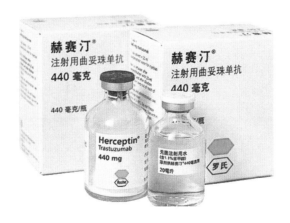

图6-8 赫赛汀外包装示意图

在谈判准入国家医保目录前，2014 年 12 月，赫赛汀通过谈判被纳入青岛市补充医疗保险特殊药品目录，后在补充协议中规定赫赛汀 2017 年的保险结算人数上限，一旦超过该上限，青岛医保经办机构将不再进行支付，而由企业自行支付。具体方式为医保先行垫付，年底结算时企业将超出上限的人员费用返还给医保。

3.2 发展趋势

随着我国新药上市速度加快及医保药品目录动态调整工作常态化，创新药物的医保准入周期加快，准入数量激增，医保基金可持续性问题越来越引起关注。

在此背景下，探索实施"量价协议"可能是医保管理的主流发展方向。根据 BIA 测算结果，针对 BIA 量级大、增速快的创新药物签订量价协议。首先，结合医保基金承受能力、药物创新程度、是否罕见病用药等因素，在 BIA 基础上调增 / 调减确定风险划分点；其次，结合我国多层级统筹的实际情况，采用全国统一调降支付标准方式分担费用。

第三节 效价协议

效价协议是指医保部门与企业签订的按药物实际疗效支付费用的风险分担协议。效价协议是在普通协议的基础上引入"效价挂钩机制",医保部门在协议观察期限内收集患者的治疗数据,从患者个体或群体水平界定药物的实际疗效,并根据疗效评估结果决定是否支付及支付水平,以降低医保基金"无效支付"的风险[23]。

本节将分"适用条件"、"协议要素"和"操作要点"三部分介绍创新药物效价协议的管理模式。

1 适用条件

效价协议旨在降低因药物临床价值不确定性而带来的医保管理和支付风险,主要适用于临床急需但疗效证据不足的创新药物。签订效价协议的药物常需同时满足"临床急需"、"疗效不确定"和"数据可收集"三个适用条件。

临床急需 临床急需是指创新药物所治疗的疾病领域治疗手段欠佳,患者的临床需求尚未得到满足。如恶性肿瘤、免疫疾病以及罕见病等,在现有医疗水平下,缺乏有效的治疗手段。这是签订效价协议的前提与基础。

疗效不确定 疗效不确定是指在医保准入审评时,创新药物的疗效证据不充分,导致其临床价值和成本效益的评估结果存在不确定性,若直接纳入医保将增加基金的支付风险,这是签订效价协议的本质原因。

疗效不确定包括两个界定标准:从临床价值角度,已有初步证据显示创新药物具有临床疗效,但由于企业在准入审评时所提供的疗效证据多为 II 期、单臂临床试验,样本量较少,且随访时间较短、尚未达到临床结局,导致药物的长期治疗效果和在真实世界中的疗效存在不确定性。

从成本效益角度,基于现有证据测算的 ICER 值虽然暂时不符合阈值标准,但药物的成本效益具有持续改善的潜力。主要是因为疗效证据的不确定性,对效用值或治疗成本的测算产生了影响,例如生存质量(QoL)数据等,从而导致 ICER 值的测算存在不确定性。

数据可收集 数据可收集是指医保部门进行合理的预测后,判断观察期限内创新药物治疗患者的疗效数据是否可收集,以便后续确定药物的实际疗效,这是效价协议具备可行性的关键。若无法或难以收集数据,将极大增加医保部门的行政成本,通常不建议签订效价协议。

【案例分析6-9】　阿达木单抗在澳大利亚签订效价协议的适用条件[24-26]

2003 年12 月，阿达木单抗治疗类风湿性关节炎适应症通过签订效价协议纳入澳大利亚医保支付范围。根据协议，患者接受治疗后的第三个月，医保部门根据受累关节总数①减少量与炎症标志物水平，决定是否继续报销。因符合如下三条适用条件，阿达木单抗需要签订效价协议。

临床急需　类风湿关节炎的主要治疗方案为改善病情抗风湿药（DMARDs），通过抑制免疫功能延缓疾病进展。而阿达木单抗属于肿瘤坏死因子拮抗剂（TNFi），可以抑制促炎症细胞因子 TNF 及其后续诱导产生的其他炎症因子，可有效缓解类风湿性关节炎，在 DMARDs 疗效不佳的患者中需求尤其紧迫。

疗效不确定　阿达木单抗的临床疗效主要证据为一项跟踪时长 24 周 RCT 试验 ARMADA。而 ARMADA 以阿达木单抗与甲氨蝶呤联用为试验组，以安慰剂为对照，因此疗效的差异性无法排除甲氨蝶呤的作用。同时，缺乏阿达木单抗与其同类药物（依那西普，英夫里昔单抗）的头对头疗效比较试验证据，目前只能通过间接比较的方法进行疗效对比。

数据可收集　疗效数据指标基于澳大利亚风湿协会数据库和健康保险委员会管理数据库可以方便地收集并判断。

2 协议要素

由于效价协议是基于普通协议设计的，因此普通协议中的"支付标准、支付范围、支付基金与协议期限"四个基本要素亦适用于效价协议。而效价协议的特殊之处在于引入"效价挂钩机制"，即通过"评估指标"、"评估阈值"、"患者样本量"和"观察期限"四个协议要素将医保支付与药物实际疗效相关联。

2.1 评估指标

评估指标是指效价协议约定的，用于判断创新药物临床真实疗效的客观指标，医保部门据此决定是否支付及支付水平，这是效价协议的第一要素。根据评估终点不同，分为"临床终点"和"替代终点"两类，如表 6-10 所示。

---

① 类风湿关节炎是一种以对称性、多关节、小关节为主的慢性自身免疫疾病。关节受累指患者关节肿胀、疼痛、甚至畸形并导致功能丧失，是类风湿性关节炎的主要病理特征及临床诊断标准。一般来说，类风湿性关节炎起病时受累关节数目在1~3之间，大多数病人超过4~10个，疾病可累及人体187个滑液关节。

表6-10　评估指标分类

指标类型	指标示例	优势	劣势
临床终点	死亡、治愈	直观反映药物的临床疗效，可信度高	评估期限较长，资源消耗较多
替代终点	肿瘤病灶缓解程度、低密度脂蛋白表达水平	评估期限较短，资源消耗较少	间接性疗效指标，科学性存疑，可信度较低

临床终点指标　临床终点能够科学客观地反映药物对患者的最终治疗效果，包括患者治愈或死亡等。但由于患者达到临床终点的时间较长，所以主要适用于病程较短的急性疾病或危重性疾病。

【案例分析6-10】　德国疾病基金以"患者死亡"为Yescarta®的临床终点指标[27]

益基利仑赛注射液（商品名：Yescarta®，图6-9）是吉利德子公司Kite研发的一款靶向于CD19的CAR-T疗法产品，用于治疗经两次或以上系统治疗的复发或难治性弥漫性大B细胞淋巴瘤和原发性纵隔大B细胞淋巴瘤。2018年8月获EMA批准上市。

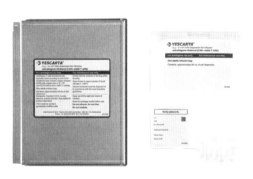

图6-9　Yescarta®外包装示意图

截至目前，Yescarta®已通过德国医保准入审评，纳入医保报销范围，但由于疗效不确定性，加之高昂的定价，德国部分疾病基金（类似我国医保经办机构）与吉利德签订效价协议，合理分担支付风险，具体以VEDK和和GWQ ServicePlus两家疾病基金为例。

VEDK和GWQ ServicePlus共覆盖约60%的参保人员，此两家疾病基金分别与吉利德签订效价协议，并以治疗患者的"死亡（death）"作为评估指标，规定若患者在接受CAR-T治疗后的一定期限内死亡则企业需退还部分费用。

替代终点指标　替代终点是与临床终点相关且能够替代反映和预测临床终点变化的指标。在当前医疗水平下，部分慢性疾病或特殊性疾病，如自身免疫性疾病、恶性肿瘤、罕见病等，仍无法治愈或难以短期内治愈，所以医保部门通常会选取替代终点指标评估药物对患者的治疗效果，以缩短评估时间、降低资源消耗。

表6-11 替代终点指标示例

药物名称	适应症	效价协议示例		
		研发企业	医保支付方	替代终点指标
Epoetin alfa（阿法依泊汀）	贫血症	安进	美国CMS	红细胞比容
Certolizumab pegol（赛妥珠单抗）	多种炎症性疾病	优时比	英国NICE	①巴斯强直性脊柱炎症疾病活动指数②脊柱疼痛视觉模拟评分
Alirocumab（阿丽库单抗）	高血脂	赛诺菲&再生元制药	美国私人保险Cigna	低密度脂蛋白（LDL）
Evolocumab（依洛尤单抗）	高胆固醇血症&心血管疾病	安进	美国私人保险CVS Health	低密度脂蛋白胆固醇（LDL-C）

【案例分析6-11】 美国Cigna以"LDL水平"为阿丽库单抗的替代终点指标[28]

阿丽库单抗（商品名：Praluent®，图6-10）是由赛诺菲和再生元制药共同研发的治疗杂合子家族性高胆固醇血症的单克隆抗体，其通过抑制人前蛋白转化酶枯草杆菌蛋白酶/Kexin9型（PCSK9）降低肝脏低密度脂蛋白受体（LDLR）数量，从而降低低密度脂蛋白胆固醇水平。2015年7月24日经美国FDA批准上市。

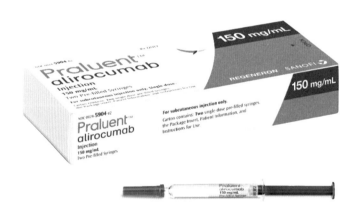

图6-10 阿丽库单抗外包装示意图

2016年5月11日，赛诺菲与美国私人保险公司Cigna签订效价协议，以"低密度脂蛋白（LDL）表达水平"为替代终点指标，评估阿丽库单抗的治疗效果，若接受治疗患者的LDL水平未降至协议约定的水平之下，Cigna将降低该药的报销价格。

知识拓展：患者个体指标与患者群体指标

除按评估临床终点进行分类外,评估指标还可根据"评估对象"不同,分为"患者个体指标"和"患者群体指标"两类，详见表6-12。

表6-12　患者个体指标和患者群体指标

指标类型	具体描述	指标示例
患者个体指标	以患者个体为单位,针对每个患者单独评估药物疗效并决定是否支付的评估指标	死亡、低密度脂蛋白表达水平
患者群体指标	以患者群体为单位,针对治疗患者统一评估药物疗效并决定是否支付的评估指标	总生存率、总死亡率

结合国际经验，目前效价协议所采用的评估指标以"患者个体指标"为主。个体指标以单个患者为单位,可有效判断药物对每一位患者的治疗效果,实现效价协议的精准支付,最大程度降低医保基金"无效支付"风险。正文部分的案例6-11与6-12均为个体指标。

相较于个体指标,基于群体指标得出的疗效评估结果是药物的整体疗效,无需对每位患者单独评估并决定是否支付，所以操作简便，但会带来对部分患者无效支付的风险,故在效价协议中运用较少。以伊匹单抗为例：

2012年,伊匹单抗（商品名：Yervoy®）通过签订效价协议纳入澳大利亚医保目录PBS支付。协议约定,评估指标为一年内（2013.08.01~2014.07.31）接受伊匹单抗治疗的转移性黑色素瘤患者的2年总生存率,若低于23.5%则企业需要向医保部门退还部分费用。最终2年总生存率在23.9%~34.2%间（910个有效患者数据）,企业无需还款[29]。

2.2 评估阈值

评估阈值是指评估指标的判断标准,即评估指标数值达到何种标准可判定创新药物的临床疗效"合格",符合医保支付条件。根据来源不同,评估阈值主要可分为"行业标准"、"注册标准"与"参照药物标准"三类,详见表6-13。

表6-13　评估阈值来源分类

阈值来源	比较对象	具体描述	特点
行业标准	疾病治疗标准	以行业内权威机构、委员会或学会编撰的临床指南及相关标准作为评估阈值	数据权威，但可能各国行业标准不一
注册标准	药物注册数据	以注册审评时企业向药物监管部门提交的相关临床疗效数据作为评估阈值	阈值门槛相对较低,容易达到
参照药物标准	参照药物数据	医保部门与企业协商选择一个合适的参照药物,当药物疗效数值高于参照药物数值时,则判定药物临床疗效合格	判断标准是相对的,随参照药物选择的不同而变化

其中，与注册标准和参照药物标准相比，行业标准为各疾病治疗领域的专业性标准，数据权威性高，是当前各国医保部门确定评估阈值的主要来源。以肿瘤治疗领域为例，业内的权威学术机构包括美国肿瘤协会（ASCO）、欧洲肿瘤内科学会（ESMO）、美国国家综合癌症网络（NCCN）等，如图 6-11 所示。

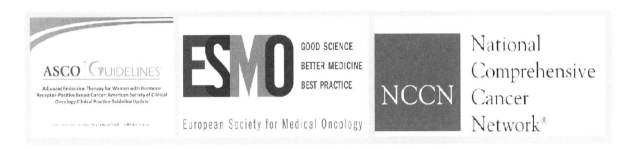

图6-11　ASCO（左）、ESMO（中）、NCCN（右）标识示意图

【案例分析6-12】　英国NICE将NCCN指南作为硼替佐米评估阈值的参考来源[30]

硼替佐米（Bortezomib，商品名 Velcade®，图 6-12）是千年制药公司和强生旗下 Janssen-Cilag 公司联合开发的一款蛋白酶体抑制剂，用于治疗复发性和难治性多发性骨髓瘤。2004 年 4 月获 EMA 批准上市。

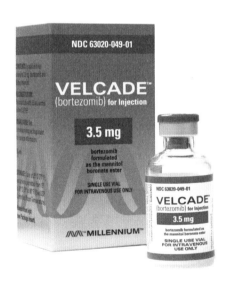

图6-12　硼替佐米注射剂外包装示意图

经英国 NICE 审评，发现硼替佐米的"血清 M 蛋白表达水平"在真实世界中的临床数据较为有限，导致临床价值和成本效益均存在不确定性（ICER 值为£35000/QALY，超过阈值上限）。因此，NICE 与企业签订了效价协议，对"评估指标、评估阈值、

医保支付"三个方面进行了规定。

评估指标 由于血清 M 蛋白是多发性骨髓瘤的特征性表现，且可通过血清蛋白电泳测定，所以协议约定以"血清 M 蛋白表达水平"为评估指标。

评估阈值 参考美国国家综合癌症网络（NCCN）制定、国际骨髓瘤工作组（IMWG）修订的多发性骨髓瘤缓解标准，血清蛋白表达水平降低 ≥ 25% 是复发性难治骨髓瘤的最小缓解标准，所以协议以"25%"作为评估阈值。

医保支付 协议规定以四个疗程作为观察期限，对于血清 M 蛋白降低 25% 及以上的患者，英国国民保健服务（NHS）继续支付医保费用；对于血清 M 蛋白降低小于 25% 的患者，NHS 停止支付，并要求企业退还之前的报销费用。

2.3 患者样本量

患者样本量是指效价协议覆盖的患者人群数量。由于签订效价协议的药物疗效存在不确定性，可能产生一定的疗效风险和支付风险，所以医保部门与企业通常会严格把关用药患者纳入标准，限制患者样本量。

经笔者归纳，患者通常需同时满足"适应症标准"和"体征标准"两类用药标准，才能接受药物治疗：适应症标准即指患者必须确诊为药品说明书已载明的适应症方可使用该药物；体制指标是指在符合适应症标准的前提下，患者还需检测体征指标，若体征指标不达标，将可能影响药物疗效，并威胁自身生命安全。

【案例分析6-13】 奥英妥珠单抗在西班牙效价协议中的患者样本量限制[31]

奥英妥珠单抗（商品名：Besponsa®，图 6-13）是由辉瑞公司研发的一款靶向于 CD22 的抗体-药物偶联物（antibody-drug conjugate，ADC），主要用于成人复发或难治性 B 细胞急性淋巴白血病。2017 年 6 月，EMA 批准奥英妥珠单抗上市销售。

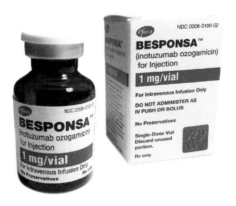

图6-13 奥英妥珠单抗外包装示意图

2019 年，西班牙通过签订效价协议将奥英妥珠单抗治疗"急性淋巴细胞白血病"纳入医保支付范围。协议明确规定用药标准（见表6-14），仅有符合标准的患者才能使用该药物。

表6-14 协议约定的奥英妥珠单抗患者用药标准

用药标准	具体要求
适应症标准	患者必须诊断为"急性淋巴细胞白血病"
体征标准	1.ECOG评分≤2； 2.年龄在18岁以上； 3.1~2种化疗方案失败； 4.CD22测试反应≥20%； 5.无burkitt淋巴瘤、心脏疾病等； 6.费城染色体阳性患者至少一种甲状腺抑制剂治疗失败； 7.保留一定的肝功能（总胆固醇≤1.5倍正常状态上限）。
其他要求	患者已申请干细胞移植登记

2.4 观察期限

观察期限是指医保部门与企业约定的观察药物临床疗效的时长，到达观察期限后，医保部门将依据评估指标（支付指标）判断药物的实际疗效。

通常而言，观察期限的时长设置与评估指标的选择类型密切关联。若评估指标为替代终点指标，则观察期限较短；若评估指标为临床终点指标，则观察期限较长，见表6-15。

表6-15 效价协议观察期限与评估指标的关联性

观察期限	评估指标	特点分析
短期（2~4月）	替代终点	观察时间较短，但科学性存疑
长期（2~4年）	临床终点	观察结果更具科学性，但随着市场的发展，最终结果可能失去意义

【案例分析6-14】 英国NICE对赛妥珠单抗设置12周的观察期限[32]

赛妥珠单抗（商品名：Cimzia®，图6-14）是由优时比公司（USB）研发的一款肿瘤坏死因子 α（TNF-α）抑制剂，主要用于治疗类风湿性关节炎、银屑病关节炎、强直性脊柱炎及脊柱关节炎等自身免疫性疾病。2019 年 10 月，EMA 批准塞妥珠单抗上市销售。

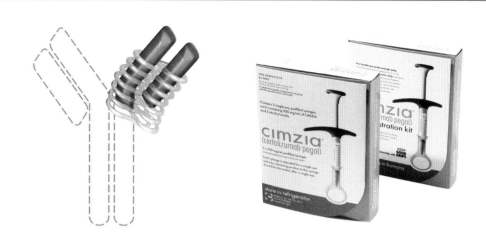

图6-14 赛妥珠单抗作用机理与外包装示意图

英国 NICE 经过评估后认为，赛妥珠单抗与其他肿瘤坏死因子（TNF）抑制剂相比，临床疗效存在较大不确定性。因此，NHS 分别就"类风湿性关节炎（2010 年）"、"强制性脊柱炎（2016 年）"与"银屑病关节炎（2017 年）"三种适应症与企业签订了效价协议。

协议规定观察期限为 3 个疗程（12 周），在观察期限内企业垫付药物治疗费用，12 周过后对于达到治疗目标的患者，其后续治疗费用全额补偿，而对未达到治疗目标的患者不补偿。

3 操作要点

与普通协议和量价协议相比，由于效价协议涉及疗效数据的收集与评估，所以实际操作过程更加专业和复杂。因此，效价协议需进一步对"数据收集 - 支付模式 - 协议过渡"三操作要点予以明确，增强协议可操作性。

3.1 数据收集

数据收集是指观察期限内，医保部门对评估指标所需的患者治疗数据进行收集，为判断药物的实际疗效提供依据。

患者治疗数据应为真实世界数据（Real World Data，RWD），此类数据是在临床实际应用中产生的，所以医保部门应收集接受药物治疗的患者信息。但患者治疗信息通常散落在各个医疗机构，若信息系统建设不完善，很难系统且全面地收集到相关数据。

因此，各国医保部门通常会专门建立"患者注册中心（Patient Registry）"，针对签订效价协议的药物建立专项数据收集系统。在协议期限内，接受药物治疗的患者均需在系统中注册，医师及时将患者最新的治疗信息上传至系统中，方便医保部门追踪药物的疗效数据。

【案例分析6-15】 西班牙建立Valtermed系统[33-34]

2019 年，西班牙药品和医疗器械管理局（Agencia Espanola de Medicamentos y Productos Sanitarios，AEMPS）开始探索效价协议的管理方式，并为签订效价协议的药物专门建立了数据收集系统"Valtermed"①。

Valtermed 系统本质上为"患者注册中心"，即患者信息收集系统，通过收集整理真实世界数据，决定是否对药物进行报销。截至 2020 年 3 月，共有 8 个药物适应症纳入了 Valtermed 系统的收集范围，见表 6-16。

表6-16 西班牙Valtermed系统涵盖的药物及适应症

序号	药物名称	研发企业	适应症
1	Tisagenlecleucel/ Kymriah®	诺华	急性B淋巴细胞白血病
2	Tisagenlecleucel/ Kymriah®	诺华	弥漫性大B细胞淋巴瘤
3	Axicabtagene ciloleucel/ Yescarta®	吉利德	弥漫性大B细胞淋巴瘤
4	奥英妥珠单抗/ Besponsa®	辉瑞	急性B淋巴细胞白血病
5	Darvadstrocel/ Alofisel®	武田制药	克罗恩病伴复杂肛周瘘
6	Ilumacaftor+ivacaftor/ Orkambi®	福泰制药	囊性纤维化
7	Tezacaftor+ivacaftor/ Symdeko®	福泰制药	囊性纤维化
8	Dupilumab/ Dupixent®	赛诺菲	中重度特异性皮炎

Valtermed 系统收集的患者疗效数据十分全面。以 Kymriah® 治疗急性 B 淋巴细胞白血病为例，Valtermed 规定患者用药需要由医师录入七大类信息：患者基本资料、血液疾病诊断特征描述、疾病复发 / 发展的特点、白细胞减少及 CAR-T 细胞产生、护理过程、监测、产品效果评估。其中，产品效果评估除记录患者生存情况外，还对 CAR-T 疗法的不良反应进行记录，包括患者是否进入 ICU、细胞因子释放综合征情况、CAR-T 引起的神经毒性情况、巨噬细胞综合征情况、肿瘤溶解综合征情况等。

3.2 支付模式

支付模式是指观察期限结束后，医保部门根据所收集的患者疗效数据，得到疗效评估指标的具体数值，并将该数值与协议约定的评估阈值比对，判断药物的实际疗效，从而决定医保是否支付及支付方式。

在保证参保患者刚性福利的前提下，各国医保部门主要采用"先行支付"和"企业垫付"两种方案进行医保支付，详见图 6-15。

---

① Valtermed系统全称为具有高度健康与经济影响药物实际临床价值确定信息系统（Sistema de Información para determinar el Valor Terapéutico en la Práctica Clínica Real de los Medicamentos de Alto Impacto Sanitario y Económico en el SNS）

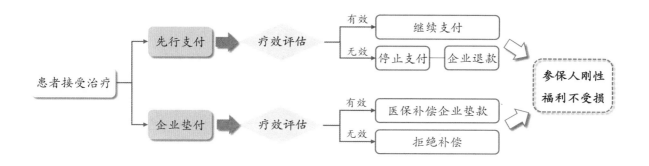

图6-15 "先行支付"与"企业垫付"示意图

（1）先行支付

先行支付是指患者接受治疗后，医保部门在观察期限内先行对药物费用进行全部或部分报销，若到期后药物的疗效水平未达到协议约定阈值，则医保拒绝继续支付，甚至要求企业退还报销费用。

【案例分析6-16】 美国Harvard Pilgrim对Luxturna®实施"先行支付"方案[35]

voretigene neparvovec（商品名：Luxturna®，图6-16）是 Spark Therapeutics 研发的一款一次性基因疗法眼科药物，适用于因双拷贝基因 RPE65 突变所致视力丧失、但保留有足够数量的存活视网膜细胞的儿童和成人患者。

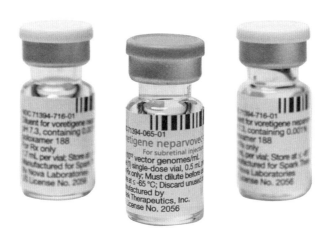

图6-16 Luxturna®外包装示意图

2017 年，Spark Therapeutics 与美国一家私人保险公司 Harvard Pilgrim 就 Luxturna® 治疗视网膜营养不良达成一项效价协议。根据协议规定，患者接受治疗后保险公司先行报销全部费用，30 个月后，基于患者光敏性测试判断视力改善情况判断 Luxturna® 疗效，若治疗失败，企业需退还部分费用（具体数额保密）。

（2）企业垫付

企业垫付是指观察期限内，所有患者的药物治疗费用由企业先行垫付，医保暂不报销。若到期后药物的疗效水平达到协议约定阈值，则医保补偿企业垫付金额并继续支付；若药物疗效未达标，则医保拒绝支付。

【案例分析6-17】 意大利对吡非尼酮实施"企业垫付"方案[36]

吡非尼酮（商品名：Esbriet®，图6-17）是罗氏公司研发的一种广谱抗纤维化作用的吡啶酮类化合物，能够防止和逆转纤维化和瘢痕。2011年2月，欧洲药品管理局（EMA）批准吡非尼酮上市销售，用于治疗轻度至中度特发性肺纤维化。

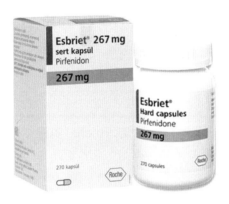

图6-17　吡非尼酮外包装示意图

在意大利，吡非尼酮通过与意大利药品管理局（Agenzia Italiana del Farmaco，AIFA）[①]签订效价协议纳入医保支付范围，并采用"成功费用（Success Fee）"[②]的企业垫付方案进行报销。

根据签订的效价协议，吡非尼酮疗效评估以患者最大肺活量（FVC）为评估指标。FVC属于替代终点指标，若患者治疗6个月后FVC下降10%及以上，则判断药物无效。吡非尼酮治疗费用首先由罗氏公司垫付，若药物无效，则AIFA需要在治疗开始后165~195天内通知企业不予报销；反之，若药物有效或未及时通知，AIFA需全额补偿企业垫款。

综上，无论是"先行支付"还是"企业垫付"方案，均有效保障了参保患者的刚性福利不受损。其中，先行支付方案无需企业在观察期限内垫付药物费用，企业资金压力较小，所以谈判时容易达成协议；但医保提前支付将增加基金支出压力，最终若药物疗效不达标，医保部门可能要求企业退款。

---

① 意大利药品管理局（AIFA）除负责药品的上市外，也是药品报销的决策者，负责评估药品附加价值与创新程度、进行协商定价程序、制定销售价格或签订支付协议。
② "成功费用"指药物治疗成功后医保才支付费用。

企业垫付方案则可有效减轻医保基金支出负担，操作方式简单易行，但会导致企业运行成本增加，谈判压力较大。此外，若药物疗效达标，医保部门将直接向企业结算垫付金额，存在一定的合规风险。

3.3 协议过渡

协议过渡是指效价协议到期后，医保部门根据协议期限内新收集的疗效证据，对药物进行续约审评，判断其临床价值和成本效益是否已经明确。若疗效明确且符合审评标准，并转变协议类型（如普通协议、量价协议等）；若不符合审评标准，则退出医保目录，不予报销。具体续约方式详见本书第七章。

4 中国现状与发展趋势

4.1 我国现状

当前，国家层面尚无针对谈判准入药物与企业签订"效价协议"的先例。但地方层面已有部分省市对效价协议展开了初步探索。以吉利德公司研发的慢性丙型肝炎药物"索华迪"为例，该药在 2018 年 1 月被纳入浙江省大病保险特殊药物目录，同时医保部门与企业签订效价协议 [37]。

4.2 需求分析

随着我国医保管理体系的不断完善，对"效价协议"需求将越来越迫切，原因如下。

注册审评体系的优化　自 2017 年中办、国办联合发布《关于深化审评审批制度改革鼓励药品医疗器械创新的意见》以来，我国药物注册审评体系逐渐优化，"附条件批准程序"、"突破性治疗药物程序"等加速审评通道实施运用，今后治疗恶性肿瘤、罕见病等严重疾病的临床急需创新药物将凭借 II 期、单臂试验附条件上市，注册审评周期加快，将造成医保准入时部分产品的疗效证据不足，给医保管理带来潜在风险；

医保精细化管理需求　与此同时，2020 年，中共中央、国务院发布《关于深化医疗保障制度改革的意见》，我国医保逐步趋向于科学化、精细化、高效化的支付管理。因此，从医保管理自身需求出发，需要引入效价协议，实现医保基金的"价值支付"。

4.3 建设路径

我国可借鉴域外实施经验，在谈判准入协议的基础上，设计符合我国国情的"效价协议"，但同时需注意解决以下两个关键问题。

数据收集　如何收集高质量的患者治疗数据（真实世界数据），是开展效价协议的核心环节。在签订效价协议前，可基于我国现有卫生或患者疾病登记系统，判断药物疗效数据的可收集性，如针对罕见病用药，我国有专门的"中国国家罕见病注册系统"，便于收集疗效数据；而对于尚未有权威收集渠道的药物，医保部门需与企业协商明确具体收集方式。若收集难度过大，可创建专项患者登记系统，强化真实世界数据收集的系统性与可靠性。

支付模式　保障参保患者刚性福利是我国医疗保障制度的基本原则。国家医保部门基于国外经验，结合创新药物 BIA 量级，进行分类支付。对于 BIA 量级较大的药物，由于对医保基金影响较大，建议采用"企业垫付"方案；对于 BIA 量级较小的药物，可采用"先行支付"方案。

参考文献

[1] Martin Wenzl, Suzannah Chapman. Performance-based managed entry agreements for new medicines in OECD countries and EU member states: How they work and possible improvements going forward[J]. OECD Health Working Papers. 2019, No. 115.

[2] Iunes Roberto F,Uribe Manuela Villar, et al. Confidentiality agreements: a challenge in market regulation.[J]. International journal for equity in health,2019,18(1).

[3] NICE. Ipilimumab for previously treated advanced (unresectable or metastatic) melanoma TA268[EB/OL].

https://www.nice.org.uk/guidance/ta268, 2012-12-12

[4] 丁锦希，郝丽，潘越，黄新锋，李伟 . 医保支付标准与集中采购联动的螺旋式降价效应及其缓冲阈值设计 [J]. 中国医药工业杂志 ,2018,49(02):239-247.

[5] 中国台湾地区医保部门，西藥單方新品項 [EB/OL].

http://www.nhi.gov.tw/Resource/bulletin/5558_1040034768-2.xls, 2020-4-15

[6] 中国台湾地区医保部门，2019 年药价调整公告，平均调幅 3.5%[EB/OL].

https://www.nhi.gov.tw/News_Content.aspx?n=FC05EB85BD57C709&s=1E1FFDB67EA2E33D, 2019-2-1

[7] NICE. Technology appraisal guidance: Atezolizumab for untreated PD-L1-positive locally advanced or metastatic urothelial cancer when cisplatin is unsuitable[EB/OL].

https://www.nice.org.uk/guidance/ta492, 2017-12-6

[8] G-BA. NutzenbewertungsverfahrenzumWirkstoff Tisagenlecleucel (Akutelymphatische B-Zell-Leukämie)[EB/OL].

https://www.g-ba.de/bewertungsverfahren/nutzenbewertung/386/#beschluesse, 2019-3-7

[9] Australian Government Department of Health PBS. BIMATOPROST[EB/OL].

http://www.pbs.gov.au/medicine/item/5551E-8620Q, 2020-4-15

[10] 中国台湾地区医保部门，抗癌瘤藥物 Rituximab 注射劑給付規定 [EB/OL].

http://www.nhi.gov.tw/Resource/bulletin/5297_%E4%BF%AE%E6%AD%A3%E8%A6%8F%E5%AE%9A.pdf, 2020-4-15

[11] NICE. Durvalumab for treating locally advanced unresectable non-small-cell lung cancer after platinum-based chemoradiation[EB/OL].

https://www.nice.org.uk/guidance/ta578/chapter/3-Committee-discussion, 2019-5-1

[12] Bundesamtfür Gesundheit. Spezialitätenliste[EB/OL].

http://www.xn--spezialittenliste-yqb.ch/ShowPreparations.aspx, 2020-4-15

[13] AIFA. 创新药物（Farmaciinnovativi）[EB/OL].

https://www.aifa.gov.it/farmaci-innovativi, 2020-4-15

[14]《关于将 2019 年谈判药品纳入〈国家基本医疗保险、工伤保险和生育保险药品目录〉乙类范围的通知》政策解读 [EB/OL].

http://www.nhsa.gov.cn/art/2019/11/28/art_38_2056.html, 2019-11-28

[15] 国家医保局、人力资源社会保障部关于将 2019 年谈判药品纳入《国家基本医疗保险、工伤保险和生育保险药品目录》乙类范围的通知 [EB/OL].

http://www.nhsa.gov.cn/art/2019/11/28/art_37_2050.html, 2019-11-28

[16] Cheema PK, Gavura S, et al. International variability in the reimbursement of cancer drugs by publically funded drug programs[J]. Current oncology (Toronto, Ont.). 2012(19-3): 165-176.

[17] Australian Government Department of Health PBS. Public Summary Document – May 2019 PBAC Meeting[EB/OL].

http://www.pbs.gov.au/industry/listing/elements/pbac-meetings/psd/2019-05/files/bevacizumab-psd-05-2019.pdf, 2019-5

[18] Anne-Laure Mouterde, François Bocquet et al.Hepatitis C: how has France limited the expenses related to new treatments?[J]. Expert Review of Pharmacoeconomics & Outcomes Research. 2016(6):655-657.

[19] France uses tax to put pressure on hepatitis C drug prices[EB/OL].

https://www.reuters.com/article/france-deficit-gilead/france-uses-tax-to-put-pressure-on-hepatitis-c-drug-prices-idUSL6N0RV27X20140930, 2019-9-30

[20] HAS. Antivirauxd'actiondirectedans le traitement de l'hépatiteC :stratégiethérapeutique [EB/OL].

https://www.has-sante.fr/jcms/pprd_2983829/fr/antiviraux-d-action-directe-dans-le-traitement-de-l-hepatite-c-strategie-therapeutique, 2016-12-6

[21] An analysis of HTA and reimbursement procedures in EUnetHTA partner countries: Annex 1 Agency data [EB/OL].

https://www.eunethta.eu/an-analysis-of-hta-and-reimbursement-procedures-in-eunethta-partner-countries-final-report-2, 2017-12-4

[22] 합리적약품비관리를위한사용량 - 약가연동협상개선연구 [EB/OL].

http://www.kobia.kr/bbs/board.php?tbl=data06&mode=VIEW&num=20&category=&findEx=&findType=&findWord=&sort1=&sort2=&page=&mobile_flag=, 2019-02-18

[23] Joshua D Brown, Rich Sheer et al. Payer and Pharmaceutical Manufacturer Considerations for Outcomes-Based Agreements in the United States[J].Value in Health, 2018(21-1):33-40

[24] Lu, CY., Lupton, C., Rakowsky, S. et al. Patient access schemes in Asia-pacific markets: current experience and future potential[J]. Journal of Pharmaceutical Policy and Practice. 2015, 8(6).

[25] PBS. PBAC Review of bDMARDs for the treatment of severe active rheumatoid arthritis[EB/OL].

http://www.pbs.gov.au/info/industry/listing/elements/pbac-meetings/psd/2009-12/pbac-psd-bdmardsdec09, 2020-4-15

[26] Lu CY, Williams KM, Day RO. Access to tumour necrosis factor inhibitors for rheumatoid arthritis treatment under the Australian Pharmaceutical Benefits Scheme: are we on target?[J]. International Medicine Journal. 2006;36(1):19–27.

[27] Jesper Jørgensen, Eve Hanna, Panos Kefalas. Outcomes-based reimbursement for gene therapies in practice: the experience of recently launched CAR-T cell therapies in major European countries[J].Journal of Market Access & Health Policy, 2020(1).

[28] Businesswire. Cigna's Two New Value-Based Contracts with Pharma for PCSK9 Inhibitor Cholesterol Drugs Tie Financial Terms to Improved Customer Health[EB/OL].

https://www.businesswire.com/news/home/20160511005755/en/Cigna%E2%80%99s-New-Value-Based, 2016-5-11

[29] Kim, Hansoo et al. A Real World Example of Coverage with Evidence Development in Australia - Ipilimumab for the Treatment of Metastatic Melanoma[J]. Journal of Pharmaceutical Policy and Practice. (2018): 4.

[30] NICE. Bortezomib monotherapy for relapsed multiple myeloma TA129[EB/OL].

https://www.nice.org.uk/guidance/ta129/chapter/4-Consideration-of-the-evidence, 2007-10-23

[31] PROTOCOLO FARMACOCLÍNICO DEL USO DE INOTUZUMAB OZOGAMICINA EN LA LEUCEMIA LINFOBLÁSTICA AGUDA EN EL SISTEMA NACIONAL DE SALUD [EB/OL].

https://www.mscbs.gob.es/profesionales/farmacia/valtermed/docs/20191029_Protocolo_farmacoclinico_INOTUZUMAB_OZOGAMICINA_LLA.pdf, 2019-10-29

[32] Jaroslawski S, Toumi M. Design of Patient Access Schemes in the UK[J]. Applied Health Economics and Health Policy, 2011, 9(4): 209.

[33] Ministerio de Sanidad. Valtermed[EB/OL].

https://www.mscbs.gob.es/profesionales/farmacia/valtermed/home.htm, 2020-4-15

[34] PROTOCOLO FARMACOCLÍNICO DEL USO DE TISAGENLECLEUCEL EN LA LEUCEMIA LINFOBLÁSTICA AGUDA DE CÉLULAS B EN EL SISTEMA NACIONAL DE SALUD[EB/OL].

https://www.mscbs.gob.es/profesionales/farmacia/pdf/20190508_Protocolo_farmacoclinico_tisagenlecleucel_LLA.pdf, 2019-5-8

[35] Pharmaceutical Commerce. The outcomes-based reimbursement environment[EB/OL].

https://pharmaceuticalcommerce.com/brand-marketing-communications/the-outcomes-based-reimbursement-environment/ ,2019-3-16

[36] Andrea Navarria, Valentina Drago, et al. Do the Current Performance-Based Schemes in Italy Really Work? "Success Fee": A Novel Measure for Cost-Containment of Drug Expenditure[J]. Value in Health, 2018(18-1): 131-136.

[37] 浙江省人力资源和社会保障厅. 关于将阿达木单抗等 28 种药品纳入大病保险支付范围的通知 [EB/OL].

http://www.zjhrss.gov.cn/art/2018/1/16/art_1442999_9237.html, 2018-1-10

第七章 续约管理

　　续约管理系指医保准入协议到期后，医保部门综合考量临床疗效、实际销量等因素的变化情况，对协议药物进行再评估，以确定是否续约及如何续约，从而提高医保基金使用效率、降低支出风险。

　　为合理配置审评资源、提高审评效率，域外国家在续约时引入"分类管理"理念，针对变化情况不同的续约药物，分类设计续约管理模式[1]。各国医保部门通常基于"药物治疗用途／范围"与"药物价值"是否发生变化，对续约药物进行"二次分类"。

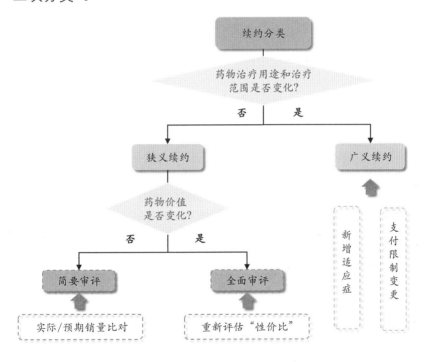

图7-1　续约药物分类管理示意图

　　2019年，我国医保目录动态调整中已初步探索运用续约管理机制，对两年协议期满的谈判药物开展续约工作。本章从"简要审评"和"全面审评"两个方面介绍协议到期后的创新药物的医保续约管理模式。

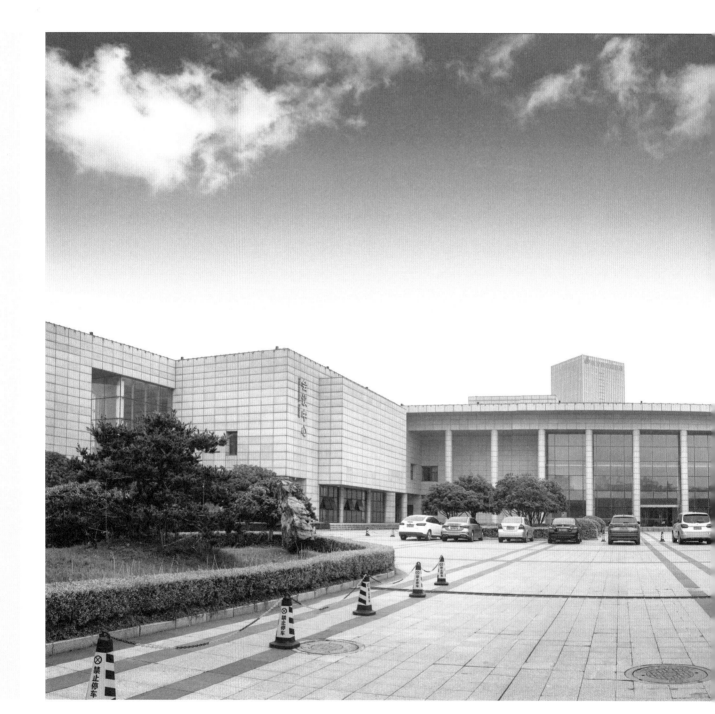

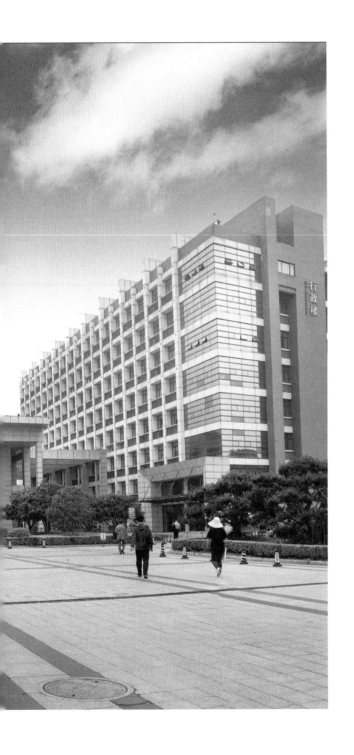

第七章 续约管理

第一节 简要审评

为避免重复性审评、节约医保审评管理资源，对于协议期内临床价值和成本效益相较于首次准入时未发生改变的续约药物，医保部门在续约时主要采用简要审评模式，即不评估、不谈判，而是根据实际销量数据和预期销量数据的比对结果，直接测算调整续约药物的医保支付标准，若企业接受，则直接续约；若不接受，则不续约。

简要审评旨在适当调整药物的支付标准，一定程度节约医保基金支出，适用于签订普通协议或量价协议等经济性协议的续约药物。本节将分"确定销量上限 - 收集实际销量 - 销量比对结果"三个关键步骤，介绍简要审评的操作要点。

1 第一步：确定销量上限

销量上限是指在准入审评时，医保部门基于预算影响分析结果或协议约定药物预期销售金额上限，若实际销量超过此上限，医保部门将在协议到期后对续约药物的医保支付标准进行调整。

可见简要审评的销量上限，主要来源于"协议约定"和"BIA 预测"两类。

1.1 协议约定

由第六章可知，针对量价协议，医保部门与企业在协议中明确约定药物预期销量的"风险划分点"，若实际销量突破风险划分点，则会以一定方式调降医保基金对该药物的支出，以减轻基金负担。

本质而言，风险划分点即为预期销量上限。各国医保部门通常以预算影响分析（BIA）结果为基准，综合考量"实际销量与预期销量间的合理偏差"、"医保基金承受能力"等因素，在此基准上调整一定的比例作为风险划分点。如韩国在 BIA 的基础上固定上调 30% 作为药物的销量上限 [2]。

因此，对于签订量价协议的续约药物，医保部门将直接以协议约定的"风险划分点"作为销量上限数据，在协议到期后，根据约定条件来调整药物的医保支付标准。

1.2 BIA 预测

而对于未签订量价协议的续约药物，由于准入协议中并未明确约定药物的销售金额上限。因此，协议到期后，医保部门主要以准入审评时企业提交的评估报告中的 BIA 作为预期销量上限。

两类方法各有利弊。以协议约定风险划分点的方式，可操作性强且具有法律约束力。

但准入时即约定销量上限，给企业带来巨大的谈判压力，可能导致部分企业谈判积极性下降，加大了医保谈判准入的难度。

而以 BIA 作为销量上限，虽在准入时给企业的压力不大，但存在较多的局限性：其一是预测不准确，在准入审评时，由于评估药物的医保支付标准尚未明确，用于测算 BIA 的药物价格数据通常为企业自主定价，导致 BIA 不能准确预测药物的销量上限，会存在一定的偏差；其二是约束力较弱，与风险划分点不同，BIA 并未以协议形式明文约定，所以不具备法律效力，企业可能不认可 BIA 作为销量上限；其三是数据资料缺失，由于准入和续约审评间的时间跨度较长，参与续约的审评人员可能并非当初准入审评人员，若审评报告未存档，将导致 BIA 数据的缺失。

2 第二步：收集实际销量

实际销量是指准入协议期限内，企业真实销量数据。收集实际销量是简要审评的关键步骤，其数据来源的真实性和准确性将对后续调整医保支付标准产生重大影响。当前，各国医保部门实际销量数据的来源大致可分为"销售金额数据"和"医保报销数据"两类。

2.1 销售金额数据

销售金额数据为续约药物全年的实际销售总额，既包括纳入医保基金支付范围的报销费用数据，又包括超适应症用药、自费病人用药等不纳入医保基金支付范围的销售数据。目前，韩国、日本等域外国家主要收集销售金额数据作为药物的实际销量[3-4]。

销售金额数据可通过两种"统计口径"进行收集：一是企业自行统计药物的销售数据并向医保部门提交，此为主要的收集方式；二是医保部门专门组织市场调查来收集销售数据，由于收集过程较为繁琐且行政成本较高，故仅有日本等少数国家采用此方式进行收集。以日本为例，日本卫生福利部会在调整药物支付标准的前一年组织开展药物价格调查工作，主要对销售方（药物批发商）和采购方（医疗机构、诊所和药房）进行价格调查并收集药物销售数据[5]。

2.2 医保报销数据

医保报销数据仅包括续约药物纳入医保基金支付范围的费用数据，以加拿大为典型代表[6]。该数据一般由医保部门利用医保信息业务系统收集统计。

销售金额数据与医保报销数据在"费用构成"和"统计口径"上存在差异。其中，销售金额数据的计算方式较为简单，且在准入审评时通常以医保部门与企业预测的销售金额数据为销量上限，故续约审评时采用实际销售金额数据，可与之较好匹配分析；此外，销售金额数据一般由企业自行上报，减轻了医保部门的工作压力，但同时也导致数据真实性存疑，需进行数据校准工作。

医保报销数据可直观反映续约药物对医保基金的实际使用情况，但可能存在两处缺陷：一是准入审评时通常用销售金额数据预测药物的销量上限，在续约时利用医保报销数据可能难以转换匹配；二是医保报销数据由医保部门自行统计，若医保信息业务系统建设不完善、各统筹地区医保经办机构统计口径不同，将导致数据的完整性和准确性较低，测算可信度下降。

3 第三步：销量比对结果

医保部门将收集到的实际销量数据与预期销量上限进行比对，并将比对结果作为调整医保支付标准的重要依据。当前，各国医保部门主要采用定性的"协议约定法"和定量的"公式计算法"调整续约药物的支付标准。

3.1 协议约定法

协议约定法是指在准入协议中直接约定续约时医保支付标准的调整方法，主要适用于量价协议。当续约药物的实际销量突破约定上限，医保部门将依据协议条款规定的比例或折扣，直接调整医保支付标准。

【案例分析7-1】 法国根据协议约定按固定折扣下调索非布韦支付标准[7-8]

索非布韦（商品名：Sovaldi®）是吉利德公司研发的世界上首个口服抗丙肝药物，其通过抑制丙型肝炎病毒（HCV）的 NS5B 聚合酶而有效发挥抗病毒作用。

2014 年，欧洲药品管理局（EMA）批准索非布韦在欧盟境内上市销售。同年，法国医保部门对索非布韦进行准入审评，由于该药治疗效果显著（治愈率最高可达97%），决定将其 100% 纳入健康保险，即报销费用全部由医保报销，无需患者承担。

但索非布韦高昂的药品成本（12 周疗程约为 5.6 万欧元 / 人）对法国健康保险基金造成巨大压力。因此，法国卫生产品经济委员会与吉利德公司协商签订量价协议。协议规定当索非布韦的实际销量超过预期销售上限（2014 年为 4.5 亿欧元）时，医保部门将按一定折扣下调医保支付标准。

截至 2014 年底，索非布韦的实际销量为 6.72 亿欧元，超过预期上限，因此卫生产品经济委员会与吉利德公司协商，按 5000 欧元的固定折扣下调医保支付标准，使索非布韦从准入时的 18667 欧元下调至 13667 欧元。

3.2 公式计算法

为科学、定量调整续约药物的医保支付标准，韩国、日本等国家以"实际销量与预期销量比值（市场份额相对增长率）"作为自变量，通过固定公式直接测算调整后的医保支付标准。计算公式分为"单因素调整"和"双因素调整"两种。

（1）单因素调整公式

单因素调整仅以"市场份额相对增长率"作为调整因素。续约药物调整后的医保支付标准与市场份额相对增长率呈反比关系。即相对增长率越高，医保支付标准下调幅度越大。韩国是应用单因素调整公式的典型国家。

调整公式如下：

$$调整后的价格=0.9×P_0+0.1×[P_0×(Ve/Va)]$$

P_0 为原医保支付标准；Ve 为协议规定的销量上限；Va 为实际销量。

该调整公式适用于首次准入后第一年的实际销量超过协议规定销量上限 30% 的谈判准入药物，调整的最大限度不超过 10%。

【案例分析7-2】 2015～2017年韩国采用单因素公式下调44个谈判药物支付标准[9]

2015~2017 年期间，韩国医保部门采用单因素调整公式共下调 44 个谈判准入药物的医保支付标准，平均降幅为 4.3%，三年共节约医保基金支出高达 213 亿韩元，详见表 7-1。

表7-1　2015～2017年韩国谈判准入药物支付标准下调情况

年份	调整数量	平均降幅	节约基金（亿韩元）
2015	16	5.0%	80
2016	15	3.6%	27
2017	13	4.3%	106
总计	44	4.3%	213

（2）双因素调整公式

双因素调整引入"市场份额量级"作为另一调整因素。市场份额量级，就是通常所说的"大盘"，大盘量级越大，对基金支出风险越大，相应的其医保支付标准下调的速率（斜率）就越大。日本是应用双因素调整公式的典型国家。调整公式如表 7-2。

表7-2　日本市场份额扩大价格调整条件与方法[10]

调整条件			调整公式	降幅上限
对象	市场份额量级（亿日元）	α值		
成本加成法计算的药物	100~150	10	$^*P_a=P_b×(0.9^{\log_\alpha X}+\beta)$	25%
所有药物	>150	2		15%
	>1000	1.5		25%
	>1500	1.3		50%

$^*P_a$：调整后价格；P_0：调整前价格；X：市场份额相对增长率；α 表示市场份额量级；β 为修正加算率，当新增适应症为儿科用药或罕见病用药时，可予以一定程度优惠，最高予以5%~10%上调[11]。

调整公式中，市场份额相对增长率系指实际销量与标准年销量上限的比值。市场份额的量级分为 150 亿、1000 亿和 1500 亿日元三个档次，量级档次越高，调整公式中的越小，此时曲线斜率绝对值越大。同样的市场份额相对增长率下，大盘品种 A 支付标准比小盘品种 B 调降速度更快（如图 7-2），以此区别应对不同量级的销量增长对医保基金产生的影响，合理控制基金支出。

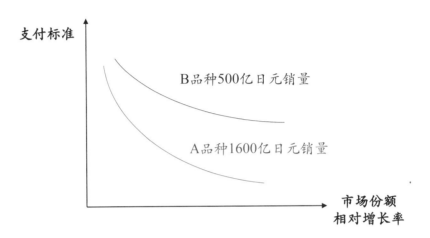

图7-2　支付标准与市场份额相对增长率关系示意图

【案例分析7-3】 日本采用双因素调整公式下调帕博利珠单抗支付标准[12]

帕博利珠单抗是由美国 Merck & Co 制药公司研发的一款免疫治疗药物，日本厚生省劳动省（MHLW）最早于 2016 年 9 月 28 日批准该药物在日本境内上市，主要用于治疗非小细胞肺癌、黑色素瘤等恶性肿瘤。

日本中央社会保险医疗委员会在该药物上市后便对其开展医保审评及定价工作，并在 2017 年 2 月 15 日正式将其收载于健康保险目录。该药物医保支付标准采用"类似药物比较法"（选定的类似药物为纳武利尤单抗）制定，企业提交的 4 年度内每年峰值预期销量上限达 544 亿日元，预期患者人数为 73000 人。

然而，2019 年度帕博利珠单抗的实际销量突破了 1000 亿日元，高达 1282 亿日元，对医保基金支出产生了一定的冲击，因此日本厚生劳动省决定对其采用"市场扩大调整定价"机制，结合帕博利珠单抗的实际销量在 1000 亿~1500 亿日元间，取市场份额量级 α 为 2，计算公式为：$P_a = P_b \times (0.9^{\log_2 x} + \beta)$。

帕博利珠单抗（20mg）的原支付标准 P_b 为 84488 日元，市场相对增长率 $X = \frac{1282}{544} = 2.36$，修正加算率值 β 尚未可知，但最高为 10%。将上述数据带入公式计算可得帕博利珠单抗（20mg）调整后的支付标准应在 62183~70632 日元之间。根据日本厚生劳动省官方药物支付标准显示，2019 年帕博利珠单抗（20mg）调整后价格为 63077 日元，下降了 25% 左右。

医保部门测算确定医保支付标准后，若企业接受，则续约；否则续约失败，药物退出医保目录。

此外，医保部门将依据实际销量数据和调整后的医保支付标准，对"目标患病人群、市场份额、治疗成本"三项指标进行参数校准，重新测算续约后的 BIA，并以此测算新的预期销量上限，为下一轮续约做准备。

4 中国现状与发展趋势

4.1 管理现状

2017 年谈判成功的 36 个药物中，硼替佐米、利妥昔单抗、阿比特龙、来那度胺和替格瑞洛 5 个药物已有仿制药上市，直接转入医保乙类目录，不参与续约，后续医保部门可根据仿制药价格调整医保支付标准，或按通用名纳入国家集中带量采购范围 [13]，如阿比特龙已被纳入第二批国家集中带量采购。

我国首轮续约模式基本类似于医保准入谈判，31 个续约谈判药物中有 27 个药物成功续约，医保支付标准降幅高达 26.4%。氟维司群、拉帕替尼、注射用重组人干扰素 β-1b 和托伐普坦 4 个药物谈判失败，退出医保报销范畴 [14]。

4.2 需求分析

由于首轮续约的品种较少，续约谈判方式可有效降低续约药物的支付标准、保障医保基金的可持续性。但随着我国医保目录动态调整机制的不断完善，亟需建立续约的简要审评模式，主要原因有以下 2 点。

（1）续约品种增多

随着国家医保药品目录动态调整工作的常态化，今后我国医保部门每年将面临大量协议到期的创新药物等待续约。

创新药物的医保准入数量逐渐增多　如 2019 年我国共新增 70 个医保谈判准入品种，则 2021 年此 70 个品种中大部分可能面临续约问题。

创新药物的剩余有效专利期延长　随着创新药物医保准入的加快，纳入医保后的剩余有效专利期将相对延长，同一药物可能多次续约，形成"累积效应"，导致续约品种累计增多。如 2019 年谈判准入的盐酸阿来替尼，其化合物专利的剩余专利期长达 10 年[①]，若协议期限均为 2 年，理论上该药需经历四次续约。

[①] 盐酸阿来替尼胶囊在中国的化合物专利号为CN102459172B，专利到期日为2030年6月9日。

（2）消耗资源较多

由于续约谈判方式需全面审评企业提交的评估报告并开展谈判工作。因此，无论是对医保部门还是企业，均将消耗大量的资源。而对于部分价值未发生显著变化的续约药物，采用全面审评本身无实质性意义，反而会造成审评资料的浪费，降低审评效率。

综上，随着我国续约品种的逐渐增多，若仍采用单一的续约谈判方式将消耗大量的审评资源。笔者认为，我国亟需建立"简要审评模式"，将药物价值无较大变化的续约药物纳入简要审评范围，以合理配置审评资源、有效减轻续约谈判压力。

4.3 建设路径

我国可借鉴国外成熟经验，分"确定销量上限 - 收集实际销量 - 销量比对"三步建设简要审评方式。首先，在预算影响分析（BIA）的基础上，设计"药物创新程度"、"医保基金承受能力"等调增 / 调减因素，确定药物的预期销量上限；其次，以企业提交的全年销售金额数据为实际销量数据，但同时结合医保报销数据进行校准工作；最后，将实际销量与预期销量比对，得到市场份额相对增长率，并据此调整续约药物的医保支付标准，具体调整幅度可借鉴韩国、日本等国家，科学设计支付标准调整公式。

第二节 全面审评

对于协议期内药物价值已发生显著改变的续约药物，医保部门在续约时主要采用全面审评模式。根据协议期内收集的新证据，对续约药物开展系统的评估和谈判流程，重新确证其"性价比"，保障医保基金的"价值支付"。

续约全面审评与首次准入审评在评估和谈判流程上基本相同。但主要关注药物价值的变化，评估该变化对临床价值和成本效益的影响程度，包括因临床疗效证据变更的"绝对价值变化"和因参照药物变更的"相对价值变化"。

1 绝对价值变化

绝对价值变化是指因临床疗效证据的变化，导致续约药物自身的临床价值和成本效益发生实质性改变。临床疗效证据能直观有效地反映一个药物的安全、有效性，是证明药物临床价值和成本效益的数据基础[15]。若协议期内续约药物的疗效证据发生变更，则表明原用于准入审评时的疗效数据部分或全部失效，药物的临床价值可能已发生显著变化；同时，由于"健康产出"等用于测算成本效益的数值也源于疗效证据，因而药物的成本效益可能发生联动式改变。

因此，当临床疗效证据发生变化时，医保部门将全面评估其对续约药物临床价值和成本效益的影响程度，决定是否续约及续约条件。

1.1 疗效证据变化类型

临床疗效证据的变化类型主要包括"真实世界数据（RWD）"、"原有临床试验数据"和"新的临床试验数据"三类，医保部门通常进行综合性收集分析。

（1）真实世界数据

在医保准入审评时，部分药物仅提供临床试验证据，具有一定的局限性。但准入后将产生大量的真实世界数据，能够充分反映药物在实际临床运用中的安全、有效性，可能改变准入审评结论，故医保部门会对真实世界数据进行收集,重新评估续约药物的价值。

（2）原有临床试验数据

在医保准入审评时，企业所提交的疗效数据主要为上市前的II期单臂临床试验和III期RCT试验，由于随访时间较短，部分临床结局（终点）数据缺失，难以有效评估药物的价值。因此，医保部门将继续跟进原临床试验的进展情况，获取长期疗效数据，并对续约药物进行重新评估。

（3）新的临床试验数据

若在准入协议期内，企业针对续约药物开展新的临床试验并到达临床结局或得到初步临床结论，若该疗效数据显示药物的临床疗效发生显著变化，则医保部门需重新评估其临床价值。

例如准入审评时，评估药物与参照药物间没有直接比较的临床试验数据，仅通过Meta分析等方法，进行间接治疗比较，所得到的临床价值可信度较低，而后续评估药物与参照药物开展了"头对头"临床试验，并得到了新的疗效数据。

1.2 对临床价值影响

医保部门根据收集到的新疗效证据，重新评估续约药物相较于参照药物的增量疗效，若与准入审评相比,续约药物的增量疗效发生重大变化,医保部门将变更临床价值审评结论。

以法国为例，法国国家卫生管理局（HAS）在续约审评时，将根据新的疗效证据，重新对续约药物进行临床疗效（SMR）分级，并依据评级结果决定是否续约以及调整报销比例。

【案例分析7-4】 法国HAS根据新疗效证据下调盐酸美金刚SMR评级[16-17]

盐酸美金刚（商品名：Ebixa®）是德国Merz公司研发的一款用于治疗中度至重度阿尔茨海默症（又称"老年痴呆症"）的药物，2002年5月EMA批准上市，2007年被首次纳入法国医保目录。

表7-3 盐酸美金刚在法国初次审评、续约审评结果概述

审评类型	准入时间	SMR评级	ASMR评级	准入意见
准入审评	2007.06.20	重要（Important）	IV级	推荐准入（报销比例65%）
初次续约	2008.12.12	重要（Important）	V级	推荐准入（报销比例65%）
二次续约	2011.10.19	次要（Minor）	V级	推荐准入（报销比例15%）
三次续约	2016.10.19	不足（Insufficient）	—	退出医保目录

由表7-3可知,盐酸美金刚从第二次续约开始,其SMR评级降为"次要（Minor）"。此次评级主要基于审评人员对最新的临床试验数据进行了Meta分析，发现患者使用美金刚后，在认知功能、身体功能、行为等方面治疗效果与安慰剂相比并不显著，且缺乏长期试验数据。因此，法国HAS认为总体的临床试验质量证据是较差的，故将其SMR评级降为次要，并下调报销比例至15%。

而在第三次续约时，审评人员认为该药品缺乏行为障碍、生活质量、死亡率、疾病进展、疾病负担等对阿尔兹海默型痴呆具有至关重要作用的研究数据。同时，该药品存在较大的副作用，故将其SMR评级降为"不足（Insufficient）"，并不再续约，退出医保目录。

1.3 对成本效益影响

由于成本效益评估中的"健康产出"数值（一般为效用值）主要依据无进展生存期（PFS）、总生存期（OS）等疗效数据测得，所以若产生新的疗效证据，将改变药物的效用值，对成本效益评估结论产生影响。

此外，新的疗效证据还可能改变分析模型中各个健康状态间的转移概率，例如某抗肿瘤药物采用 Markov 模型进行成本效益评估，并将健康状态分为"疾病不进展、疾病进展、死亡"三态，若该药物的 PFS 延长，则一个周期内，"疾病不进展"状态转移至"疾病进展"状态的概率将降低。

因此，医保部门会根据新的疗效证据，对续约药物的效用值等模型参数进行校准，重新分析模型，测得新的 ICER 值，并据此决定是否续约或调整药物的医保支付标准。

【案例分析7-5】 英国NICE根据新疗效证据调整本妥昔单抗的ICER值[18-19]

本妥昔单抗（商品名：Adcetris®，图 7-3）是日本武田制药公司研发的一款靶向 CD30 的抗体偶联药物，主要用于治疗 CD30 阳性的霍奇金淋巴瘤。

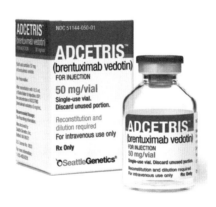

图7-3　本妥昔单抗外包装示意图

2017 年，英国 NICE 对本妥昔单抗用于"自体干细胞移植（ASCT）治疗之后或 ASCT 不适用情况下已进行两种以上治疗的 CD30 阳性霍奇金淋巴瘤"的适应症进行准入审评。

由于本次审评主要基于 II 期、单臂临床试验，且试验尚未完成，导致"用药后干细胞移植手术发生率"这一疗效数据存在较大不确定性①，测算出来的 ICER 值约为 £40,000/QALY，超过成本效益阈值（£30,000/QALY）。但 NICE 考虑到本妥昔单抗具备潜在临床价值，故与企业签订"管理准入协议（MAA）"，继续收集疗效证据，并纳入癌症药物基金（CDF）进行临时性报销。

---

① "用药后的自体干细胞移植率"客观反映了本妥昔单抗的治疗效果，若治疗效果好，则后续移植率较低，否则移植率较高。由于此疗效数据不确定性，将导致成本效益评估时，难以准确测算本妥昔单抗的治疗成本和健康产出，导致ICER值测算不准确。

CDF 协议到期后，NICE 收集到新的"使用本妥昔单抗后干细胞移植手术发生率"等疗效数据，并对本妥昔单抗进行续约审评①，重新测算其成本效益，测得新的 ICER 值约为£17,000 ～ 18,000/QALY，符合阈值要求。因此，自 2018 年 6 月起，本妥昔单抗由 CDF 转为 NHS 常规支付，上市价格（list price）为£2500/50mg（存在保密折扣）。

表7-4　本妥昔单抗准入审评和续约审评疗效数据变化信息

指标	准入审评	续约审评
使用本妥昔单抗后干细胞移植手术发生率	58%	25%
化疗后干细胞移植手术发生率	14.3%	5.3%
ICER值（/QALY）	£40,000	£17,000到£18,000间

2　相对价值变化

相对价值变化是指因参照药物的变更，导致续约药物的临床价值和成本效益发生相对性改变。从医保审评角度来看，药物的价值实质是基于参照药物的相对价值，若续约药物的参照药物发生变更，则其相对价值也将随之改变。

因此，当参照药物发生变更时，医保部门将根据新的参照药物，重新评估续约药物的临床价值和成本效益，以决定是否续约及续约条件。

2.1　参照药物变更原理

由本书第一章可知，在准入审评时，医保部门及企业通常依据"3+2"标准，遴选出同适应症下医保目录内临床首选的治疗药物作为参照药物。但由于临床治疗技术快速进步，创新药物的不断更新上市，同一遴选标准确定的参照药物范围将随之更新，这意味着参照药物的选择处于动态变化中，原准入审评时的参照药物已可能不再适用于续约审评[20]。

其中，临床"金标准"变化是导致参照药物发生变更的主要原因。随着医药研发水平的不断提高与临床医学的发展进步，创新药物在临床上的普及运用速度显著加快，导致临床"金标准"迭代速度加快，即用于疾病治疗的临床首选药物更替速度加快，因而参照药物也随之加速变更。

---

①此处"审评"本质上并非续约审评，而是准入审评，审评的目的是将药物从CDF临时报销正式转入NHS常规报销，但由于审评状态和方式与续约审评类似，故笔者将此类审评也归为"续约审评"。

【案例分析7-6】 英国根据临床"金标准"变化替换奥希替尼参照药物[21-22]

奥希替尼（商品名：Tagrisso®，图7-4）是由阿斯利康公司研发的第三代口服、不可逆的选择性EGFR突变抑制剂。该药最早在2016年2月获EMA批准在欧盟境内上市销售，主要用于治疗EGFR突变阳性的非小细胞肺癌。

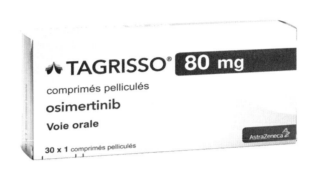

图7-4 奥希替尼外包装示意图

英国NICE于2016年对奥希替尼"治疗EGFR突变阳性的晚期或转移性非小胞肺癌"适应症进行医保准入审评。审评报告指出，对于一线治疗后疾病恶化的患者，就当时治疗水平而言，临床上首选治疗方案为含铂双药化疗方案（如培美曲塞与卡铂或顺铂联用），所以NICE将"含铂双药化疗方案"作为参照药物，对奥希替尼的临床价值和成本效益进行评估，最终与其签订"管理准入协议（MAA）"，纳入癌症药物基金（CDF）进行临时性报销。

在协议到期后，NICE于2019年5月对奥希替尼开展续约审评。相关学者建议，随着临床医学的进步，原参照药物"含铂双药化疗方案"目前主要用于非小细胞肺癌的一线治疗，而审评适应症更接近二线治疗，故不再适用，应该采用二线治疗中临床首选的药物作为参照药物，如多西他赛、厄洛替尼和尼达尼布等。最终，NICE续约审评时采纳上述意见，选择"多西他赛"和"尼达尼布"作为新参照药物。

2.2 对临床价值影响

当参照药物发生变更时，医保部门将重新收集新参照药物的疗效证据并进行质量评价工作，以明确新参照药物的临床疗效，然后将续约药物与新参照药物二者间作增量疗效对比，重新定位续约药物的疗效分级，并据此决定是否续约。

【案例分析7-7】 法国HAS根据新参照药物不再报销索拉非尼肾细胞癌适应症^[23-24]

索拉非尼（商品名：多吉美，图7-5）是由拜耳公司研发的一款口服多靶点多激酶抑制剂，具有双重抗肿瘤作用。2006年9月，法国HAS审评通过索拉非尼"用于治疗在干扰素α或白介素2治疗失败后或被认为不适用此类治疗的晚期肾细胞癌患者"的适应症，将其纳入医保目录进行报销。

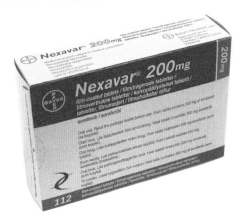

图7-5　索拉非尼外包装示意图

依据准入审评报告（2006年），在当时治疗水平下，经干扰素α或白介素2治疗失败后的晚期肾细胞癌没有特效治疗药物，因此HAS将"安慰剂"作为索拉非尼的参照药物，得到SMR评级为"重要（Important）"，ASMR评级为"Ⅱ级（Significant improvement）"，并据此按65%报销索拉非尼。

2013年1月，HAS通过审评将治疗相同适应症的阿昔替尼纳入医保目录，且随着阿昔替尼的临床普及运用，其逐渐成为该适应症下的临床首选药物。为此，2019年10月，HAS在对索拉非尼开展续约审评时，选取阿昔替尼作为新参照药物，来比较二者临床疗效。

HAS审评发现，在治疗干扰素α等细胞因子治疗失败后的肾细胞癌患者时，索拉非尼相较于阿昔替尼，无进展生存期（PFS）更短且客观缓解率（ORR）更低，故将其此适应症的SMR评级降至"不足（Insuffisant）"，不再予以报销。

表7-5　索拉非尼与阿昔替尼临床疗效对比结果（基于AXIS Ⅲ期研究）^①

临床疗效数据	索拉非尼组	阿昔替尼组
无进展生存期（PFS）	4.7个月	6.7个月
总生存期（OS）	19.2个月	20.1个月
客观缓解率（ORR）	9.4%	19.4%

---

① AXIS Ⅲ期研究是一项名为"阿昔替尼（AG 013736）作为二线治疗转移性肾细胞癌"的Ⅲ期、RCT试验，试验编号为NCT00678392。该试验旨在证明阿昔替尼在治疗二线转移性肾细胞癌患者适应症上优于索拉非尼。

2.3 对成本效益影响

由于参照药物发生变更，原参照药物的"治疗成本"和"健康产出"数值已然失效，导致准入审评测得的 ICER 值已不能真实反映续约药物的"性价比"。

因此，医保部门会收集新参照药物的成本和疗效数据，对成本效益分析模型的相关参数（如参照药物的治疗成本、效用值等）进行校准，重新测算出续约药物的 ICER 值，并据此调整医保支付标准。

3 中国现状与发展趋势

从医保审评趋势来看，随着真实世界数据的逐步运用、临床金标准的迭代速度加快，以及风险分担协议的推广使用，今后全面审评将逐渐成为各国医保部门续约的主流审评方式。与此同时，全面审评通过重新评估续约药物的"性价比"，将部分价值较低的药物退出医保目录，并合理调整目录内药物的医保支付标准，可有效节约医保基金支出。

为更好地实现医保基金的控费需求、节约全面审评的资源投入，在企业开展评估前，需做好临床新证据的收集规范和新参照药物的调整规范，科学引导续约企业的评估方向，增强企业评估报告的针对性和审评要点的可预测性。

知识拓展：英国"过渡基金"CDF续约审评模式

少数国家针对部分临床急需但疗效不确定的高值创新药品单独建立了过渡基金。纳入过渡基金支付的药物，在协议到期后进行重新审评，医保部门决定是否将药物转入常规医保统筹基金进行支付。

以英国癌症药物基金（CDF）为例。

1. 基金介绍

CDF 是专门为抗癌创新药物提供临时报销补偿的过渡保障基金，旨在通过暂时性支付具有潜在临床价值和成本效益的抗癌药物，并在规定期限内收集完善临床证据，为再次审评提供基础[25]。CDF 的基金预算由 NHS 单独拨付，独立运行、专款专用，一定程度上对 NHS 基金的运行起到了保障作用。

2. 操作流程

CDF 采用"分类筛选 - 补偿孵化 - 逾期分流"的三阶段运作机制（见图 7-6），进一步提高基金可持续性与管理科学性。

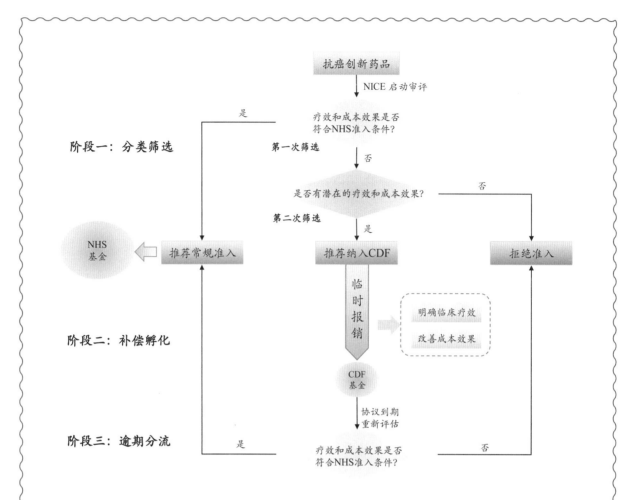

图7-6　CDF的"三阶段"运作机制

阶段一、分类筛选

分类筛选即基于审评结果，通过两次分类将符合要求的药物纳入CDF支付。第一次分类以纳入NHS常规支付的条件为筛选标准，若药物与参照药相比临床疗效显著、成本效益评估结果符合阈值要求，则纳入NHS常规支付。

反之，则进入第二次分类筛选，若药物具有潜在疗效和成本效果，则推荐纳入CDF。若两次筛选均不满足条件，则拒绝准入。

阶段二、补偿孵化

药物被纳入CDF后即进入补偿孵化阶段，帮助广大参保患者就该创新药物第一时间享受医疗补偿。同时，CDF通过签订协议明确数据收集指标以完善临床价值，并在控制基金支出风险的同时促进企业调降药物价格。

其一，补充收集数据，确定临床疗效。CDF与企业签订数据收集协议，针对医保审评中不确定性的来源，制定数据收集指标，为续约审评中确定药物临床疗效提供基础。

其二，控制基金风险，改善成本效果。补偿孵化期内，CDF 会与企业约定超额分摊条款来控制基金风险。若 CDF 年度实际支出超过预算，则超出部分由所有纳入 CDF 的药物生产企业根据基金占用数额按比例分摊。为规避承担超支款项，企业将主动下调产品价格，有利于改善产品的成本效果。

阶段三、逾期分流

补偿孵化期满后，NICE 利用所有临床数据对疗效和成本效果重新评估，即续约审评。与阶段一的第一次分类标准相同，若药物达到 NHS 准入条件则获得常规支付推荐，否则退出医保报销范畴。

3. 模式评价

过渡基金的续约审评模式，可以使临床急需但疗效证据不足的创新药物得到提前补偿，有效缓解基金压力和患者需求间的矛盾。经数据收集与超额分摊机制的孵化，药物疗效证据与成本效果得以确证。

我国可借鉴英国 CDF 运行经验，探索建立高值创新药品过渡基金保障模式，将临床急需但疗效存在不确定性的创新药品，纳入过渡基金提前补偿。补偿期内企业补充真实世界数据，进一步明确药品临床疗效和成本效果，为纳入基本医保进行前期筛选与孵化。

参考文献

[1] 吴久鸿，王翔，赵绯丽．澳大利亚医保目录动态调整机制管理经验及启示 [J]．中国卫生经济，2018,37(09):94-96.

[2] 常峰，夏强，崔鹏磊等．药品价量协议制度的国际经验及启示 [J]．中国新药杂志，2016(2):134-138.

[3] Shibata Shoyo, Fukumoto Daigo, Suzuki Takeshi, Ozaki Koken. Analyzing Upward Deviation of Actual vs Predicted Drug Sales in Japan for a Reasonable Drug-Pricing Policy. [J]. Therapeutic innovation & regulatory science,2019(1).

[4] Sun-Young Park, Euna Han, Jini Kim, Eui-Kyung Lee. Factors influencing the difference between forecasted and actual drug sales volumes under the price–volume agreement in South Korea[J]. Health policy,2016,120(8): 867-874.

[5] 薬価改定のしくみ [EB/OL].

https://answers.ten-navi.com/newsplus/14344/,2018-06-08

[6] Naghmeh Foroutan, Jean-Eric Tarride, Feng Xie, Fergal Mills, Mitchell Levine. A Comparison of Pharmaceutical Budget Impact Analysis (BIA) Recommendations Amongst the Canadian Patented Medicine

Prices Review Board (PMPRB), Public and Private Payers[J]. PharmacoEconomics - Open,2019,3(4): 437-451.

[7] KCE. HOW TO IMPROVE THE BELGIAN PROCESS FOR MANAGED ENTRY AGREEMENTS? AN ANALYSIS OF THE BELGIAN AND INTERNATIONAL EXPERIENCE[EB/OL].

https://kce.fgov.be/sites/default/files/atoms/files/KCE_288_Improve_Belgian_process_managed_entry_agreements_Report.pdf, 2017-05-31

[8] International pricing and reimbursement schemes Case studies report October,2015[EB/OL].

https://engage.dhsc.gov.uk/acceleratedaccess/wp-content/uploads/sites/9/2015/10/Strategy-Case-Studies-Report-1.pdf, 2015

[9] 합리적 약품비 관리를 위한 사용량 - 약가 연동 협상 개선 연구 [EB/OL].

http://www.kobia.kr/bbs/board.php?tbl=data06&mode=VIEW&num=20&category=&findEx=&findType=&findWord=&sort1=&sort2=&page=&mobile_flag=, 2019-02-18

[10] 厚生労働省 . 薬価算定の基準について [EB/OL].

https://c2h.niph.go.jp/tools/system/notification_drug_pricing.pdf，2019-03-29

[11] 常峰，崔鹏磊，夏强，罗修英，张舰云 . 日本医保药品支付价格调整机制对我国的启示 [J]. 中国医药工业杂志，2015,46(08):915-920.

[12] 日刊薬業 .「キイトルーダ」がトップ、3 製品が 1000 億円超 .[EB/OL].

https://nk.jiho.jp/article/148039, 2020-01-17

[13]《关于将 2019 年谈判药品纳入＜国家基本医疗保险、工伤保险和生育保险药品目录＞乙类范围的通知》政策解读 [EB/OL].

http://www.nhsa.gov.cn/art/2019/11/28/art_38_2056.html, 2019-11-28

[14] 国家医保局、人力资源社会保障部关于将 2019 年谈判药品纳入《国家基本医疗保险、工伤保险和生育保险药品目录》乙类范围的通知 [EB/OL].

http://www.nhsa.gov.cn/art/2019/11/28/art_37_2050.html, 2019-11-28

[15] Blonde, Lawrence et al. Interpretation and Impact of Real-World Clinical Data for the Practicing Clinician[J].Advances in therapy.2018(35-11): 1763-1774.

[16] Acetylcholinesterase Inhibitors (AChEIs) [EB/OL].

https://www.has-sante.fr/upload/docs/application/pdf/2013-01/annexe_alzheimer_2013-01-28_15-08-14_845.pdf,2013

[17] EBIXA (memantine), non-competitive NMDA-receptor antagonist[EB/OL].

https://www.has-sante.fr/jcms/c_2681003/en/ebixa-memantine-non-competitive-nmda-receptor-antagonist?xtmc=&xtcr=1, 2017

[18] NICE. Technology appraisal guidance:Brentuximab vedotin for treating CD30-positive Hodgkin lymphoma[EB/OL].

https://www.nice.org.uk/guidance/ta524，2018-06-13

[19] NICE. The Cancer Drugs Fund and managed access : Real world evidence in NICE appraisals[EB/OL].

http://www.chemodataset.nhs.uk/search/brentuximab，2019-01-25

[20] Christos Chouaid, Isabelle Borget, Eric Braun, Marie-Laure Bazil, Dominique Schaetz, Cécile

Rémuzat, Mondher Toumi. French Health Technology Assessment of Antineoplastic Drugs Indicated in the Treatment of Solid Tumours: Perspective for Future Trends[J]. Targeted Oncology,2016,11(4): 515-534.

[21] Osimertinib for treating locally advanced or metastatic EGFR T790M mutation-positive non-small-cell lung cancer[EB/OL].

https://www.nice.org.uk/guidance/ta416/chapter/4-Committee-discussion，2016-10-26

[22] Lung cancer (non-small-cell, EGFR and T790M positive, metastatic) - osimertinib (CDF Review of TA416) [ID1577] [EB/OL].

https://www.nice.org.uk/guidance/indevelopment/gid-ta10475，2020

[23] NEXAVAR 200 mg, comprimé pelliculé B/112 (CIP: 376 137-2) [EB/OL].

https://www.has-sante.fr/upload/docs/application/pdf/ct-2905_nexavar.pdf，2006

[24] sorafenib NEXAVAR 200 mg, comprimé pelliculé Réévaluation[EB/OL].

https://www.has-sante.fr/upload/docs/evamed/CT-15623_NEXAVAR_PIC_REEV_rein_Avis2_CT15623.pdf，2019

[25] NICE. Cancer Drugs Fund[EB/OL].

https://www.nice.org.uk/about/what-we-do/our-programmes/nice-guidance/nice-technology-appraisal-guidance/cancer-drugs-fund，2020-04

第八章 适应症管理

近年来随着新药研发成本持续增加、市场竞争加剧，研发上市高收益创新药物的难度日益凸显。而开发新适应症的风险、投入时间和成本相对较低，在激发企业创新积极性的同时满足了患者的用药需求，成为了创新药物研发的新趋势[1]。与此同时，按适应症管理也逐渐成为全球医保精细化管理的发展方向。

医保准入中的适应症管理包括三个方面，即目录外多适应症药物、目录内药品新增适应症，以及联合用药与变更治疗顺序的准入管理。本章从以上三个方面介绍全球医保准入中的适应症管理实践。

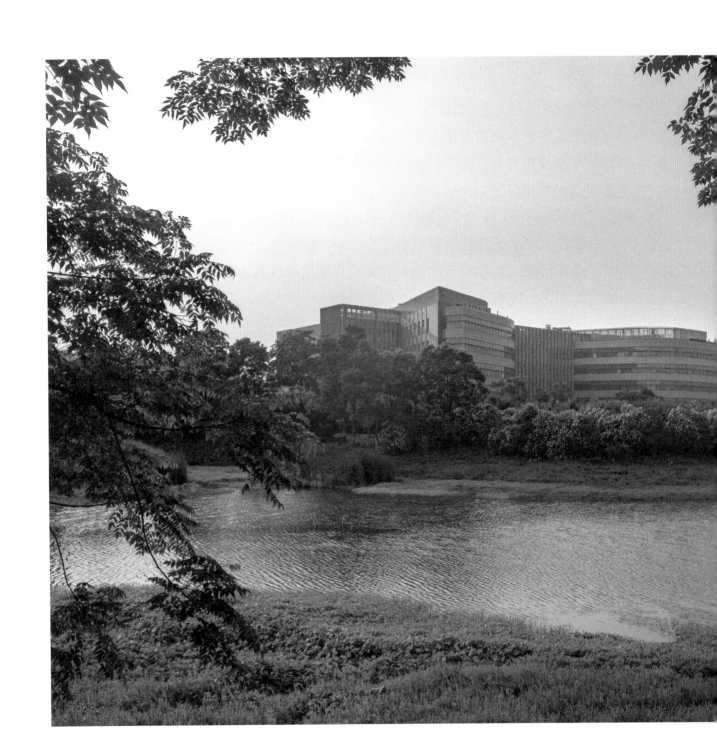

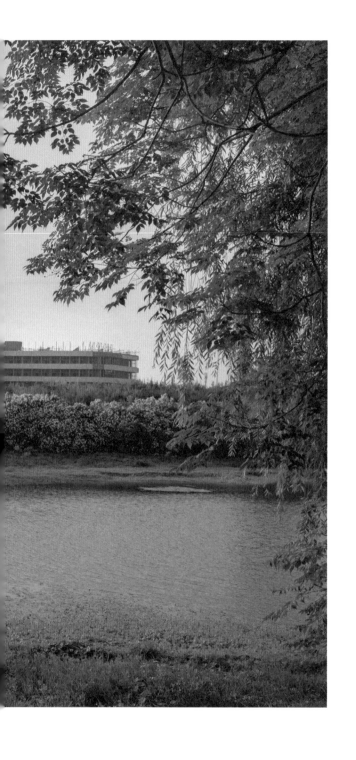

第八章 适应症管理

第一节 多适应症药物准入

多适应症药物是指具有两个及以上适应症，可对不同病症发挥治疗效果的药物。本节在分析管理需求的基础上，介绍多适应症药物准入管理制度的三种模式。

1 管理需求

生物制品，特别是一些单克隆抗体类药物，因其通过激活或者加强人体自身免疫系统发挥减轻炎症、抵御病毒或癌细胞入侵的作用机理，通常具有多个适应症。如英夫利昔单抗可靶向作用于肿瘤坏死因子（TNF），研究表明自身免疫性疾病均会高表达 TNF 这一致炎因子，因此英夫利昔单抗可治疗类风湿性关节炎克罗恩病、强直性脊柱炎等八种自身免疫性疾病。此外，据统计，在肿瘤治疗领域，2014 年已有超过 50% 的主要肿瘤治疗生物制品获批用于两种及以上适应症，预期在 2020 年该比例会突破 75%[2]。

1.1 全球现状

近年来，域外发达国家对于肿瘤免疫治疗产品的探索进程加快，此类产品一般为广谱抗肿瘤药物，通过激活自身免疫系统发挥抗肿瘤作用，通常具有两种及以上的恶性肿瘤适应症。本书以 PD-1/PD-L1 单抗为例，对其在美国 FDA 与欧洲 EMA 批准上市的适应症进行统计，详见表 8-1。

表8-1　国外PD-1/PD-L1药物获批适应症统计*

通用名	FDA批准适应症	EMA批准适应症
帕博利珠单抗 (Pembrolizumab)	黑色素瘤、非小细胞肺癌、头颈部鳞癌、霍奇金淋巴瘤、尿路上皮癌、MSI实体癌、胃癌、宫颈癌、大B细胞淋巴瘤、非肌层浸润性膀胱癌、食管鳞状细胞癌、小细胞肺癌、子宫内膜癌、肾细胞癌、干细胞癌、Merkel细胞癌	黑色素瘤、非小细胞肺癌、经典霍奇金淋巴瘤、膀胱尿路上皮癌、头颈部鳞状细胞癌、肾细胞癌
纳武利尤单抗 (Nivolumab)	黑色素瘤、肾细胞癌、尿路上皮癌、霍奇金淋巴瘤、头颈部鳞癌、肝细胞癌、非小细胞肺癌、结直肠癌、小细胞肺癌	黑色素瘤，非小细胞肺癌，晚期肾细胞癌;经典霍奇金淋巴瘤，头颈部鳞状，尿路上皮癌
阿特利珠单抗 (Atezolizumab)	尿路上皮癌、非小细胞肺癌、小细胞肺癌	尿路上皮癌、非小细胞肺癌、乳腺癌
度伐鲁单抗 (Durvalumab)	尿路上皮癌、非小细胞肺癌	非小细胞肺癌
阿维芦人单抗 (Avelumab)	Merkel细胞癌、尿路上皮癌、肾细胞癌	Merkel细胞癌、肾细胞癌

*统计截止时间2020年1月23日[3-4]

由上表可见，PD-1/PD-L1 单抗获批适应症较多，以帕博利珠单抗和纳武利尤单抗最多，分别为 16 个和 9 个。全球大部分国家对多适应症药物大多采取制定统一支付标准的方法。但随着药物获批适应症的增加，不同适应症间临床疗效和患者人群存在差异，如何在多适应症药物支付标准制定中体现不同适应症间差异、科学合理作出医保准入决策，成为了适应症管理的难题。

1.2 全球趋势

按适应症管理模式是指对多适应症药物按不同适应症进行分类管理。从国际经验来看，其主要分为三种模式。一是按适应症支付模式，即"一个适应症，一个支付标准"，如美国。二是按适应症准入模式，即按适应症准入和测算支付标准，然后通过加权平均制定统一支付标准，如德国。三是按适应症审评模式，分别评审各适应症的临床疗效、成本效益和预算影响等要素，但统一决策是否准入、制定统一支付标准，如挪威和中国台湾地区。

可见，医疗卫生体系发达国家均已不同程度开展了按适应症管理的探索。其本质是，医保管理部门逐渐认同"通用名药物的不同适应症间临床应用价值差距较大"这一理念。具体如下：

（1）临床疗效差距大

在绝大多数情况下，药物不同适应症的临床疗效差异化表现出阶梯性特征，而按通用名管理无法客观反映药物在不同适应症下的真实临床价值。

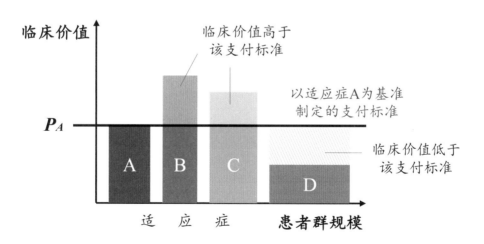

图8-1　按适应症制定医保支付标准概念图[5]

在图 8-1 所示情况下，药物不同适应症之间缺乏价格敏感性。对企业来说，若疗效价值无法成为决定报销基准的关键因素，则会降低研发积极性，导致在某些罕见病治疗领域医保目录没有或极少有药物可以纳入，影响参保人福利；对患者来说，低于平均疗效水平适应症的目标人群的刚性福利隐形受损，违反医保体系公平性原则；对医保来说，若不明确支付标准制定中的"价值导向"，则会造成医保基金运行系统的非良性循环，引发基金运行危机。

【案例分析8-1】 西妥昔单抗按适应症制定支付标准[6-7]

西妥昔单抗（商品名：爱必妥®），是一种对抗表皮生长因子（EGFR）的单克隆抗体，美国 FDA 批准可用于治疗转移型结肠直肠癌和头颈癌两种适应症，其临床治疗效果存在较大差距，如表 8-2 所示：

表8-2 不同适应症下西妥昔单抗的临床治疗疗效果对比

适应症	治疗地位	临床试验名称/治疗周期	无进展生存期
结肠直肠癌	一线治疗/可单药或联合治疗	单药治疗/1年	6.9月
头颈部鳞状细胞癌	二线治疗/必须联合治疗	与化学疗法联合治疗/1年	5.6月

在结肠直肠癌这一适应症领域，西妥昔单抗属于一线治疗行列，联合治疗或单药治疗均可，且临床不良反应较小；而在头颈癌这一适应症的治疗中，西妥昔单抗位居二线治疗行列，仅可用于同化学疗法相结合的联合疗法，且化学疗法所导致的临床不良反应较多，患者的综合治疗体验较差。

据研究，在不考虑患者人数、预算影响分析以及风险分担协议等因素的情况下，若仅通过药物经济学手段对西妥昔单抗按适应症审评，可发现在晚期头颈癌的治疗中，基于"价值导向"原则估算出的合理上市价格为 470 美元/瓶（100mg；20ml），而在结肠直肠癌的治疗中，基于"价值导向"原则估算出的合理上市价格则为 10320 美元/瓶（100mg；20ml），定价水平差距较为明显。

（2）用药剂量差距大

由于不同适应症的治疗机理不同，因而不同适应症在临床使用中的用药剂量也存在差异。如唑来磷酸冻干粉注射剂在用于骨质疏松患者的治疗时，给药频率为每年一次，每次剂量为 40mg/5ml；而当用于癌细胞骨转移患者的治疗时，给药频率则调整为每三到四周一次，每次剂量同样为 40mg/5ml。

此时，若以通用名为单位进行支付标准的制定，则会导致部分高频、多量用药患者刚性福利损害，药品的可负担性较差。为解决这一问题，按适应症管理模式提倡医保部门以适应症为单位灵活制定支付标准，可根据实际用药情况，考虑对不同适应症选择设定年治疗费用给付标准或以剂量为单位的给付标准。

（3）患者数量差距大

以抗肿瘤药物为例。由于癌症普遍具有全身性、多发性以及复杂性等特征，疾病种类较多，各疾病领域的医疗水平发展不一，因此同一抗癌药物的不同适应症在治疗顺序上有主次之分，即同一药物在不同适应症下，因受临床疗效、价格水平等因素的影响，具有基数不同的目标人群。

从医保决策的角度来看，当药物准入目录时，医保部门需进行预算影响分析，而患病人数则是影响预算影响分析结果的关键指标之一，若不区分适应症，目标人群较小适应症的预算影响分析结果则会被目标人群较大适应症的预算影响分析结果"掩盖"，增大医保部门判断失误的可能性。

【案例分析8-2】 瑞戈非尼不同适应症患者数量差距较大[8]

瑞戈非尼（商品名：拜万戈®，图8-2），是一种可口服靶向多激酶抑制剂，除肝细胞癌外，还同时被批准用于转移性结直肠癌和胃肠道间质瘤两项适应症的治疗。

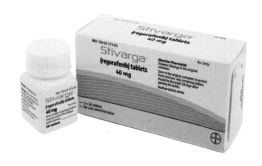

图8-2 瑞戈非尼外包装示意图

结直肠癌是目前世界上最常见的消化道恶性肿瘤之一，发病率位居恶性肿瘤第三位，每年新增病例数超过一百万人，而瑞戈非尼作为首个也是目前唯一经两项Ⅲ期临床试验证明、在既往接受过治疗的转移性结直肠癌患者中能够延长总体生存期的多激酶抑制剂，具有基数较大的目标人群。

而胃肠道间质瘤的每年新增病例数超过十五万人，其发病率虽近年来呈现上升趋势，但相较于治疗结肠癌而言，患者人数大大减少，两种适应症间的患者数量差距较大，预算影响分析结果亦呈现较大不同。

2 管理模式

根据各国医保部门不同的价值理念与精细化管理程度，按适应症管理制度可分为以下三种模式。

2.1 按适应症支付：美国模式

按适应症支付模式是指，针对一种药物的不同适应症分别批准不同的商品名予以标识，满足"一适应症，一商品名"，同时在医保准入时制定不同的支付标准。该模式以疗效价值为导向，部分医保管理体系较为成熟的国家往往使用该模式对多适应症药物进行管理，如美国、意大利等。

本节以美国医疗保障和医疗补助服务中心（Centers for Medicare & Medicaid Services，CMS）按适应症支付的模式为代表，对操作方法进行阐述。

第一步 确定医保编码 同一药物不同适应症以不同的商品名被批准上市后，若纳入美国医疗照顾计划（Medicare Part B）进行补偿，则 CMS 采用医疗保健通用操作编码系统（Healthcare Common Procedure Coding System，HCPCS）单独对各适应症进行编码，确保适应症与医保编码间一一对应。

第二步 收集市场数据 企业必须在每个季度结束的 30 天内向 CMS 提交各适应症下药物的平均价格数据（Average Sales Price，ASP）[9]，此处的 ASP 要求已扣除全部价格优惠，如价量折扣中的即时支付折扣（prompt pay discounts）和现金折扣、免费赠药、回款等优惠。为保证数据上报的真实性，CMS 规定若企业被裁定呈报虚假 ASP 数据，将被判处最高 10,000 美元 / 次的罚款。

$$ASP = \frac{销售总额 - （折扣 + 退款 + 回扣）}{销售总量}$$

第三步 制定支付标准 CMS 以 ASP 作为基础，按照以下公式测算药物在各适应症下的医保支付标准[10]。

$$支付标准 = ASP \times 106\%$$

【案例分析8-3】 CMS对阿柏西普注射剂按适应症医保制定支付标准[11-12]

阿柏西普注射剂（Aflibercept）是一种血管内皮生长因子（VEGF）抑制剂，在用于治疗眼科疾病和结肠直肠癌时分别以商品名 Eylea® 和 Zaltrap® 上市销售（图 8-3）。

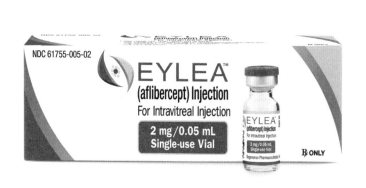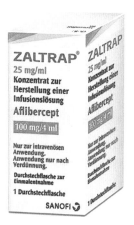

图8-3 Eylea®与Zaltrap®产品包装示意图

纳入 Medicare Part B 补偿目录后，CMS 分别对眼科疾病和结肠直肠癌制定了不同的医保编码与医保支付标准。Zaltrap® 在治疗转移性结直肠癌患者时，与贝伐单抗相比并未表现出临床治疗优势。而在用于治疗新生血管性年龄相关性黄斑变性时，与雷珠单抗比较，Eylea® 作用靶点更多，亲和力更强，作用时间更持久，具有显著的治疗优势。基于 Zaltrap® 和 Eylea® 两者间的真实临床价值差异，CMS 决定给予后者更高的报销支付标准，详见表 8-3。

表8-3 阿柏西普医保支付标准（2020.01.01—2020.03.31）

通用名	适应症领域	商品名	HCPCS代码	医保支付标准/$
阿柏西普注射剂	结肠直肠癌	Zaltrap®	J9400	8.395（1mg）
	眼科疾病	Eylea®	J0178	945.029（1mg）

2.2 按适应症准入：德国模式

按适应症准入模式，是指分别以药物单个适应症作为评估对象，首先通过临床价值判断是否准入该适应症，若准入则按适应症分别测算其支付标准，最后将各个适应症下支付标准与其市场份额作加权平均，按通用名统一制定支付标准，即"一通用名，一支付标准"①。与"按适应症支付"不同，按适应症管理仅在疗效评估和支付标准测算等准入审评管理过程中体现，但在医保报销支付环节，仍按通用名管理。该模式在考虑各适应症疗效的同时，也兼顾了医保管理的可操作性，代表国家为德国、法国。

该模式操作方法主要分为以下三个步骤。

第一步 按适应症评估准入   对多适应症药物的各适应症分别进行临床价值审评，以确定哪些适应症可获得医保准入资格。应用该模式的国家通常将临床价值审评结论进行分级，以其作为判断药物各适应症准入的依据。如德国根据药物的临床附加价值等级评估标准，将创新药物的划分为 6 个等级，若适应症临床疗效评审结果显示等级较低，则不予准入（详情参见本书第一章第三节）。

【案例分析8-4】   重组人生长激素在法国按适应症准入[13]

重组人生长激素（商品名：Norditropin®，图 8-4）是一条由 191 个氨基酸组成的多肽链，由重组 DNA 技术生产而得，与天然存在的人生长激素几乎相同，已被美国 FDA 批准用于由于生长激素缺乏引起的多种疾病。

---

① 与按商品名管理对应，此处的"通用名"是指不同适应症对应的同一药物的通用名。在医保准入初期，该通用名通常市场上仅有一个专利药物，不存在"同一通用名，不同厂牌名"的问题。

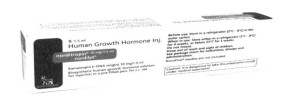

图8-4　重组人生长激素外包装示意图

2013 年 3 月，法国国家卫生管理局（HAS）对 Norditropin® 的三种适应症（即慢性肾功能衰竭、特纳氏综合征、儿童发育迟缓）分别进行临床价值审评，并对每个适应症进行 SMR 评级和 ASMR 评级（具体如下表所示）。HAS 认为，慢性肾功能衰竭和特纳氏综合征这两种适应症虽然治疗进展较慢，但具有重要临床疗效，可将其纳入医保；而儿童发育迟缓这一适应症无明显临床价值，故拒绝纳入医保。

表8-4　重组人生长激素不同适应症的临床价值审评结果

适应症	SMR评级	ASMR评级	是否纳入
慢性肾功能衰竭	I级（重要临床疗效）	IV级（微小改善）	是
特纳氏综合征	I级（重要临床疗效）	IV级（微小改善）	是
儿童发育迟缓	III级（临床疗效较弱）	V级（无改善）	否

第二步　按适应症测算支付标准　评估药物各适应症与参照药物相比的增量疗效等级，做出准入决策后，进一步审评各适应症的成本效益和预算影响等要素，在此基础上测算每个批准纳入医保的适应症的支付标准。

【**案例分析8-5**】　纳武利尤单抗在德国按适应症测算支付标准[14-15]

纳武利尤单抗（商品名 Opdivo®）是由百时美 - 施贵宝公司研发的 PD-1 单抗药物，主要用于黑色素瘤、非小细胞肺癌、晚期肾细胞癌、经典霍奇金淋巴瘤、头颈部鳞状癌与尿路上皮癌的治疗。2015 年,纳武利尤单抗获欧洲药品管理局（EMA）批准上市。

2016 年 5 月，德国联邦共同委员会（G-BA）对纳武利尤单抗的治疗肾细胞癌和非小细胞肺癌的两个适应症同时开展评估。纳武利尤单抗的临床价值审评结果显示两个适应症的临床附加价值等级均为具有"主要附加价值"（2 级）。基于附加价值等级、治疗费用以及使用该药的患者人数的估算，测算出纳武利尤单抗各适应症的支付标准（未公开），如表 8-5 所示。

表8-5　纳武利尤单抗多适应症准入结果

适应症	参照药物	临床附加效益等级	适应症支付标准
肾细胞癌	依维莫司	主要附加效益	▊▊欧元
非小细胞肺癌	多西他赛	主要附加效益	▊▊欧元

> 最后，根据各适应症支付标准与市场份额加权后得到其通用名支付标准：40mg/瓶为 639.64 欧元（折合人民币 5041.96 元）；100mg/瓶为 1580.64 欧元（折合人民币 12459.39 元）。

第三步 按通用名确定支付标准 首先，将各适应症下医保支付标准与其相应的市场份额作量价加权平均，测算得到该通用名拟定支付标准，具体公式如下：

$$通用名拟定支付标准 = \frac{\sum 适应症\,i\,支付标准 \times 适应症\,i\,市场份额}{\sum 适应症\,i\,预期市场份额}$$

其次，医保部门在综合考虑企业与患者意愿、医保基金承受能力等影响价格形成的权变因素后，以上述拟定支付标准为底价，同企业展开协商谈判，最终确定该通用名的医保支付标准。

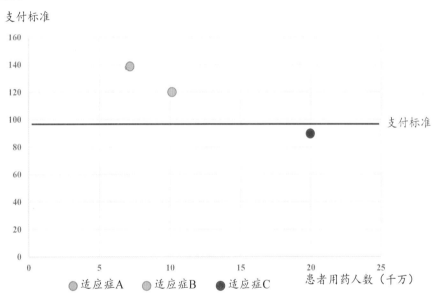

图8-5 多适应症药物支付标准确定示意图

由图 8-5 可见，该模式下药物的各适应症共同影响其通用名支付标准。其中，适应症市场份额占比越大其加权平均时所占权重越高，对通用名支付标准的影响越大。因此，通用名支付标准主要取决于大适应症的支付标准。

2.3 按适应症审评：中国台湾模式

按适应症审评模式，是指对同一药物不同适应症的临床价值、成本效益、预算影响三要素分别审评，将每个要素项下的各适应症评估值合并计算，得出"一要素，一个结果"，最后作出准入决策及制定支付标准。该模式以基金控费为主要导向，代表国家或地区有挪威、日本、中国台湾地区等。

该模式操作方法主要分为以下三个步骤。

第一步　要素评估　以单个适应症为评估对象，分别对不同适应症的临床价值、成本效益、预算影响三要素进行评估。

第二步　综合要素评估结果　在上一步的基础上，以要素为单位，合并计算各适应症评估值，即"一个要素，一个结果"。如对不同适应症的 ICER 值按目标人群权重进行加权计算得到该药物成本效益的总 ICER 值[16]，对不同适应症的预算影响结果进行叠加计算，以评估药物的总预算影响。

第三步　准入与支付标准测算　按要素合并计算各适应症评估结果后，多适应症药物后期准入决策与支付标准测算模式与按新通用名药物准入相同。

【案例分析8-6】　挪威按适应症评审帕博利珠单抗的成本效益[17]

帕博利珠单抗是用于癌症免疫疗法的人源化 PD-1 单克隆抗体，已被美国 FDA 批准用于治疗黑色素瘤、肺癌、霍奇金淋巴瘤等多种癌症治疗。

帕博利珠单抗在挪威准入时，有晚期黑色素瘤、非小细胞肺癌（NSCLC）一线治疗、NSCLC 二线治疗、膀胱癌一线治疗、膀胱癌二线治疗这五种适应症。挪威医学局分别针对每种适应症进行成本效益评估，并对各适应症的 ICER 值进行加权计算，最终得出该药所有适应症的总体 ICER 值，详见表 8-6。

表8-6　帕博利珠单抗不同适应症的成本效益评估结果

适应症	ICER值	纳入试验的患者数	权重	总体ICER值
晚期黑色素瘤	1M克朗/QALY	215人	0.12	
NSCLC一线治疗	1.3M克朗/QALY	724人	0.42	
NSCLC二线治疗	999K克朗/QALY	466人	0.27	1M克朗/QALY
膀胱癌一线治疗	795K克朗/QALY	147人	0.09	
膀胱癌二线治疗	816K克朗/QALY	176人	0.10	

注：1M=1,000,000；1K=1000

【案例分析8-7】　中国台湾按适应症评审普乐沙福的预算影响[18]

普乐沙福（商品名：Mozobil®，图 8-6）是一种免疫刺激剂，可促进癌症患者的造血干细胞进入血液，使医生得以从血液中提取干细胞并移植回患者，以达到治疗癌症的目的。

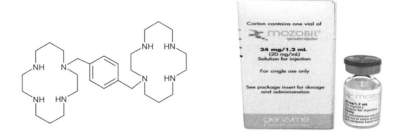

图8-6 普乐沙福化学结构及外包装示意图

2013 年 4 月，赛诺菲安万特公司申请将普乐沙福的两个适应症（非何杰金氏淋巴瘤、多发性骨髓瘤）同时纳入中国台湾全民健康保险。针对企业提交的预算影响分析报告，中国台湾地区医保部门调整了部分参数，重新估算了该药在不同适应症下的预算影响，并叠加计算出总体预算影响约在 2900 万~5200 万新台币之间，具体如表 8-7 所示。

表8-7 普乐沙福不同适应症的预算影响分析结果（单位：新台币万元）

分析情境	2013年	2014年	2015年	2016年	2017年
企业基础方案分析					
非何杰金氏淋巴瘤	891	980	1069	1158	1247
多发性骨髓瘤	92	101	111	120	129
合计	983	1081	1180	1278	1376
极端分析，调整各项参数与假设以探测估计值上限					
非何杰金氏淋巴瘤	5543	5890	6236	6583	6929
多发性骨髓瘤	683	726	769	811	854
合计	6226	6616	7005	7394	7783
极端分析，调整各项参数与假设以探测估计值下限					
非何杰金氏淋巴瘤	147	171	196	220	245
多发性骨髓瘤	15	18	20	23	25
合计	162	189	216	243	270
查验中心基础方案分析（按健保申报资料估计结果）					
非何杰金氏淋巴瘤	2618	3052	3529	4051	4625
多发性骨髓瘤	325	380	441	508	581
合计	2943	3432	3970	4559	5206
查验中心敏感度分析					
非何杰金氏淋巴瘤	3573	4166	4816	5530	6313
多发性骨髓瘤	325	380	441	508	581
合计	3898	4546	5257	6038	6894

2.4 模式评价

笔者认为，按适应症管理的不同模式在药物医保准入的不同阶段发挥作用，与医保管理的精细化程度密切相关。中国台湾模式仅作用于要素审评阶段，即对不同适应症分别开展要素审评；德国模式作用于要素审评和支付标准测算阶段，对各适应症分别审评、分别测算支付标准，这两类模式操作均较为简单，按适应症管理程度较低。而美国模式从要素审评到最后的实际支付阶段全程按适应症管理，是较为精细、较为成熟的适应症管理模式。

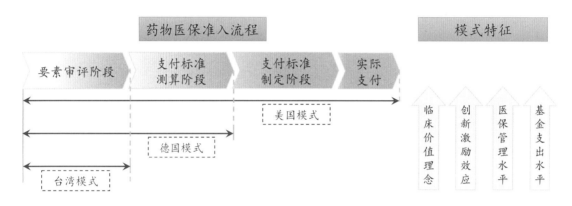

图8-7　按适应症管理模式特征示意图

此外，各管理模式的所追求的价值理念和政策效应也呈梯度变化。随着按适应症管理程度的增加，其临床价值理念的体现度越高，对新适应症开发的创新激励效应越显著，但是它的医保管理水平和基金支出水平也越高。

以全程按适应症管理的美国为例，CMS官网披露的最新数据显示：2018年美国Medicare医保基金总支出7502亿美元，人均支出12524.2美元（约合8.29万元人民币）。而同期我国基本医疗保险基金支出则为17822亿元，城镇职工医保人均支出3313.85元，城乡居民医保人均支出仅691.6元[①]。

3 中国现状与发展趋势

近年来，随着优先审评、附条件审批等药物注册审批制度改革推进，多适应症药物获批上市的数量在我国快速增长。对于多适应症药物在我国如何准入医保、如何制定支付标准成为亟需重点关注的问题。

3.1 我国现状

当前，我国医保目录中多适应症药物的数量日益增多，在2017~2019年国家医保

---

① 数据来源：国家医保局《2018年全国基本医疗保障事业发展统计公报》。

谈判和续约谈判中，已有部分多适应症药物被纳入医保目录，目前处于"协议期内"的多适应症谈判药物情况如表 8-8 所示。其中，抗肿瘤药、免疫抑制剂以及眼科用药这三类药物数量最多。但对于多适应症药物的准入以及支付标准管理，现阶段我国并无明确规定。

表8-8 2017~2019年谈判准入的多适应症药物[*]

药物分类	通用名	医保准入的适应症
抗出血药	重组人凝血因子Ⅶa	①先天性血友病 ②获得性血友病 ③先天性FⅦ缺乏症 ④血小板无力症
心脏治疗药	利奥西呱	①术后持续性或复发性慢性血栓栓塞性肺动脉高压(CTEPH)或不能手术的CTEPH ②动脉性肺动脉高压
利尿药	托伐普坦	①明显的高容量性和正常容量性低钠血症 ②心力衰竭引起的体液潴留
抗真菌药	泊沙康唑	①预防移植后及恶性肿瘤患者有重度粒细胞缺乏的侵袭性曲霉菌和念珠菌感染 ②伊曲康唑或氟康唑难治性口咽念珠菌病 ③接合菌纲类感染
抗肿瘤药	阿扎胞苷	①中危-2及高危骨髓增生异常综合征 ②慢性粒-单核细胞白血病 ③急性髓系白血病、骨髓原始细胞为20%~30%伴多系发育异常的治疗
	曲妥珠单抗	①HER2阳性的转移性乳腺癌 ②HER2阳性的早期乳腺癌患者的辅助和新辅助治疗 ③HER2阳性的转移性胃癌患者
	帕妥珠单抗	①HER2阳性的局部晚期、炎性或早期乳腺癌患者的新辅助治疗 ②具有高复发风险HER2阳性早期乳腺癌患者的辅助治疗
	阿法替尼	①具有EGFR基因敏感突变的局部晚期或转移性非小细胞肺癌 ②含铂化疗期间或化疗后疾病进展的局部晚期或转移性鳞状组织学类型的非小细胞肺癌
	索拉非尼	①不能手术的肾细胞癌 ②不能手术或远处转移的肝细胞癌 ③放射性碘治疗无效的局部复发或转移性、分化型甲状腺癌
	瑞戈非尼	①肝细胞癌二线治疗 ②转移性结直肠癌三线治疗 ③胃肠道间质瘤三线治疗
	舒尼替尼	①不能手术的晚期肾细胞癌 ②甲磺酸伊马替尼治疗失败或不能耐受的胃肠间质瘤 ③不可切除的，转移性高分化进展期胰腺神经内分泌瘤
	伊布替尼	①既往至少接受过一种治疗的套细胞淋巴瘤患者的治疗 ②慢性淋巴细胞白血病/小淋巴细胞淋巴瘤

药物分类	通用名	医保准入的适应症
免疫抑制剂	依维莫司	①接受舒尼替尼或索拉非尼治疗失败的晚期肾细胞癌 ②胰腺神经内分泌瘤 ③非功能性胃肠道或肺源神经内分泌肿瘤 ④结节性硬化症相关的肾血管平滑肌脂肪瘤 ⑤结节性硬化症相关的室管膜下巨细胞星形细胞瘤
	阿达木单抗	①类风湿关节炎、强直性脊柱炎 ②中重度斑块状银屑病
	英夫利西单抗	①类风湿关节炎、强直性脊柱炎 ②中重度斑块状银屑病 ③克罗恩病患者的二线治疗 ④中重度溃疡性结肠炎患者的二线治疗
眼科用药	康柏西普	①50岁以上湿性年龄相关性黄斑变性 ②糖尿病性黄斑水肿引起的视力损害 ③脉络膜新生血管导致的视力损害
	阿柏西普	①50岁以上湿性年龄相关性黄斑变性 ②糖尿病性黄斑水肿引起的视力损害
	雷珠单抗	①50岁以上湿性年龄相关性黄斑变性 ②糖尿病性黄斑水肿引起的视力损害 ③脉络膜新生血管导致的视力损害 ④继发于视网膜静脉阻塞的黄斑水肿引起的视力损害

*数据来源：《国家基本医疗保险、工伤保险和生育保险药品目录》"协议期内谈判药品部分"（2019年11月28日更新后）

3.2 发展趋势

随着多适应症药物数量的快速增长和临床治疗地位的逐渐提高，我国对多适应症准入管理规范的需求日益增加。因此，我国应关注多适应症药物的医保准入方式与支付标准制定模式的科学性与合理性，以平衡企业、不同适应症患者与医保基金的三方利益。

表8-9 我国未纳入医保目录的部分多适应症创新生物制品统计*

通用名	商品名	上市适应症	公司名称
纳武利尤单抗 Nivolumab	欧狄沃® Opdivo®	①非小细胞肺癌 ②头颈部鳞状细胞癌	百时美施贵宝
帕博利珠单抗 Pembrolizumab	可瑞达® Keytruda®	①一线治疗失败的不可切除或转移性黑色素瘤 ②与培美曲塞和铂类化疗联合治疗转移性非鳞状非小细胞肺癌 ③联合卡铂、紫杉醇或白蛋白紫杉醇一线治疗鳞状非小细胞肺癌	默沙东
依洛尤单抗 Evolocumab	瑞百安® Repatha®	①纯合子型家族性高胆固醇血症 ②成人动脉粥样硬化性心血管疾病	安进

续表

通用名	商品名	上市适应症	公司名称
阿利西尤单抗 Alirocumab	波立达® Praluent®	①原发性高胆固醇血症或混合性血脂异常 ②降低动脉粥样硬化性心血管疾病患者的心血管事件风险	赛诺菲
依那西普注射液 Etanercept	恩利® Enbrel®	①对抗风湿药无效的中度至重度活动性类风湿关节炎 ②对常规治疗无效的重度活动性强直性脊柱炎	辉瑞
注射用重组人干扰素γ	伽玛®	①肝纤维化 ②类风湿性关节炎	上海凯茂生物

*数据来源：药智网；统计截止时间：2020年3月10日

由表8-9可知，我国仍有部分疗效显著的多适应症创新药物尚未纳入医保。本书将立足于我国医疗卫生体制现状，借鉴国外实践经验，对我国多适应症药物准入管理的发展趋势提出思考。

（1）发展趋势

"按适应症管理"是全球视角下针对多适应症药物准入的主流管理方式，我国应依循全球发展趋势、结合实际情况，分阶段优化相关管理制度。

当前，我国药物经济学评价体系尚未发展成熟，医保基金控费压力较大，且临床数据收集系统较不发达，可首先从"按适应症审评要素"阶段入手，对评估药物各适应症的临床疗效、成本效益和预算影响开展分别评审，为后续测算、决策提供科学参考。

未来，随着我国医疗和医药领域配套措施逐步改革到位，医保管理精细化进一步提升，可在准入决策、支付标准测算和实际支付阶段逐步深化"按适应症管理"理念，提高管理规范性。

（2）发展原则

在制度优化发展过程中，需注意"两个平衡"。

第一，适应症研发激励效应与医保控费效应之间的平衡　医保控费效应显著的多适应症管理模式往往在鼓励新适应症研发创新方面略显不足；而美国模式尽管对于适应症开发具有良好的激励效果，但其基金支出水平较高。我国可根据研发激励和医保控费的实际需求，从制度设计角度加以优化平衡。

第二，临床价值导向与医保管理能力之间的平衡　由于多适应症药物在不同适应症领域的临床疗效存在差异，按适应症进行支付标准测算或实际支付可高度体现"临床价值导向"，提升不同适应症患者群体的权益公平性。但"临床价值导向"管理模式往往对医保管理能力要求较高，我国应综合考虑不同发展阶段配套措施的完善程度，稳步推进改革进程。

第二节 新增适应症准入

新增适应症准入管理，是对目录内药物增加新适应症的审评管理制度。增加药物的适应症，不仅可以提高药物的临床价值，也可更多地满足患者的医疗需求，促使社会改善医疗服务和提高医疗保健系统效率。

以 2017、2018 年谈判准入的 13 种创新生物制品为例，截至 2020 年 3 月已有 5 种药物获批新适应症。新增适应症如何实现医保准入，如何制定支付标准成为医保关注焦点。

表8-10　2017、2018年医保谈判准入创新生物制品新批准适应症情况[*]

药品名称	原适应症	纳入目录后新批准的适应症
曲妥珠单抗	①HER2阳性的乳腺癌手术后患者，支付不超过12个月；②HER2阳性的转移性乳腺癌；③HER2阳性的晚期转移性胃癌。	与化疗联合新辅助治疗，继以辅助治疗，用于局部晚期（包括炎性）或者肿瘤直径＞2cm的乳腺癌
贝伐珠单抗	限晚期转移性结直肠癌或晚期非鳞非小细胞肺癌	①贝伐珠单抗联合以铂类为基础的化疗用于不可切除的晚期、转移性或复发性非鳞状细胞非小细胞肺癌患者的一线治疗；②贝伐珠单抗联合以氟嘧啶为基础的化疗适用于转移性结直肠癌患者的治疗
利妥昔单抗	限复发或耐药的滤泡性中央型淋巴瘤（国际工作分类B、C和D亚型的B细胞非霍奇金淋巴瘤），CD20阳性III-IV期滤泡性非霍奇金淋巴瘤，CD20阳性弥漫大B细胞性非霍奇金淋巴瘤。	用于初治滤泡性淋巴瘤（FL）患者经美罗华®（利妥昔单抗）联合化疗后达完全或部分缓解后的单药维持治疗，及与氟达拉滨和环磷酰胺（FC）联合，治疗先前未经治疗或复发性/难治性慢性淋巴细胞白血病（CLL）患者
康柏西普	限50岁以上湿性年龄相关性黄斑变性患者	①继发于病理性近视的脉络膜新生血管（pmCNV）；②糖尿病黄斑水肿(DME)引起的视力损害
雷珠单抗	限50岁以上湿性年龄相关性黄斑变性患者	①继发于视网膜静脉阻塞（RVO），包括视网膜分支静脉阻塞（BRVO）或视网膜中央静脉阻塞（CRVO）的黄斑水肿引起的视力损害；②糖尿病性黄斑水肿(DME)；③脉络膜新生血管[CNV，即继发于病理性近视（PM）和其它原因的CNV]导致的视力损害

[*]数据来源：《国家基本医疗保险、工伤保险和生育保险药品目录》"协议期内谈判药品部分"（2019年11月28日更新）、药智网等。

1 评估差异

药物在不同适应症下的作用机理、给药途径与给药剂量等均可能存在差异，因此其有效性与安全性并不相同。如：给药途径不同使异常毒性发作几率不同（动脉注射危险性大于静脉注射）。新增适应症准入评估时，医保部门仍需按常规通道重新进行全面评估与审核。新增适应症准入与该药物首次准入审评存在若干差异之处，本节就此展开阐述。

1.1 评估流程差异

差异首先体现在有效资料的筛选上。德国医疗质量和效率研究所（IQWiG）对新增适应症的准入审评流程较为典型，本书将以之为例阐述新增适应症审评流程的差异。

（1）资料内容

创新药物在首次准入审评时，要求其企业提交详尽的、全过程的研发资料与数据记录。而在后续新增适应症的准入过程中，为提高审评效率，避免无意义的重复审评，企业只需以精简报告形式提交关键临床前与临床试验资料，其中主要包括以下 3 种资料。

①与现有适应症相比，新增适应症的优势；

②明确新增适应症的治疗领域，锁定目标人群；

③与新增适应症相关的、此前没有进行过的临床前药理试验与验证性临床试验研究结果等。

在 HTA 评估正式展开之前，IQWiG 将对企业所提交的审评材料进行一轮筛选，挑选对新适应症临床价值审评质量产生影响的有效材料，以节约评审时间与人力资源。

（2）简化审评

此外，新增适应症的准入类型中存在以下两种因治疗机理、给药途径等指标变化程度较小，IQWiG 简化 HTA 评估的情况，详见表 8-11。

表8-11　新增适应症简化评审条件

条件	举例
临床用药优先级的变更	用药优先级由一线扩增至二线
临床用途的变更	从治疗某一疾病扩增为预防或诊断

如帕博利珠单抗对非小细胞肺癌这一疾病的临床用药优先级由一线扩增至二线，在准入中体现为适应症的扩增，由于治疗机理、给药途径等与已批适应症相差不多，因此简化对此新增适应症的审评。

1.2 评估内容差异

在新适应症的审评准入过程中，多数国家通过常规通道，针对临床价值、成本效益和预算影响三要素展开全面审评。

药物新增适应症后，其作用的疾病领域不同，相应地在审评时参照药物的选择必然不同，体现的临床价值与原适应症具有较大差异。另外，与原适应症不同的参照药物相比，新适应症的增量疗效与增量成本的变化将导致成本效益的改变。再者，药物的预算影响分析不仅需考虑新适应症的市场份额与目标患者，还需考虑原适应症的市场份额与目标患者，其与支付标准的制定和医保基金的平稳运行紧密关联。

（1）临床价值

对于同一药物，当其新适应症进行准入审评时，需要根据"3+2"遴选标准选择新参照药物，科学合理地体现该药物的临床价值。因此在进行临床价值审评时，参照药物的不同是最主要的差异。

【案例分析8-8】 Kymriah®新增适应症审评的参照药物选择[19-20]

由诺华研发生产的tisagenlecleucel（商品名：Kymriah®，图8-8）是全球首个获批的CAR-T疗法，可用于治疗急性淋巴细胞白血病、B细胞淋巴瘤等血液肿瘤疾病。NICE对Kymriah®按不同的适应症进行准入审评时，所选用的参照药物基于适应症的不同而有所差异。

2018年12月，Kymriah®用于治疗25岁以下人群复发或难治性B细胞急性淋巴细胞白血病，NICE认为博纳吐单抗（商品名：Blincyto®，图8-8）和挽救性化疗均为适宜的参照药物，其中博纳吐单抗为主要参照药物。

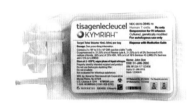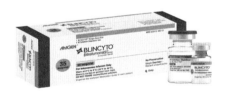

图8-8　Kymriah®与博纳吐单抗产品包装示意图

2019年3月，当Kymriah®用于治疗2次或2次以上全身治疗后复发或难治性弥漫性大B细胞淋巴瘤时，NICE选择挽救性化学免疫疗法（salvage chemoimmunotherapy）为适宜的参照对象。尽管复发或难治性弥漫性大B细胞淋巴瘤没有标准的挽救化疗方案，但临床医生认为有许多挽救性化疗方案同样有效。由此可见，Kymriah®按不同的适应症进行准入审评时，所选用的参照对象基于适应症的不同而有所差异。

知识拓展：挽救性化学免疫疗法

对于癌细胞已经广泛转移、手术后复发或就诊时不能切除的肿瘤病人，化疗的主要目的并非治愈，而是控制癌症的发展，减轻患者症状，延长患者生命。这种化疗就称为挽救性化学免疫疗法（salvage chemoimmunotherapy），又称姑息性化疗。如奈拉滨（nelarabine）单药或联合化疗是目前复发难治T淋巴母细胞淋巴瘤的挽救性方案选择，在奈拉滨联合依托泊苷和环磷酰胺治疗复发难治儿童急性T淋巴细胞白血病/T淋巴母细胞淋巴瘤中，七例患者中五例获得完全缓解。

（2）成本效益

全球医保部门普遍使用ICER作为评估药物与参照药物之间相对经济性的评价指标，并将此作为经济性审评的核心结果。对新增适应症进行经济性审评时，其研究的目标人群、干预措施与参照药物不同于原适应症，这些都将影响ICER值的测算。

【案例分析8-9】 瑞戈非尼的新增适应症成本效益评估[21-23]

瑞戈非尼（商品名Stivarga®）是拜尔公司研发的新型口服多激酶抑制剂，2012年9月27日获得美国FDA的批准，主要用于转移性结直肠癌、晚期胃肠道间质瘤和晚期肝细胞癌的治疗。其不同适应症在加拿大的成本效益评估差异主要体现于ICER值测算。

由于不同适应症下瑞戈非尼相较于参照对象的增量疗效不同，因此，不同适应症下测算的ICER值必然存在差异。在瑞戈非尼准入的三种适应症中，其治疗转移性直肠癌的ICER值显著高于另两项，详见表8-12。

表8-12　瑞戈非尼在加拿大不同适应症准入时的ICER值情况

准入时间	适应症	研究时限	参照对象	ICER值
2013/11/15	转移性结直肠癌	5年	最佳支持治疗	$323,211/QALY~$404,277/QALY
2014/5/2	胃肠道间质瘤	10年	最佳支持治疗	$143,317/QALY~$205,299/QALY
2018/4/18	晚期肝细胞癌	3年	最佳支持治疗	$152,657/QALY~$175,700/QALY

（3）预算影响

当已进入医保目录药物的适应症增加，使用该药物的患者范围将在原适应症的基础上进一步扩大，药物的销售量也将呈增长趋势，从而会对医保基金造成较大的负担。因此进行新增适应症准入审评时，对该药物的预算影响分析尤为重要。在分析时需考虑原适应症下的市场规模、目标人群、市场份额，预测该药物关于新适应症的医保基金支出与市场占有率，作为后续医保支付标准调整的参考依据。

【案例分析8-10】 瑞戈非尼的新增适应症预算影响分析[24-25]

2014 年，案例分析 8-9 所提及的瑞戈非尼在中国台湾地区第一次以治疗转移性结直肠癌（mCRC）的适应症进行准入。随后，瑞戈非尼在 2015 年以新增适应症胃肠道间质瘤（GIST）在中国台湾地区第二次准入。两次准入过程中，中国台湾地区医保部门均评估了它的预算影响。

预测使用人数 在 2014 年，医保部门依据癌症登记报告与大肠直肠癌患者预后研究资料，预估准入后的第一年至第五年间每年约有 1000~1200 名先前曾接受其他疗法的 mCRC 癌患者将接受该药物治疗。在 2015 年，瑞戈非尼新增适应症 GIST 准入时，医保部门依据 GIST 每年发生率预估准入后的第一年至第五年间每年约有 45 左右名先前曾接受其他疗法的 GIST 患者将接受该药物治疗。

预估医保基金支出 2014 年医保部门预估该药 mCRC 适应症纳入健保给付后，第一年至第五年将带来约 4.7 亿~5.7 亿元的健保支出。2015 年医保部门预估该药 GIST 适应症纳入健保后，第一年至第五年将带来约 2400 万~2600 万元的健保支出。目前地区内约有 50% GIST 患者在接受过一、二线治疗后，会以 TKI Rechallenge 方式继续治疗。若本品纳入健保，将会取代 TKI Rechallenge 药费，因此节省部分现有治疗费用，最终对健保的预算影响为 900 万~1200 万元。

瑞戈非尼扩增了 GIST 这一适应症后，其医保基金的支出增加，为缓解医保基金的压力，中国台湾地区医保部门下调了该药物的医保支付标准。

表8-13 瑞戈非尼在中国台湾地区的医保支付标准变化

准入时间	适应症	医保支付标准
2014年03月06号	转移性结直肠癌（mCRC）	1168元/粒
2015年12月18号	胃肠道间质瘤（GIST）	941元/粒

2 支付标准调整

药物新增适应症后，其临床价值、市场份额等关键要素都会随之改变，支付标准的科学调整是其医保管理中的核心问题。本节在本章第一节多适应症药物管理模式的基础上，进一步介绍新增适应症的医保支付标准调整模式。

2.1 按适应症调整：美国模式

多适应症药物类似，美国对新增适应症予以不同的商品名标识，采集市场量价数据测算得到新的医保支付标准，实现"一适应症，一商品名，一支付标准"的调整模式。该模式在第一节中已作详细阐述，故本部分将重点介绍其他国家按适应症调整支付标准的操作模式。

英国、意大利等国家通过签署管理准入协议（Managed Entry Agreements，MEAs）对药物新增适应症进行管理,通过特定协议管理措施实现按适应症调整支付标准的目的，下文以英国为例展开阐述。

英国的新增适应症协议准入大体分为三步：第一步，针对新增适应症药物采用ICERs、QALY 等药物经济学指标，在同一适应症领域内选择参照药物，评估药物的增量成本效果；第二步，若创新药物 ICER 处于设定阈值范围£20000~30000/QALY 之间，将被推荐进入谈判程序，由厂商承诺给医保支付方提供保密折扣，降低实际支付价格；第三步，由 NICE 给出推荐的审核意见，同意创新药该适应症以企业申报价格（list price）进入医保目录，并可能根据审评情况执行简单折扣协议。与美国不同，虽然英国也是按适应症制定支付标准，但实践中每个适应症并没有相应单独商品名，而是独立进行技术评估后分别进行支付管理，即"一适应症，一编码，一支付标准"①。

【案例分析8-11】 英国对西妥昔单抗新增适应症的协议准入[26]

西妥昔单抗（商品名：Erbitux®，图 8-9）是 EGFR 抑制剂类抗肿瘤药物，用于治疗转移性结直肠癌，转移性非小细胞肺癌和头颈癌，2004 年经 EMA 获批上市。

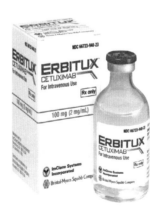

图8-9　西妥昔单抗产品外包装示意图

---

① NHS和NICE官方信息显示：针对统一药物的不同适应症，NICE会独立开展技术评估流程（并赋予独立编码）。推荐准入NHS报销范围后，NHS药品目录中会明确标注同通用名药物不同适应症的技术评估编码及相关准入政策（TA/POLICY）。

2008 年，英国 NICE 首次对该药物用于治疗局部晚期头颈部鳞癌开展准入审评（技术评估编码：TA145），以 136.50 英镑（5mg/ml，20ml）的申报价作为支付标准纳入医保（未签订协议，仅与医疗机构协商形成采购折扣）。

2017 年，NICE 对西妥昔单抗的新增适应症"复发性或转移性头颈部鳞癌"进行准入审评（技术评估编码：TA473）。为使该药处于合理的成本效益范围，NHS 通过患者用药可及性方案与企业签订简单折扣协议，在申报价 178.10 英镑（5mg/ml，20ml）的基础上，额外形成保密折扣纳入医保。

2.2 按通用名调整（量价加权法）：德国模式

在德国，新增适应症的准入与支付标准调整与多适应症药物管理模式类似，即应用量价加权法按通用名进行调整。

（1）操作步骤

第一步 新适应症评估准入 当企业提出新增适应症准入申请时，医保部门首先启动对适应症的临床价值评估，并根据增量疗效等级决定是否同意该适应症准入医保。

第二步 按适应症测算支付标准 若同意准入该新增适应症，则进一步评估新增适应症的成本效益与预期市场份额，在此基础上单独测算该适应症的支付标准。

第三步 按通用名调整支付标准 将新适应症与原药物按量价加权得到该药物的新拟定医保支付标准，其公式如下。

$$拟定支付标准 = \frac{新适应症支付标准 \times 新适应症市场份额 + 原支付标准 \times 原药物市场份额}{新适应症预期市场份额 + 原药物预期市场份额}$$

在考虑相关权变因素的基础上，医保部门以量价加权所得的支付标准为基准同企业进行谈判协商，确定药物新增适应症后的统一支付标准。

（2）模式评价

量价加权法要求新适应症准入前需进行临床价值评估分级，以及成本效益和预算影响药物经济学评估，以测算该新适应症的支付标准。但经加权平均后最终仍体现为按通用名统一制定管理，实际报销时不需要区分不同适应症的医保编码和支付标准。因此与美国模式比较，德国模式对医保目录管理、医保编码管理的要求不高，可操作性强。

但在运用量价加权法调整医保支付标准时，决定结果的关键因素是适应症的临床疗效价值而非市场份额。因此，当适应症增加、目标患者群扩大后，医保支付标准却可能出现上调、不变或下调三种情况，导致医保基金支出存在较大的不确定性。

【案例分析8-12】 帕博利珠单抗新增适应症后的支付标准调整[27]

帕博利珠单抗（商品名：Keytruda®），是由默沙东公司公司研发的PD-1单抗药物，主要用于黑色素瘤、非小细胞肺癌、经典霍奇金淋巴瘤、膀胱尿路上皮癌的治疗。笔者以帕博利珠单抗各适应症通过EMA审评准入的时间轴为研究主线，对不同适应症准入后，此药医保支付标准的在德国的变化情况进行统计。

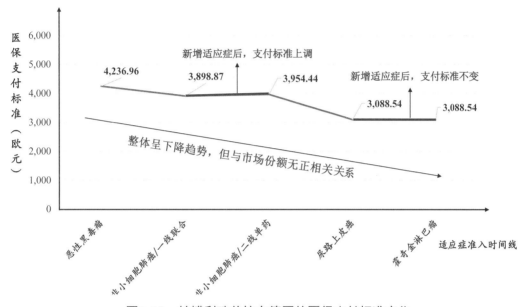

图8-10 帕博利珠单抗在德国的医保支付标准变化

从历次调整结果看，由于医保支付标准需体现出不同适应症的临床疗效价值，因此调整结果存在不确定性。虽然整体上，帕博利珠单抗的医保支付标准呈现下降态势，但支付标准下调与市场份额扩大之间并非正相关关系。

如图8-10中所示，帕博利珠单抗在非小细胞肺癌（二线）适应症准入后，由于二线单药治疗临床地位相比一线联合治疗较高，可解决一线治疗不耐受后患者二线治疗领域用药选择性局限问题，因此医保支付标准反而有所上升。

2.3 按通用名调整（量价相关法）：日本模式

为保证医保基金的可持续性，部分国家遵循"量价挂钩、以量换价"的理念，要求当准入适应症越多时，市场份额扩增越大，其支付标准应越低，即支付标准下调与适应症数量呈正相关关系，如日本。

（1）操作步骤

本质上，日本的量价相关法也属于按通用名调整模式，其新增适应症的支付标准调整过程分为以下两步。

第一步 市场份额判断 日本厚生劳动省对创新药物在新增适应症准入后的市场份

额变化情况进行判断，以市场绝对容量（药品年销售额）为调整条件，一旦达到阈值即启动医保支付标准调整工作；

第二步 支付标准调整 医保部门根据市场绝对容量和市场扩大率两个因素调整支付标准（具体调整条件和方法可见本书第七章"双因素调整公式"相关内容）。该方法可基于市场扩大率（即实际销售额与标准年销售额的比值）和市场绝对容量（即药物年销售额）对药物支付标准进行线性调整，以区别应对不同量级的销售额增长对医保基金产生的影响，合理控制基金支出。

（2）模式评价

该模式的医保基金控费效果显著。与德国相比，日本模式要求医保部门根据评估药物适应症增加后的市场份额变化，适当调降支付标准，达到以量换价效果，增强医保部门对基金支出的预测性和可控性，继而保障医保基金持续平稳运行。

虽然统一测算制定支付标准可以有效保障医保基金的持续平稳运行，但由于其医保支付标准下调与准入适应症数量之间呈正相关，药物首个适应症准入时的支付标准成为"天花板"价格，阻碍了企业的研发积极性。同时，因药物在不同适应症领域的疗效存在差异，可能导致低疗效适应症患者群体权益隐形受损[28]。

【案例分析8-13】 纳武利尤单抗新适应症准入后支付标准两次下调[29-30]

纳武利尤单抗（商品名：Opdivo®）是由百时美 - 施贵宝公司研发的 PD-1 单抗药物，主要用于黑色素瘤、非小细胞肺癌、晚期肾细胞癌、经典霍奇金淋巴瘤、头颈部鳞状癌与尿路上皮癌的治疗。

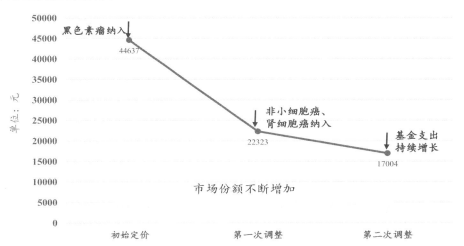

图8-11 纳武利尤单抗在日本支付标准调整示意图

支付标准形成 2014 年纳武利尤单抗以"孤儿药"资质在日本获批上市，用于治疗黑色素瘤，鉴于其疗效显著且患病人数较少，故日本医保局给予其 729,849 日元（合人民币 46,397 万元）的高额支付标准。

支付标准调降　随着其非小细胞肺癌和肾细胞癌的适应症获得批准，该药在日本境内的使用量大大增加，对医保基金产生巨大冲击。因此，2017 年 2 月，日本中央社会保险医疗委员会基于《超高值药物重新定价规则》，分别在 2017 年和 2018 年对 Opdivo® 实施两次价格调整，分别调整为 365,000 日元（合人民币 23,203 元）和 278,000 日元（合人民币 17,672 元），年治疗费用约 763,000 元，与上市初相比降价幅度超过 50%。

3 中国现状与发展趋势

由全球模式分析可知，新增适应症准入后应采用何种模式调整支付标准，需重点考虑三项因素：基金控费压力、开发新适应症的临床需求和医保管理体系支撑。其中，日本模式控费效果最优，但在鼓励新适应症研发略显不足；而美国模式有着良好的适应症创新激励效果，但对医保管理水平要求较高。本书结合我国医保管理实践情况展开分析。

3.1 医保基金控费

现阶段，我国医保基金平稳运行压力较大，不同统筹地区医保基金不平衡情况突出，部分统筹地区已出现收不抵支（见表 8-14）。且近年来我国陆续将治疗肿瘤等重特大疾病药物纳入医保，对医保基金平稳运行提出了重大挑战，医保基金支出增长显著，2018年医保基金支出增长率达到 24%，超过收入增长率 19%[31]。

因此，在对新增适应症调整医保支付标准时，需要充分考虑可能对基金支出产生的影响，保证基金运行的持续性，避免因适应症扩大增加基金支出压力。

表8-14　城镇职工（居民医保）基本医疗保险基金运行情况*

年份	当期收不抵支		累计收不抵支	
	统筹地区数量（个）	缺口金额（亿元）	统筹地区数量（个）	赤字金额（亿元）
2009	114	8.9	10	7.8
2010	257	47.3	12	23.9
2011	298	46.1	10	1.7
2012	232（109）	71.5（10.3）	48（7）	13.4（0.34）
2013	225（108）	88.9（20）	22（2）	5.35（0.74）
2014	185（1337）	81.3（31.1）	42（7）	43.2（0.85）
2015	143（61）	71.4（14.3）	40（1）	71（1.6）
2016	100（111）	61.6（25.2）	16（4）	17.5（5.8）
2017	49（56）	47.4（47.3）	3（3）	18.2（3.0）

*数据来源：卫生部卫生发展研究中心

3.2 新适应症研发

随着我国居民人均可支配收入稳步增长，居民的医疗保健意识逐步增强，临床需求逐年提高。但我国创新药的整体研发能力还处于较低水平，仅依靠传统药物无法完全满足百姓的临床需求。同时，与新药研发相比，开发新适应症投入的时间和成本通常更少——新适应症可基于已上市适应症数据减少药代动力学和毒性研究，且安全性一般与原适应症相同，获得审批的概率更高。通常而言，开发新药的平均成本约为 26 亿美元；而新适应症研发需要的成本投入约 3 亿美元，上市周期约 6.5 年，投入产出比更高[32]。

因此，我国在对新增适应症调整医保支付标准时，应鼓励企业研发新适应症，更好满足群众的临床用药需求。如图 8-12 所示，可设计新测算公式，使得新适应症增加市场份额与下调支付标准之间保持呈非线性关系，为企业保留一定利润空间（△S），避免因支付标准线性下降（S1≈S2）导致企业研发动力不足。

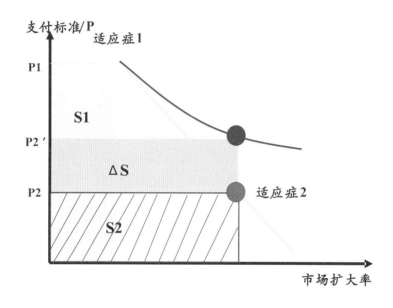

图8-12 非线性调降支付标准下企业收益示意图

3.3 医保精细化管理

当前我国医保目录仍采用按通用名管理模式，尚未进一步升级为按厂牌或按适应症管理。2019 年 6 月，国家医疗保障局印发《关于印发医疗保障标准化工作指导意见的通知》，将医保药品编码更新为六个部分，包含了药品的通用名、剂型、规格包装与厂牌等信息（见图 8-13）。与医保目录管理相比，医保编码精细化管理已先行一步，但未对不同适应症作有效区分。究其原因，主要在于现阶段医药和医疗领域的配套措施尚未改革到位，如注册审批环节中，创新药品不同适应症按照统一的商品名进行申报管理，导致适应症与商品名之间关联度不高，进而影响后续医保编码和支付标准的制定。

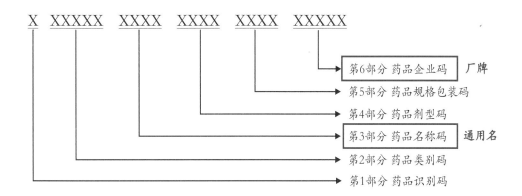

图8-13 我国医保药品（西药）编码结构

目前我国医保基金控费压力较大，且医保管理体系尚无法支撑按适应症管理，因此可借鉴日本模式调降支付标准。未来应逐步探索按适应症调整模式，完善医疗和医药领域配套措施，促进医保精细化管理。

第三节 联合用药与变更治疗顺序

联合用药和治疗顺序变更是新增适应症特殊情况。域外部分国家将同适应症的一、二、三线等治疗顺序变更以及联合其它药物治疗也按照新增适应症准入方式进行管理。

1 联合用药

联合用药是指两种或两种以上药物同时或先后应用的治疗方案，可以达到增加药物的疗效或减轻药物的毒副作用的效果。药物由单药变为联合用药或者增加了联合用药的治疗组合后，其在医保准入管理上类似于新增适应症的准入管理方式。通过两种或两种以上药物同时或先后应用的治疗方案，出于对联合用药方案高临床获益和给健保系统带来资金压力的双重考虑，域外部分国家将其纳入医保，并对其支付作出限制。

1.1 全球现状

近年来，联合用药在恶性肿瘤治疗领域发展尤其迅速。据统计，2013 年以来国家药品监督管理局药品审评中心登记在案的关于联合用药的临床试验中，超过一半与抗肿瘤机理相关。由于抗肿瘤药物的作用机理的不同，通过免疫治疗产品、化疗药物、靶向药物之间的相互联用,可以达到从多环节杀伤肿瘤细胞,产生协同作用并降低抗药性的目的。

随着肿瘤治疗方式的多元化发展，化疗药物、靶向药物以及免疫药物间的联合用药情况趋于普遍。在美国国家综合癌症网络（NCCN）指南中，化疗产品与靶向药物、靶向药物与免疫治疗药物、免疫治疗药物之间的联用已经出现在不同恶性肿瘤的治疗方案中，如表 8-15。

表8-15　肿瘤免疫治疗产品联合用药示例

比较项目	化疗+靶向	靶向+免疫	免疫+免疫
治疗方案	苯达莫司汀+利妥昔单抗	阿西替尼+帕博利珠单抗	纳武利尤单抗+伊匹单抗
适应症	I、II期套细胞淋巴瘤	IV期或复发性肾细胞癌	转移性黑色素瘤
临床地位	一线	一线	一线
来源	NCCN Guidelines for Patients: Mantle Cell Lymphoma, 2019	NCCN Guidelines for Patients: Kidney Cancer, 2020	NCCN Guidelines for Patients: Melanoma, 2018

在肿瘤治疗相关的临床试验中，以联合用药为研究对象的情况也越来越多。本书以纳武利尤单抗为例，统计了目前美国正在进行的涉及到纳武利尤单抗联合用药的III期黑色素瘤临床试验，对该情况具体说明，详见表 8-16。

表8-16 纳武利尤单抗III期黑色素瘤临床试验示例*（联合用药）

序号	联用组合	联用情况	状态
1	Ipilimumab+Nivolumab+Tocilizumab	靶向+免疫	招募中
2	Domatinostat+Nivolumab+Ipilimumab	免疫+免疫	尚未招募
3	Ipilimumab+Nivolumab	免疫+免疫	招募中
4	Denosumab+Nivolumab+Ipilimumab	靶向+免疫	招募中
5	Tavokinogene+Ipilimumab+Nivolumab	靶向+免疫	招募中
6	VX15/2503+Nivolumab/Ipilimumab	靶向+免疫	招募中
7	Dabrafenib+Trametinib+Nivolumab	靶向+免疫	招募中
8	Tacrolimus+Nivolumab+Ipilimumab	化疗+免疫	招募中
9	Dabrafenib+Trametinib+Ipilimumab+Nivolumab	靶向+免疫	招募中
10	Ipilimumab+Nivolumab	免疫+免疫	招募中
11	Ipilimumab+Nivolumab	免疫+免疫	招募中
12	Ipilimumab+Nivolumab	免疫+免疫	招募中
13	Ipilimumab+Nivolumab	免疫+免疫	招募中
14	Ipilimumab+Nivolumab	免疫+免疫	招募中

*数据来源：美国临床试验数据库，统计截止日期为2020.02.24

经统计，纳武利尤单抗的III期黑色素瘤临床试验有19项，其中有14项为联合用药研究，仅有5项为单药治疗，说明未来联合用药将成为肿瘤治疗的必然趋势。然而，联合用药也给医保管理提出了更高的要求，如何平衡抗肿瘤药物联合用药的临床需求与医保基金可持续运行亦成为亟待解决的问题之一。

1.2 准入管理

联合用药发生变化即药物新的联合用药治疗组合获得了批准，类似于在原适应症的基础上获批新适应症的情况。因此该新的治疗组合在医保准入时，域外多数国家按新适应症对其进行重新准入。

新的联合用药组合的准入程序和准入结果与常规通道准入并无区别，其准入的特殊之处主要体现在针对三要素的审评上。对于不同的联合用药组合，其本身的治疗方案和治疗地位存在差异，参照药物的选择必然不同。而参照药物、治疗方案的费用以及对疾病有效性方面的差异，使得不同联合用药方案的临床价值和成本效益差距较大。另外，联合用药组合增加后，市场份额将会发生变化，加之联合用药方案包含至少两种药物，同时增加多个药物的准入也给医保基金的可持续性带来巨大挑战，因此预算影响分析显得尤为重要。

（1）临床价值和成本效益

药物进行单药治疗或与其他药物联合治疗同一适应症时，由于治疗方案的不同，该药物的临床获益将发生变化。在参照药物的选择上，虽然变更联合用药方案前后针对同一适应症，但方案本身的治疗地位可能不同，加之两次准入审评存在时间间隔，使得临床标准治疗方案存在差异，因此参照药物的选择也有所不同。

此外，由于单药治疗与联合治疗在对疾病的缓解率、患者功能改善以及不良反应发生率、临床用药剂量不同，使得增量疗效和增量成本必然变化，影响成本效益评估时对ICER值的估算，可能导致最终准入决策的变化。

【案例分析8-14】 达雷木单抗新增联合用药治疗组合准入审评[33-36]

达雷木单抗（商品名：Darzalex®，图8-14）是一种靶向人CD38的单克隆抗体，最初由Genmab开发，但现在由Genmab与强生子公司Janssen Biotech共同开发。2015年11月，美国FDA批准了达雷木单抗用于治疗至少接受过三种疗法的多发性骨髓瘤；2016年5月，达雷木单抗在欧盟获批上市。

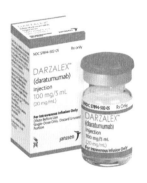

图8-14 达雷木单抗外包装示意图

参照药物差异：英国NICE在对达雷木单抗单药治疗或联合其他药物治疗多发性骨髓瘤先后分别进行审评时，达雷木单抗单药治疗在多发性骨髓瘤的治疗中属于四线治疗，与硼替佐米和地塞米松联合治疗属于二线治疗，由于临床实践中多发性骨髓瘤四线治疗和二线治疗的标准方案不同（如表8-17），因此当依据临床实践方案来选择参照药物时，两次准入审评时所选用的参照药物不同。

表8-17 达雷木单抗单药治疗/联合治疗多发性骨髓瘤时参照药物的差异（英国NICE）

准入时间	适应症	治疗地位	参照药物
2018/03	单药治疗复发性和难治性多发性骨髓瘤	四线治疗	帕比司他联合硼替佐米和地塞米松，或泊马度胺联合地塞米松
2019/04	联合硼替佐米和地塞米松治疗先前治疗过的多发性骨髓瘤	二线治疗	硼替佐米联合地塞米松

ICER 值差异：达雷木单抗先后在加拿大通过了单药治疗及联合其他药物治疗多发性骨髓瘤的评估，鉴于其单药治疗和联合治疗所选用的参照药物不同、相对疗效不同、用药剂量及药物成本不相同等原因，其估算所得 ICER 值差异较大（如表8-18），但最终该联合治疗方案获得准入。

表8-18　达雷木单抗联合治疗多发性骨髓瘤时ICER值的差异（加拿大CADTH）

准入时间	适应症	参照药物	ICER值
2017/10	与来那度胺和地塞米松或硼替佐米和地塞米松联合治疗先前至少接受过一次治疗的复发或难治的多发性骨髓瘤患者	来那度胺+地塞米松(Rd)或硼替佐米+地塞米松(Vd)	与Rd比较：$165,496/QALY-$594,144/QALY 与Vd比较：$110,273/QALY-$195,399/QALY
2019/08	与硼替佐米，美法仑和泼尼松联合治疗无资格进行自体干细胞移植的新诊断的多发性骨髓瘤患者	硼替佐米+美法仑+泼尼松(VMP)或环磷酰胺+硼替佐米+地塞米松(CyBorD)或来那度胺+地塞米松(Rd)	与VMP比较：$170,869.48/QALY-$389,092.12/QALY 与CyBorD比较：最低为$172,194.16/QALY 与Rd比较：最低为$243,804.19/QALY

（2）预算影响

预算影响分析包括目标患病人群、市场份额以及成本数据三个关键指标。药物对同一适应症采用单药治疗或联合其他药物治疗时，治疗方案的差异性，会导致其治疗效果的不同，因而其市场份额也将发生变化。另外，联合用药方案的变更还需考虑方案内所有联合使用药物的成本数据。下文以纳武利尤单抗在爱尔兰单药治疗和联合伊匹单抗治疗黑色素瘤的准入情况为例进行详细说明。

【案例分析8-15】　纳武利尤单抗新增联合用药治疗组合准入审评[37]

纳武利尤单抗是由百时美 - 施贵宝公司研发的PD-1单抗药物，主要用于黑色素瘤、非小细胞肺癌、晚期肾细胞癌、经典霍奇金淋巴瘤、头颈部鳞状癌及尿路上皮癌的治疗。

爱尔兰国家药物经济学中心（NCPE）于2015年该药用于不可切除的转移性黑色素瘤治疗的HTA报告进行了审评，最终该药被纳入医保报销范围。2016年，企业又提交了纳武利尤单抗和伊匹单抗联合治疗晚期黑色素瘤的报告，经审评后该联合用药方案于2017年纳入医保报销范围。

表8-19　纳武利尤单抗单药/联合治疗晚期黑色素瘤时的总预算金额

适应症	治疗方案	5年总预算金额
晚期黑色素瘤	单药治疗	9880万欧元（合人民币75975万元）
	与伊匹单抗联合治疗	5560万欧元（合人民币42755万元）；包括药品储存、治疗管理、不良事件治疗等费用为6100万欧元（合人民币46908万元）

由表 8-19 可知，纳武利尤单抗单药治疗晚期黑色素瘤时，BMS 公司提交的预算影响分析为：在假设在第 1 年后市场份额为 100%，并且基于纳武利尤单抗治疗的上限为两年治疗时间的前提下，估算纳武利尤单抗（单药）五年的总预算金额为 9880 万欧元（合人民币 75975 万元）。

纳武利尤单抗和伊匹单抗联合治疗晚期黑色素瘤时，纳武利尤单抗的市场价为 1474 欧元 /100mg，伊匹单抗的市场价为 4015.08 欧元 /50mg。预算影响模型假设黑素瘤的发病率以每年 3.7% 的速度增加，诊断出 BRAF 突变的患者中有 24% 呈阳性，且从第一年起该方案将获得 66% 市场份额，据此估算联合用药五年总预算金额约为 5560 万欧元（合人民币 42755 万元），加上药品储存、治疗管理、不良事件治疗等预计将达到 6100 万欧元（合人民币 46908 万元）。尽管伊匹单抗市场价高于纳武利尤单抗，但由于联用后疗效明显，且用于不良反应治疗费用低，最终导致预算金额降低。

1.3 支付管理

与新增适应症对医保基金影响类似，联合用药使得两个或两个以上的药物同时纳入医保，也可能导致医保支出大幅增加。为追求参保人联合用药需求与医保控费管理需求之间的平衡，通常对联合用药的医保支付进行合理限制，尽可能在保障合理用药、满足临床需求的前提下减轻医保基金的负担。

域外对于抗肿瘤药物联合用药的支付限制主要有负向限制与正向批准两种模式。其中，负向限制系指某些种类的药物在联合用药时仅支付一种，即负向管理范围内的联合用药不予报销；正向批准系指某些联合用药方案的报销需经过医保准入审评，即管理范围内的联合用药非经批准不得报销。

负向限制 负向限制将医保报销层面上不得联合使用的药物划入一个药品组，组内药品出现联用情况仅支付一次，代表国家为德国和荷兰。

一般而言，负向限制适用于同适应症、同机理、同靶点的"三同"药物。由于药理作用相同，"三同"药物联合使用时不仅不会提高临床疗效，还会产生竞争性拮抗作用，带来医疗资源的浪费和不良反应风险的增加。将"三同"药物纳入负向限制的药品组，可以限制无联合使用价值的药品联用，节约医保基金，并通过医保支付的引导作用有效防止临床药物的滥用。

【案例分析8-16】 荷兰"负向限制"联合用药支付[38]

为控制医保基金支出，荷兰于 2005 年开始实行药品报销系统。该报销系统在药品医保目录中将治疗作用相同的药品纳入一组，组内产品之间符合同适应症、同机理、同靶点的"三同"标准，使用组内产品仅支付一次。

以编号为0L02AEADI的药品组为例（详见表8-20），该组包含亮丙瑞林、曲普瑞林等18种药品。根据规定，用药方案包含该药品组中的药品时，仅支付一次。

表8-20 荷兰0L02AEADI药品组示例

序号	药品编码	产品名称与剂型	规格	活性成分
1	0L02AEADI V100696	Lucrin pds depot injpdr	30mg	亮丙瑞林
2	0L02AEADI V101759	Zoladex implantatiestift	10.8mg	戈舍瑞林
3	0L02AEADI V101760	Zoladex implantatiestift	3.6mg	戈舍瑞林
4	0L02AEADI V12277	Zoladex implantatiestift	3.6mg	戈舍瑞林
5	0L02AEADI V12450	Decapeptyl cr injpdr	3.75mg	曲普瑞林
6	0L02AEADI V14351	Lucrin depot injpdr flacon	3.75mg	亮丙瑞林
7	0L02AEADI V15927	Suprefact depot implantatiestift	6.3mg	布舍瑞林
8	0L02AEADI V18562	Zoladex implantatiestift	10.8mg	戈舍瑞林
9	0L02AEADI V21165	Lucrin depot injpdr flacon	11.25mg	亮丙瑞林
10	0L02AEADI V21170	Suprefact depot 3mnd implantatiest	9.45mg	布舍瑞林
11	0L02AEADI V28357	Zoladex implantatiestift	3.6mg	戈舍瑞林
12	0L02AEADI V28358	Zoladex implantatiestift	10.8mg	戈舍瑞林
13	0L02AEADI V31138	Pamorelin injpdr flacon	11.25mg	曲普瑞林
14	0L02AEADI V31668	Eligard depot 1mnd injpdr	7.5mg	亮丙瑞林
15	0L02AEADI V31669	Eligard depot 3mnd injpdr	22.5mg	亮丙瑞林
16	0L02AEADI V33849	Pamorelin injpdr flacon	3.75mg	曲普瑞林
17	0L02AEADI V35313	Eligard depot 6mnd injpdr	45mg	亮丙瑞林

以上产品均为促性腺激素释放激素类似物，符合"三同"标准。
①同适应症：乳腺癌、前列腺癌等。
②同机理：均为促性腺激素释放激素（GnRH）类似物，可有效抑制垂体-性腺系统，减少性激素分泌。
③同靶点：竞争性结合垂体GnRH受体。

正向批准 正向批准模式将联合用药作为产品的一种新适应症，要求医保部门专门对联合用药的临床疗效与成本效益进行评估考量，符合标准才能纳入报销范围，并且后续支付与管理均与新适应症相同。采用正向批准方式的域外国家有英国、德国、加拿大、澳大利亚等。

正向批准兼顾医保基金可持续性与联合用药的附加效益，通过科学的卫生经济学评估来判断联合用药是否应当纳入医保支付范围，充分体现了价值导向原则。同时，由于决策基于专门的临床试验数据，最终结果可以科学地引导临床用药行为。然而，由于医保准入审评占用行政成本较高，出于经济性考虑，正向批准一般适用于创新程度与治疗费用"双高"的药品，例如肿瘤免疫治疗产品。

【案例分析8-17】 英国"正向批准"联合用药支付[39]

英国对联合用药采取正向批准的支付管理方式，以 2019 年 5 月 NICE 发布纳武利尤单抗联合伊匹单抗一线治疗成人晚期肾细胞癌的评估报告为例，详见表 8-21。

表8-21 英国纳武利尤单抗与伊匹单抗联合用药医保审评

审评项目		审评结果
临床价值	参照药物	舒尼替尼或帕唑帕尼
	临床证据	CheckMate-214（开放性RCT）+间接治疗比较
	疗效指标	无进展生存期（PFS）：11个月 VS 8.3个月
成本效益		ICER值为£35000/QALY~£40000/QALY

由于成本效益高于£30000/QALY，NICE 建议将该联合用药暂时纳入癌症药物基金（CDF）报销，该联合用药是纳武利尤单抗在英国准入的第十个适应症。

由于两类肿瘤免疫治疗产品联用的费用高昂，英国为该联合用药的报销制定了严格的患者限制与用药方案。只有同时满足估计预后为中低风险、IMDC 评分为 6（低风险）、卡式评分表现至少 70% 等条件的患者才允许纳武利尤单抗与伊匹单抗联用；此外，联合用药时的给药方案必需为：前 12 周，每 3 周伊匹单抗 1mg/KG+ 纳武利尤单抗 3mg/KG；后续纳武利尤单抗 240mg/2 周或 480mg/4 周。

1.4 中国现状与发展趋势

我国在医保管理方面尚未针对联合用药出台相关专项政策。然而，在实际操作中已经开展了对联合用药进行支付限制的实践。我国目前对联合用药医保管理的政策可以概括为排除性支付，系指医保部门规定某些产品的联合用药不予支付或仅支付其中一种。

【案例分析8-18】 我国排除性支付联合用药[40]

国家药品医保谈判目录于 2017 年和 2018 年分别限制了来那度胺与硼替佐米、伊沙佐米的联合用药支付。根据该规定，来那度胺与硼替佐米、来那度胺与伊沙佐米的联合用药不予支付。

表8-22 国家药品医保目录中对联合用药的限制规定

年份	通用名	剂型	支付标准	备注
2017	硼替佐米	注射剂	6116元（3.5mg/瓶） 2344.26元（1mg/瓶）	限多发性骨髓瘤、复发性或难治性套细胞淋巴瘤患者，并满足以下条件：①每2个疗程需提供治疗有效性的证据后方可继续支付；②由三级医院血液专科或血液专科医院医师处方；③与来那度胺联合使用不予支付
	来那度胺	口服常释剂型	866元（10mg/粒） 1101.99元（25mg/粒）	限曾接受过至少一种疗法的多发性骨髓瘤患者，并满足以下条件：①每2个疗程需提供治疗有效性的证据后方可继续支付；②由三级医院血液专科或血液专科医院医师处方；③与硼替佐米联合使用不予支付
2018	伊沙佐米	口服常释剂型	4933元（4mg/粒） 3957.9元（3mg/粒） 3229.4元（2.3mg/粒）	①每2个疗程需提供治疗有效性的证据后方可继续支付；②由三级医院血液专科或血液专科医院医师处方；③与来那度胺联合使用时，只支付伊沙佐米或来那度胺中的一种

需要注意的是，根据2019年医保药品续约谈判结果，国家目录中已经取消了来那度胺与硼替佐米的排除性支付规定，即两者联合用药时均可报销。

取消排除性支付限制可能是因为硼替佐米和来那度胺的仿制药上市，导致联合用药的费用降低。以硼替佐米为例，截至2020年1月，注射用硼替佐米在国内已有5家仿制药企业（正大天晴、江苏豪森、先声、齐鲁、南京正大天晴）。其在2017年医保目录中支付标准为6116元（3.5mg），而江苏豪森和正大天晴的注射用硼替佐米（3.5mg）在广西2019年药品集中采购中的价格分别为4047.6元和3950元。

目前来看，我国对联合用药进行排除性支付政策的科学性有待进一步论证。虽然排除性支付可以直观控制医保基金支出，但由于其指南推荐的可能是费用高昂的临床首选方案，排除性支付实际上通过医保导向作用影响临床合理用药。

随着我国医保目录动态调整机制的不断完善，今后我国联合用药支付管理也将逐步与国际接轨，即采用正负结合的支付限制方式。

负向限制—针对联合用药没有临床价值的"三同"药物 负向限制从临床角度出发，防止药物滥用，避免不必要的基金支出。具体操作时可以参考国外的药品组，组织临床专家，将实际治疗中联合用药相比单药治疗没有附加价值的产品归入一组，负向限制组内产品的联合用药。由上文分析可知，一般情况下，适应症、作用机理、靶点相同的"三同"药物不具有联用价值。

正向批准—针对总费用高于一定阈值的联合用药 正向批准从基金可持续性角度出发，对总费用高昂、基金冲击大的联合用药采取"非经批准不得报销"的正向管理方式。具体操作时，可以设置一定的阈值，当联合用药的总费用超过该阈值时，认为此联用方案对基金冲击较大，纳入正向管理范围。

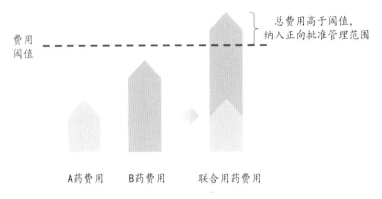

图8-15　正向批准管理范围示意图

正向管理范围内的联合用药，需要按照新适应症进行医保准入审评。一般情况下，涉及创新程度和价格水平"双高"药物的联合用药方案超过阈值的可能性大，例如肿瘤免疫治疗产品。

此外，对于负向、正向管理范围外的大部分药品，笔者认为，其联合用药无需通过医保支付端进行管理，主要原因有以下2个。

减少干预临床行为　从联合用药本质出发，其为医疗机构针对患者病情实施的临床干预行为，旨在提高治疗效果，将有明确证据表明无联用价值的药品（负向限制）和价格高昂对医保基金影响较大的药品（正向批准）进行管理后，其余药品应由医疗机构自行探索联用方法，促进疗效价值更佳的联合用药研发成功，促进肿瘤治疗领域的发展，保障患者刚性福利。

降低行政管理成本　除正、负向管理外，仍有大量的品种，若全部进行医保管理，将极大地增加医保管理压力，提高行政成本，所以应"抓大放小"，对医保基金影响较小的大部分品种不设置精细化管理措施。

2 变更治疗顺序

治疗顺序通常作为适应症的一部分，共同规定药物的治疗范围和标准。因此当药物的治疗顺序发生变化时，类似于药物的适应症发生了改变，在医保准入时亦作为新增适应症管理。药物的一线、二线以及后续治疗等治疗优先顺序的变化，在临床上对恶性肿瘤患者所采取的治疗方式中较为常见。各线治疗顺序的具体定义如表8-23所示。

表8-23　肿瘤药品治疗顺序定义

治疗顺序	具体定义
一线治疗	首次治疗所采取的干预措施，包括手术以及化疗用药等情况
二线治疗	一线治疗失败，或者一线治疗经过一段时间以后产生了耐药性，导致肿瘤复发进展，从而更换的其他治疗方案
三线治疗	一线、二线治疗均无效后采取的治疗措施
末线治疗	其他治疗方式均无效的情况下的最后治疗手段

2.1 全球现状

肺癌是目前患病人数最多的恶性肿瘤，据世界卫生组织最新的统计数据显示，全球肺癌的发病率和死亡率均位于各肿瘤的榜首，分别为 11.6% 和 18.4%。肺癌包括小细胞肺癌（SCLC）和非小细胞肺癌（NSCLC）两种，其中 NSCLC 为主要类型，占肺癌的 80% 左右，其分期较为复杂，可包括从 0 期到Ⅳ期，每期又可分为 2~3 期，涉及到治疗顺序的变化较多。因此，本书选取 NSCLC 这类疾病，对美国 NCCN 指南中 EGFR 突变阳性的 NSCLC 一线治疗用药进行统计[41]，详见表 8-24。

表8-24　EGFR突变阳性NSCLC一线治疗用药进展

指南版本	一线治疗用药
2013 V1	厄洛替尼
2014 V1	厄洛替尼、阿法替尼
2015 V1	厄洛替尼、阿法替尼
2016 V1	厄洛替尼、阿法替尼、吉非替尼
2017 V1	厄洛替尼、阿法替尼、吉非替尼
2018 V1	厄洛替尼、阿法替尼、吉非替尼、奥希替尼
2019 V1	厄洛替尼、阿法替尼、吉非替尼、奥希替尼、达克替尼
2020 V3*	厄洛替尼、阿法替尼、吉非替尼、奥希替尼、达克替尼、厄洛替尼+雷莫芦单抗、厄洛替尼+贝伐珠单抗

*2020 V3版本为数据统计时的最新版本

由表 8-24 可知，随着医学药学技术的进步，EGFR 突变阳性的 NSCLC 的一线用药不断增加，治疗顺序也不断变更。部分用于后续治疗的药物在试验中被发掘，并逐渐转为一线用药，如奥希替尼，该药原本被批准为二线及以上的后续治疗用药，之后由于其疗效显著，被 NCCN 推荐为一线用药。

2.2 准入管理

药品变更治疗顺序后，其治疗机理、给药途径等内容基本不发生变化，在准入程序上和新增适应症一样按常规通道审评，仅弱化审评力度。其准入差异主要在于针对三要素的评估。

药物改变治疗顺序意味着其所处的临床地位亦发生改变，参照药物的选择也应与其本身保持一致。同时，药物用于疾病不同进展时期的治疗成本和临床获益不同，导致最终临床价值和成本效益存在差异。另外，药物治疗顺序改变后，与其竞争的品种将发生变化，市场份额必然不同，从而改变预算影响。

（1）临床价值和成本效益

参照药物遴选的原则之一为临床"金标准"，即需要符合临床用药的标准治疗方案。基于此，药品变更治疗顺序后按新适应症进行准入时，参照药物应选择与药品本身治疗顺序一致的标准治疗药品，因此与原治疗顺序相比，变更后参照药物的选择必然不同。

此外，由于变更治疗顺序后的药品针对疾病的进展状态不同，花费的治疗成本和最终的临床获益也不同，导致增量疗效和增量成本上有所差异，最终影响 ICER 值的估算，结果可能导致准入决策发生变化。

【案例分析8-19】 帕博利珠单抗在加拿大的治疗顺序变更准入审评[42-43]

帕博利珠单抗（商品名：Keytruda®）是由默沙东公司研发的 PD-1 单抗药物，主要用于治疗黑色素瘤、非小细胞肺癌、经典霍奇金淋巴瘤等。加拿大药物卫生技术局（CADTH）对帕博利珠单抗用于晚期或转移性 NSCLC 二线治疗与一线治疗先后进行审评。

参照药物差异 2016 年 11 月，当帕博利珠单抗批准用于晚期或转移性 NSCLC 的二线治疗时，由于多西他赛为晚期 NSCLC 二线治疗的标准方案，因此审评委员会建议多西他赛为主要的参照药物。2017 年 8 月，当帕博利珠单抗批准用于晚期或转移性 NSCLC 的一线治疗时，由于铂类双药化疗为晚期 NSCLC 一线治疗的标准方案，培美曲塞联合铂类药物是非鳞状 NSCLC 的支持治疗方案，因此审评委员会建议卡铂或顺铂联合培美曲塞、吉西他滨或紫杉醇作为参照药物。

ICER 值差异 帕博利珠单抗由二线治疗变成一线治疗药物后，对疾病不同状态的治疗效果、治疗的持续时间、药物费用等因素均产生了变化，最终使得帕博利珠单抗的 ICER 值由 $149,342/QALY~$254,945/QALY 降低至 $12,377/QALY~$54,811/QALY，见表 8-25。

表8-25 帕博利珠单抗不同适应症间ICER值的差异

准入时间	适应症	参照药物	ICER值
2016/11	晚期或转移性NSCLC的二线治疗	多西他赛	$149,342/QALY~$254,945/QALY
2017/08	晚期或转移性NSCLC的一线治疗	铂类双药化疗的标准方案	$12,377/QALY~$54,811/QALY

（2）预算影响

药品变更治疗顺序后，目标治疗人群将发生变化，而处于一、二线时同适应症的竞争药物不同，使得药物的市场份额亦发生变化，从而造成预算影响分析的改变并最终影响到支付标准的调整。本书选取吉非替尼在中国台湾地区变更临床治疗顺序的准入情况为例进行说明。

【案例分析8-20】 吉非替尼在中国台湾地区的治疗顺序变更准入审评[44]

　　吉非替尼是由阿斯利康研制的首个 EGFR 酪氨酸激酶选择性抑制剂。2003 年，美国 FDA 批准吉非替尼用于非小细胞肺癌（NSCLC）。吉非替尼最初于 2004 年被纳入我国台湾地区全民健康保险，用于晚期非小细胞肺癌患者的三线治疗；随后，分别在 2007 年和 2011 年作为二线疗法、一线疗法纳入我国台湾地区全民健康保险。

　　根据 2004 年至 2013 年间中国台湾地区国民健康保险研究数据库的数据显示，吉非替尼由三线治疗变为一线治疗后，其使用人数及市场规模均发生变化。

　　使用人数及市场份额变化　从整体来看，随着吉非替尼在临床中治疗 NSCLC 由三线逐步过渡为一线时，其使用患者人数和市场份额均呈上升趋势，详见图 8-16。

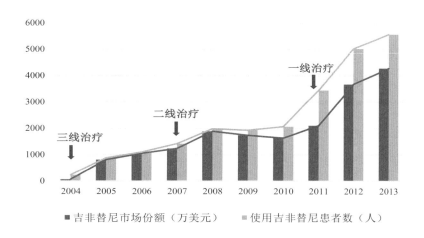

图8-16　吉非替尼使用人数及市场份额变化情况

　　支付标准调整　吉非替尼的支付限制逐渐放宽，导致使用人群和市场规模均不断扩大，如果不采取有效措施，必将造成医保基金支出过多、负担过重的不良后果。基于此，台湾根据使用情况，逐步下调其支付标准，以保证台湾医保基金的可持续运行。

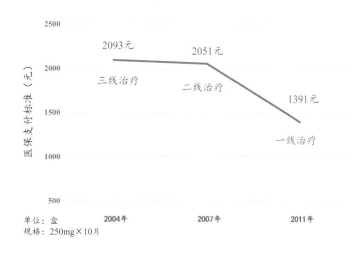

图8-17　吉非替尼支付标准调整情况

> 如图 8-17 所示，吉非替尼的价格变化明确体现了由于支付限制放宽，药物的使用人群规模及市场份额扩大而对支付标准造成的影响。与 2004 年相比，吉非替尼在 2011 年的价格下调至约为原来价格的一半，以减轻给医保基金带来的压力。

2.3 中国现状与发展趋势

随着药物研发技术的进步，药物在不同治疗顺序下对临床试验中同一适应症的疗效被不断发掘，其治疗顺序的变更变得更加普遍。从中国临床肿瘤学会（Chinese Society of Clinical Oncology，CSCO）自 2016 年至今发布的指南各版本来看，各类恶性肿瘤的一线、二线等治疗顺序的推荐用药情况逐渐变化。本书选取 CSCO 原发性肺癌诊疗指南中 EGFR 突变阳性非小细胞肺癌这一肺癌类型，对我国药物治疗顺序变更现状展开说明。

表8-26　EGFR突变阳性非小细胞肺癌推荐治疗方案*

指南版本	一线治疗	二线治疗
2016版	吉非替尼、埃克替尼、厄洛替尼	吉非替尼、埃克替尼、厄洛替尼
2017版	吉非替尼、埃克替尼、厄洛替尼、阿法替尼	吉非替尼、埃克替尼、厄洛替尼、阿法替尼、奥希替尼
2018版	吉非替尼、埃克替尼、厄洛替尼、阿法替尼、奥希替尼	吉非替尼、埃克替尼、厄洛替尼、阿法替尼、奥希替尼
2019版	吉非替尼、埃克替尼、厄洛替尼、阿法替尼、奥希替尼	吉非替尼、埃克替尼、厄洛替尼、阿法替尼、奥希替尼

*仅选取单药治疗方案

由表 8-26 可知，我国 EGFR 突变阳性非小细胞肺癌在一线和二线用药的选择逐渐增多，一代、二代、三代表皮生长因子受体酪氨酸激酶抑制剂（EGFR-TKI）的发展给患者带来更多福音。由于此类药物价格较为昂贵，我国为减轻患者的用药负担，已将 CSCO 指南推荐的 5 个 EGFR-TKI 全部纳入医保目录，见表 8-27。

表8-27　EGFR-TKI一线、二线治疗的获批情况和医保准入情况

EGFR-TKI		一线治疗批准时间	医保准入时间	二线治疗批准时间	医保准入时间
一代	吉非替尼	2010年	2017年	2004年	2017年
	埃克替尼	2014年	2019年	2011年	2019年
	厄洛替尼	2017年	2017年	2007年	2017年
二代	阿法替尼	2017年	2018年	/	/
三代	奥希替尼	2019年	未准入	2017年	2018年

由于抗肿瘤药物用于不同治疗顺序时，其无进展生存期、总生存期、不良反应和患者获益情况均有所差异，加之疗效更优的创新药物出现，药物的治疗顺序改变以及对其准入需求的增加是必然趋势。

一方面，近年来，优先审评审批等绿色通道的建立使得药物获批上市速度逐渐加快，不同治疗顺序的获批时间间隔逐步缩短。上表中阿法替尼与奥西替尼均为优先审批通道上市的品种，且奥西替尼一线和二线获得批准仅隔两年，极大提高了患者的可获得性。另一方面，我国谈判准入成为医保准入常规通道，大量创新药物通过医保准入谈判获得报销，这部分药物在协议期内可能产生新的治疗顺序批准上市并纳入目录的需求，如奥西替尼 2019 年准入后被批准了一线治疗 EGFR 突变阳性非小细胞肺癌。

尽管目前我国尚未存在目录内药品变更治疗顺序的管理实践，但是其作为新增适应症的特殊情况，笔者认为可通过续约谈判调整，在科学审评变更后药物的临床价值、成本效益、预算影响的前提下将新的治疗顺序纳入医保目录。在我国医保目录动态调整的趋势下，未来目录调整将与药物审批的绿色通道相对接，加快药品变更治疗顺序后获得报销的速度，更好地满足患者用药需求，提高用药的可支付性。

参考文献

[1] Pushpakom, S., Iorio, F., Eyers, P. et al. Drug repurposing: progress, challenges and recommendations. Nat Rev Drug Discov 18, 41–58 (2019).

[2] IMS Institute. Developments in cancer treatments, market dynamics, patient access and value. Global oncology trend report. 2015 [EB/OL].

https://www.keionline.org/sites/default/files/IIHI_Oncology_ Trend_Report_2015.pdf, 2015

[3] U.S. Food&Drug Administration. Hematology/Oncology (Cancer) Approvals & Safety Notifications [EB/OL].

https://www.fda.gov/drugs/resources-information-approved-drugs/hematologyoncology-cancer-approvals-safety-notifications, 2020-01-09

[4] European Medicines Agency. Human medicine European public assessment report(EPAR)[EB/OL].

https://www.ema.europa.eu/en/medicines/human/EPAR,2020-1-23

[5] Pearson SD, Dreitlein WB. Indication-specific pricing of pharmaceuticals in the US healthcare system[J]. Journal of Comparative Effectiveness Research. 2017 Jul;6(5):397-404.

[6] Bach P. Indication-specific pricing for cancer drugs[J]. JAMA. 2014; 312(16): 1629-1630.

[7] Michael Clinton Perry, Donald C. Doll,Carl E. Freter. Perry's The Chemotherapy Source Book [M]. Philadelphia: Lipincott Williams & Wilkins, 2012

[8] Clinical Trials Arena. Stivarga (Regorafenib) for Treating Metastatic Colorectal Cancer (mCRC) [EB/OL].

https://www.clinicaltrialsarena.com/projects/stivarga-regorafenib-metastatic-colorectal-cancer-bayer，2019

[9] Remicade: A Case Study in How U.S. Pricing and Reimbursement Curb Adoption of Biosimilars [EB/OL].
http://www.drugchannels.net/2017/09/remicade-case-study-in-how-us-pricing.html，2017-09

[10] 丁锦希，潘越，李伟，郝丽，吴逸飞．医保谈判准入创新生物制品支付标准调整机制研究 [J]．中国医药工业杂志，2019,50(06):668-675.

[11] In Cancer Care, Cost Matters [EB/OL].
https://www.nytimes.com/2012/10/15/opinion/a-hospital-says-no-to-an-11000-a-month-cancer-drug.html，2012-10-14

[12] CMS. License for Use of Current Procedural Terminology, Fourth Edition [EB/OL].
https://www.cms.gov/apps/ama/license.asp?file=https%3A//www.cms.gov/files/zip/january-2020-asp-pricing-file.zip，2019

[13] Haute Autorité de Santé. NORDITROPINE [EB/OL].
https://www.has-sante.fr/jcms/pprd_2984245/fr/norditropine，2019

[14] Nutzenbewertungsverfahren zum Wirkstoff Nivolumab[EB/OL].
https://www.g-ba.de/bewertungsverfahren/nutzenbewertung/231/#beschluesse,2016-05

[15] Nutzenbewertungsverfahren zum Wirkstoff Nivolumab[EB/OL].
https://www.g-ba.de/bewertungsverfahren/nutzenbewertung/232/#beschluesse,2016-05

[16] Isao Kamae. Health Technology Assessment in Japan: Policy, Pharmacoeconomic Methods and Guidelines, Value, and Beyond [M] Singapore : Adis, 2019.

[17] A Holistic Approach to Evaluate the Cost-Effectiveness of Pembrolizumab with Multiple Indications: A Norway-Based Example Wu, E et al.Value in Health, Volume 21, S7

[18] 中国台湾地区医保部门，總動原注射劑 (Mozobil®) 醫療科技評估報告 [EB/OL].
https://www.nhi.gov.tw/Resource/webdata/23435_1_Mozobil%20inj%E8%A9%95%E4%BC%B0%E5%A0%B1%E5%91%8A.pdf, 2013

[19] NICE. Tisagenlecleucel for treating relapsed or refractory B-cell acute lymphoblastic leukaemia in people aged up to 25 years Technology appraisal guidance [TA554] [EB/OL].
https://www.nice.org.uk/guidance/ta554，2018-12-21

[20] NICE. Tisagenlecleucel for treating relapsed or refractory diffuse large B-cell lymphoma after 2 or more systemic therapies Technology appraisal guidance [TA567] [EB/OL].
https://www.nice.org.uk/guidance/ta567, 2019-03-13

[21] CADTH. Stivarga for Metastatic Colorectal Cancer [EB/OL].
https://cadth.ca/stivarga-metastatic-colorectal-cancer-details, 2013-12

[22] CADTH. Stivarga for Gastrointestinal Stromal Tumours [EB/OL].
https://cadth.ca/stivarga-gastrointestinal-stromal-tumours-details, 2014-05

[23] CADTH. Stivarga for Unresectable Hepatocellular Carcinoma (HCC) [EB/OL].
https://cadth.ca/stivarga-unresectable-hepatocellular-carcinoma-hcc-details, 2018-03

[24] 中国台湾地区医保部门，癌瑞格 (Stivarga) 醫療科技評估報告 [EB/OL].
https://www.nhi.gov.tw/Resource/webdata/28158_1_103BTD01001_Stivarga%20FilmCoated%20

Tablets%2040mg%E8%A9%95%E4%BC%B0%E5%A0%B1%E5%91%8A.pdf, 2014

[25] 中国台湾地区医保部门，癌瑞格膜衣錠 (Stivarga) 醫療科技評估報告 [EB/OL].

https://www.nhi.gov.tw/Resource/webdata/31033_1_%E8%A8%8E%E8%AB%96%E6%A1%881_Stivarga%20HTA.pdf, 2015

[26] Cetuximab for treating recurrent or metastatic squamous cell cancer of the head and neck Technology appraisal guidance(TA473)[EB/OL].

https://www.nice.org.uk/guidance/ta473，2017-08-31

[27] The Federal Joint Committee [EB/OL].

https://www.g-ba.de/institution/sys/suche/?suchbegriff=keytruda&kategorie=beschluesse&sortierung=beschlussdatum，2019-09-19

[28] Steven D. Pearson, Bill Dreitlein, Chris Henshall. Indication-specific Pricing in the United States Health Care System[J]. Institute for Clinical and Economic Review, 2016.03.

[29] Ministry of Health, Labour and Welfare, Update of Drug Pricing System in Japan[J], 2017.

[30] Japan to further reduce price of Opidivo by 23 percent [EB/OL].

https://www.biospectrumasia.com/news/50/10448/japan-to-further-reduce-price-of-opidivo-by-23-percent.html，2018-03-07

[31] 国家统计局 . 中国统计年鉴—2019[M]. 北京 : 中国统计出版社 , 2019.

[32] 抗肿瘤药物研发与老药新用 [EB/OL].

https://www.chemicalbook.com/SupplierNews_12320.htm.，2019-05-10

[33] Daratumumab monotherapy for treating relapsed and refractory multiple myeloma Technology appraisal guidance (TA510)[EB/OL].

https://www.nice.org.uk/guidance/ta510，2018-03-14

[34] Daratumumab with bortezomib and dexamethasone for previously treated multiple myeloma Technology appraisal guidance (TA573)[EB/OL].

https://www.nice.org.uk/guidance/ta573，2019-04-10

[35] Darzalex for Multiple Myeloma (second-line or beyond). [EB/OL].

https://cadth.ca/darzalex-multiple-myeloma-second-line-or-beyond-details, 2017-10

[36] Darzalex in combo with Bortezomib, Melphalan and Prednisone for Multiple Myeloma. [EB/OL].

https://cadth.ca/darzalex-combo-bortezomib-melphalan-and-prednisone-multiple-myeloma-newly-diagnosed-details, 2019-09

[37] Hsu J C, Wei C F, Yang S C. Effects of removing reimbursement restrictions on targeted therapy accessibility for non-small cell lung cancer treatment in Taiwan: an interrupted time series study[J]. BMJ open, 2019, 9(3): e022293.

[38] Regeling zorgverzekering[EB/OL].

https://wetten.overheid.nl/BWBR0018715，2019-12-04

[39] Nivolumab with ipilimumab for untreated advanced renal cell carcinoma Technology appraisal guidance (TA581)[EB/OL].

https://www.nice.org.uk/guidance/ta581，2019-5-15

[40] 国家医疗保障局 . 国家医保局、人力资源社会保障部关于将 2019 年谈判药品纳入《国家基本医疗保险、工伤保险和生育保险药品目录》乙类范围的通知 [EB/OL].

http://www.nhsa.gov.cn/art/2019/11/28/art_37_2050.html, 2019-11-28

[41] NCCN. Clinical Practice Guidelines in Oncology：Non-Small Cell Lung Cancer[EB/OL].

https://www.nccn.org, 2020

[42] Keytruda for Non-Small Cell Lung Cancer (Second Line or Beyond)[EB/OL].

https://cadth.ca/keytruda-non-small-cell-lung-cancer-second-line-or-beyond-details, 2016-11

[43] Keytruda for Advanced Non-Small Cell Lung Carcinoma (First Line)[EB/OL].

https://cadth.ca/keytruda-advanced-non-small-cell-lung-carcinoma-first-line-details, 2017-09

[44] Hsu J C, Wei C F, Yang S C. Effects of removing reimbursement restrictions on targeted therapy accessibility for non-small cell lung cancer treatment in Taiwan: an interrupted time series study[J]. BMJ open, 2019, 9(3): e022293.

第九章 支付限制管理

　　价格高昂、安全性存在一定风险，或对医保基金影响较大的药品纳入支付医保范围时，为控制风险，医保部门会设置一定的限制条件，规定此类药品在特定的支付范围内才能获得报销，这种限制条件被称为支付限制。

　　支付限制管理系指对于准入时设置特定支付条件的药物，在准入一段时间后依企业申请或医保部门主动发起，对其限制条件进行变更的行为。不同类型的支付限制，其变更模式分不同级别，审评流程和关键点有所差异。

　　科学合理的开展支付限制变更有利于医保基金支出平衡，分级审评模式也将最大限度利用医保管理资源。本章从全球视角出发，分"支付限制类型 - 支付限制变更审评"两节，介绍支付限制管理的通行方法。

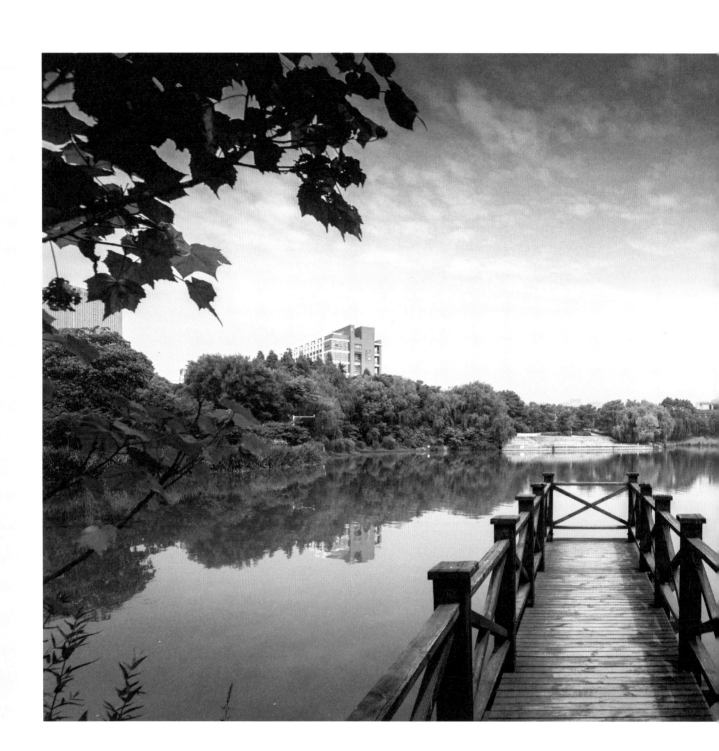

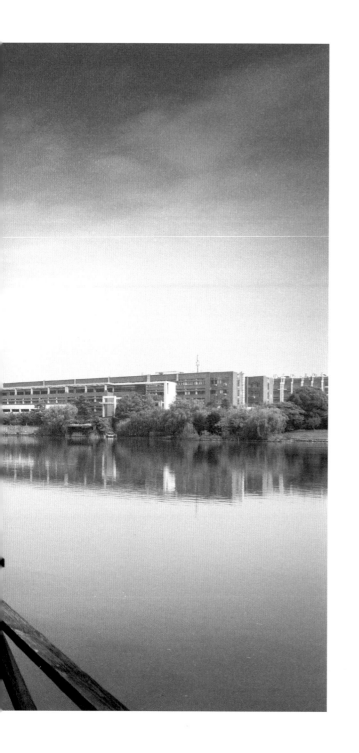

第九章 支付限制管理

第一节 支付限制类型

医保部门设置支付限制的原因可分为以下三种：一是在使用过程中可能产生安全性问题；二是价格昂贵，对基金支出预算影响果较大；三是部分药物只有在特定临床用药次序或联合用药情况时，才具有成本效益。

笔者整理汇总美国、英国、加拿大、澳大利亚、瑞典、瑞士六个国家的医保目录，支付限制类型如表9-1所示。

表9-1 部分国家支付限制分类表

分类	序号	支付限制类型	国家						
			中国	美国	加拿大	澳大利亚	英国	瑞典	瑞士
安全性有关	1	用药情形限制	✓			✓			
	2	用药地点限制	✓					✓	
	3	医生资质限制	✓	✓	✓	✓		✓	✓
预算影响有关	1	患者类型限制	✓	✓	✓	✓	✓	✓	✓
	2	处方量限制	✓	✓	✓	✓			✓
成本效益有关	1	使用次序限制	✓	✓		✓	✓	✓	✓
	2	联合用药限制	✓			✓		✓	✓

1 与安全性有关的限制

与安全性有关的限制是指，对一些使用过程中可能出现不良反应等安全性问题的药物进行限制。各国目录规定，只有在确保用药安全的特定限制条件下才允许支付，包含用药情形、用药地点以及医生资质限制。

1.1 用药情形限制

此类限制是对特定的治疗条件进行限制，目录内药品只有符合该治疗条件，医保基金才予以支付。

【案例分析9-1】 澳大利亚对苯氧甲基青霉素的用药情形限制[1]

苯氧甲基青霉素是一种可口服的耐酸半合成青霉素。为防止滥用，澳大利亚PBS目录不仅规定其仅用于链球菌反复感染（包括风湿热），还作出了在用于预防治疗时才允许报销的限制（如图9-1）。

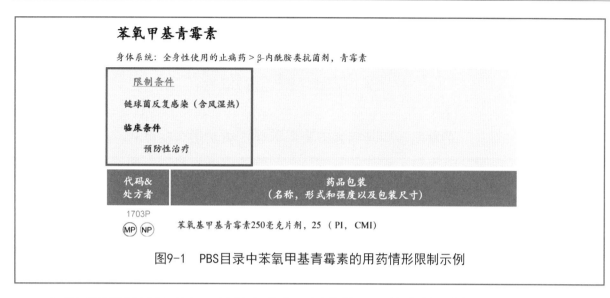

图9-1 PBS目录中苯氧甲基青霉素的用药情形限制示例

在我国医保目录管理中，目录内所有"用药情形"的支付限制均根据药品说明书制定，严格限制说明书批准范围内（如表9-2）。

表9-2 我国2019版医保目录特利加压素"用药情形"限制示例

药品名称	剂型	备注	说明书适应症
特利加压素	注射剂	限食管静脉曲张出血抢救	治疗食管静脉曲张出血

1.2 用药地点限制

限制用药地点是指针对部分目录内药物，限定参保人员购买、使用或者医生开具处方的地点，未在规定地点内则不予报销。

【案例分析9-2】 瑞典对厄瑞奴单抗的用药地点限制[2]

厄瑞奴单抗（Erenumab，图9-2）由诺华公司（Novartis）研制，是一种以降钙素基因相关肽受体（CGRPR）为靶点的药物。2018年美国FDA批准成为首个用于治疗偏头痛的单抗。

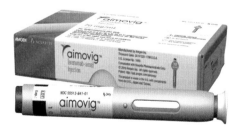

图9-2 厄瑞奴单抗（Erenumab）外包装示意图

瑞典牙科和药品福利局（TLV）规定厄瑞奴单抗仅在神经内科诊所或专门治疗慢性偏头痛的诊所内的神经科医生开具处方才能报销。

此种限制类型目前我国应用较为普遍，以2019版医保目录为例（如表9-3），西药部分"备注"中一栏标有"▲"的药物，仅限参保人员门诊使用和定点药店购药时医保基金方予以支付；而在中成药部分，一些药物只有在二级以上医疗机构使用时才能获得基金支付，基层医疗机构使用则不予支付。

表9-3　2019版医保目录限定用药地点示例

药品名称	备注
西药部分	
聚卡波非钙	▲*
双歧杆菌活菌	▲
葡萄糖酸钙	▲
过氧苯甲酰	▲
二硫化硒	▲
中成药部分	
双黄连注射液 注射用双黄连（冻干）	限二级及以上医疗机构重症患者
喜炎平注射液	限二级及以上医疗机构重症患者
鱼腥草注射液	限二级及以上医疗机构
莲必治注射液	限二级及以上医疗机构
刺五加注射液	限二级及以上医疗机构

*标有"▲"的药品，仅限门诊使用和定点药店购药时医保基金方予支付

1.3 医生资质限制

"医生资质限制"系指对开具处方的医生资格的限制，通过限制医生处方权以严格限定药品开具情况，从而控制医保报销。

澳大利亚 PBS 目录中设置有"处方者（Prescriber）"这一项目栏，该项目主要是对开具药物的处方者类型进行限制。依据1953年颁布的《国家卫生法案》规定，仅有以下五类人员（详见表9-4）具有开具 PBS 目录中药物的权利，相关药物只有通过特定医生开具的处方才能获得报销[3]。

表9-4　澳大利亚处方者类型

序号	处方者	开具药品类型	标识
1	医生（Docotors）	大部分药品	MP
2	牙医（Dentists）	牙科用药为主	DP
3	验光师（Optometrists）	眼科用药为主	OP
4	助产士（Midwives）	妇科用药为主	MW
5	执业护士（Nurse practitioners）	部分药品	NP

【案例分析9-3】 澳大利亚对阿莫西林口服溶液的医生资质限制[3-4]

阿莫西林（Amoxicillin）是一种常用的半合成青霉素类广谱 β - 内酰胺类抗生素，适用于多种敏感菌（不产 β - 内酰胺菌株）所致的感染，图 9-3 所示的口服溶液专门针对于炎症性牙痛，PBS 目录上标识为"DP"，即该药只有通过牙医开具处方才可获得报销。

阿莫西林

身体系统：全身性使用的止痛药 > 全身性使用的止痛药 > β-内酰胺类抗菌剂，青霉素

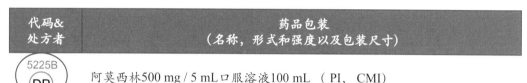

代码& 处方者	药品包装 （名称，形式和强度以及包装尺寸）
5225B DP	阿莫西林500 mg / 5 mL口服溶液100 mL （PI，CMI）

图9-3 PBS目录中阿莫西林的医生资质限制示例

与澳大利亚的目录管理不同，2019 版医保目录虽未对所有药品都作出医生资质限制（详见表 9-5），但限制内容更为具体。部分药物规定由"专科医师"开具处方，且一般同时限制医院级别和类型才可获得报销。

表9-5 2019版医保目录限"医生资质"示例

药品名称	剂型	备注
硼替佐米	注射剂	限多发性骨髓瘤、复发或难治性套细胞淋巴瘤患者，并满足以下条件：①每2个疗程需提供治疗有效的证据后方可继续支付；②由三级医院血液专科或血液专科医院医师处方。
伊沙佐米	口服常释剂型	①每2个疗程需提供治疗有效的证据后方可继续支付；②由三级医院血液专科或血液专科医院医师处方；③与来那度胺联合使用时，只支付伊沙佐米或来那度胺中的一种。
康柏西普	眼用注射液	限50岁以上湿性年龄相关性黄斑变性患者，并符合以下条件：①需三级综合医院眼科或二级及以上眼科专科医院医师处方；②病眼基线矫正视力0.05~0.5；③事前审查后方可用，初次申请需有血管造影及光学相干断层扫描（OCT）证据（全身情况不允许的患者可以提供OCT血管成像）；④每眼累计最多支付9支，每个年度最多支付4支。
来那度胺	口服常释剂型	限曾接受过至少一种疗法的多发性骨髓瘤的成年患者，并满足以下条件：①每2个疗程需提供治疗有效的证据后方可继续支付；②由三级医院血液专科或血液专科医院医师处方。
利拉鲁肽	注射剂	限二甲双胍等口服降糖药或胰岛素控制效果不佳的 BMI≥25 的患者，并需二级及以上医疗机构专科医师处方。

2 与预算影响有关的限制

与预算影响有关的限制是指，对于部分价格或治疗费用高昂的药物，准入后可能给医保基金带来较大支出风险，故医保部门对此类药物设置支付限制。用药人数以及用药数量与医保基金使用绝对量直接相关，通过对目录内药物的患者类型和处方量进行限制，可以控制基金支出风险。

2.1 患者类型限制

限制患者类型是指对特定情况（包括患者的年龄、性别、健康状况、疾病严重程度、特殊人群等）的患者作出限制，只有属于特定情况的患者才能够获得报销。瑞典药品目录对部分药物限制了患者人群（详见表9-6），从而防止药物滥用，减少医保基金支出风险。

表9-6　瑞典限制患者类型药品示例

通用名	商品名	限制
依奇珠单抗	拓咨	对全身治疗（如环孢素，甲氨蝶呤或PUVA）无反应的中度至重度斑块状牛皮癣，或治疗不耐受的成人患者
聚乙二醇	Forlax Junior	仅在不适合使用乳果糖的情况下，用于治疗六个月至八岁的儿童的功能性便秘可获得报销
盐酸奥昔布宁	Oxybutynin Unimedic	仅限18岁以下儿童的报销
硝苯地平	Adalat Oros	仅限治疗孕妇高血压的报销

2019版医保目录凡例部分指出"适应症限定不是对药品法定说明书的修改"，这表明我国医保药品目录的支付限制严格以药品说明书为依据，医保部门不再另行单独规定适用人群。在2019版医保目录中，一些药品根据说明书内容，被限定为只有儿童使用才可获得报销，详见表9-7。

表9-7　2019版医保目录限"儿童使用"示例

药品名称	剂型	备注	说明书规定适应症
蒙脱石	口服液体剂	限儿童	成人及儿童急、慢性腹泻
洛哌丁胺	颗粒剂	限儿童	止泻药，用于控制急、慢性腹泻的症状。用于回肠造瘘术病人可减少排便量及次数，增加大便稠硬度。本品适用于成人和5岁以上的儿童
左乙拉西坦	口服液体剂	限儿童	用于成人、儿童及1个月以上婴幼儿癫痫患者部分性发作的加用治疗
西替利嗪	口服液体剂	限儿童	用于季节性或常年性过敏性鼻炎、由过敏原引起的荨麻疹及皮肤瘙痒
地氯雷他定	口服液体剂	限儿童	用于缓解慢性特发性荨麻疹及过敏性鼻炎的全身及局部症状
左西替利嗪	口服液体剂	限儿童	荨麻疹、过敏性鼻炎、湿疹、皮炎、皮肤瘙痒症等
孟鲁司特	咀嚼片	限儿童	本品适用于2岁及2岁以上儿童和成人哮喘的预防和长期治疗，治疗对阿司匹林敏感的哮喘患者以及预防运动诱发的支气管收缩。适用于2岁及2岁以上儿童和成人因季节性过敏性鼻炎引起的症状

2.2 处方量限制

处方量限制系指对药物使用数量的限制，限定了医保支付方对于能够提供报销的药物最大数量。全球对药物使用数量上的限制模式有所不同，瑞士、加拿大针对一部分药物规定患者每日的使用量，美国规定每 30 天的药物准予报销的单位数量，澳大利亚则通过设置处方相关信息来对报销药物数量进行限制。

知识拓展：澳大利亚处方量限制

澳大利亚 PBS 目录不仅包括了药物基础信息，还详细记录了药物处方信息。其处方信息的设置主要是对药物处方使用内容进行限制，从而控制医保费用的支出。具体内容如图 9-4[5]：

编码和处方者	医药产品包装 （药品通用名、剂型及浓度、包装尺寸）	包装数量限额	单位数量限额	重复使用次数	最高限额分配费用	价格安全网上限	患者偿付上限
	溴莫尼定（BRIMONIDINE）	1	1	5	$22.49	$23.68	$28.01
	酒石酸溴莫尼定0.2%滴眼液，5ml						
5534G	可获得的品牌						
验光师	安利定(Enidin)						
	阿法根(Alpagan)	1	1	5	$23.91	$23.68	$29.43
	*品牌额外费用 $1.42						

图9-4　PBS目录中溴莫尼定的处方量限制示例

与典型国家限制药品数量和处方重复开具次数不同，我国主要通过限制使用时间来限制处方量（详见表 9-8）。而对于一些眼部用药的谈判药品，则设置了报销的最大数量。

表9-8　2019版医保目录限"处方量"示例

药品名称	剂型	备注
丁苯酞	口服常释剂型	限新发的中度急性缺血性脑卒中患者发作72小时以内开始使用，支付不超过20天。
奥扎格雷	注射剂	限新发的急性血栓性脑梗死，支付不超过14天。
奥曲肽	注射剂	胰腺手术，支付不超过7天；神经内分泌肿瘤类癌危象围手术期，支付不超过7天；肝硬化所致的食道或胃静脉曲张出血，支付不超过5天。
地塞米松	玻璃体内植入剂	限视网膜静脉阻塞（RVO）的黄斑水肿患者，并应同时符合以下条件：①需三级综合医院眼科或二级及以上眼科专科医院医师处方；②首次处方时病眼基线矫正视力0.05~0.5；③事前审查后方可用，初次申请需有血管造影或OCT（全身情况不允许的患者可以提供OCT血管成像）证据；④每眼累计最多支付5支，每个年度最多支付2支。

药品名称	剂型	备注
康柏西普	眼用注射液	限以下疾病：①50岁以上的湿性年龄相关性黄斑变性（AMD）；②糖尿病性黄斑水肿（DME）引起的视力损害。应同时符合以下条件：①需三级综合医院眼科或二级及以上眼科专科医院医师处方；②首次处方时病眼基线矫正视力0.05~0.5；③事前审查后方可用，初次申请需有血管造影或OCT（全身情况不允许的患者可以提供OCT血管成像）证据；④每眼累计最多支付9支，第1年度最多支付5支。阿柏西普、雷珠单抗和康柏西普的药品支数合并计算。

3 与成本效益有关的限制

部分药物在临床使用时，作为一线用药与二线用药所显现的临床效益有所不同，与不同药物联用所产生的效益也有所差异。而随着临床实践的发展完善，为适应临床需求，相关药物临床的用药次序和联合用药情况可能会发生变化，药物本身的成本效益也会随之改变，从而影响医保基金的使用效率。

3.1 临床用药次序限制

"临床用药次序限制"是指限制药品的使用次序，通常为一线或二线用药规定。

【案例分析9-4】 英国对度伐利尤单抗的联合用药限制[6]

度伐利尤单抗（图9-5）是由阿斯利康公司开发的 PD-L1 药物，用于接受铂类药物为基础的化疗同步放疗后未出现疾病进展的不可切除性、III期非小细胞肺癌患者的治愈性治疗，2018 年 9 月在欧洲药品管理局（EMA）批准上市。

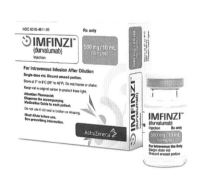

图9-5 度伐利尤单抗外包装示意图

2019 年 5 月，英国将度伐利尤单抗治疗成人铂类化疗后的局部晚期不可切除性非小细胞肺癌纳入癌症药物基金（CDF）支付，并将其支付限制设定为二线治疗。

2019版医保目录中，部分药品在备注一栏标有"二线用药"（详见表9-9），此类药品在支付时应有使用一线药品无效或不能耐受的证据。

表9-9 2019版医保目录限"二线用药"示例

药品名称	剂型	备注
多拉司琼	注射剂	限放化疗且吞咽困难患者的二线用药
曲美他嗪	缓释控释剂型	限稳定性心绞痛患者的二线治疗
吡美莫司	软膏剂	限重度特应性皮炎患者的二线用药
伊达比星	注射剂	限二线用药
恩他卡朋	口服常释剂型	限二线用药
地氯雷他定	口服常释剂型	限二线用药

3.2 联合用药限制

此类限制是指对于一些药物，规定其与特定的药物联用或不联用时才给予报销，此种限制在抗肿瘤药物中较为常见。

【案例分析9-5】 瑞士对依维莫司的联合用药限制[7]

依莫维司（图9-6）由诺华公司（Novartis）研制，是一种多功能哺乳动物雷帕霉素靶蛋白抑制剂（mTOR），目前用于肾细胞癌和其他肿瘤的治疗以及防止器官移植排斥反应的免疫抑制剂。

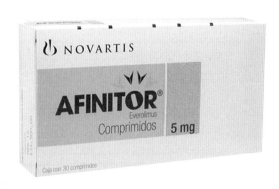

图9-6 依莫维司外包装示意图

瑞士对依维莫司做出以下限制：用于治疗舒尼替尼或索拉非尼治疗失败后的晚期肾细胞癌患者；与依西美坦联合治疗用来曲唑或阿那曲唑治疗失败后的晚期激素受体阳性、HER2阴性晚期绝经后乳腺癌患者。

2019版医保目录对部分药品也作出了联合用药的限制，如表9-10所示。

表9-10　2019版医保目录限"联合用药"示例

药品名称	剂型	备注
尼妥珠单抗	注射剂	限与放疗联合治疗表皮生长因子受体（EGFR）表达阳性的 III/IV 期鼻咽癌。
脂溶性维生素 I 脂溶性维生素 II	注射剂	限与脂肪乳、氨基酸等肠外营养药物配合使用时支付，单独使用不予支付
多粘菌素B(多粘菌素)	注射剂	限有药敏试验证据支持的多重耐药细菌感染的联合治疗
尼妥珠单抗	注射剂	限与放疗联合治疗表皮生长因子受体(EGFR)表达阳性的 III/IV 期鼻咽癌。
伊沙佐米	注射剂	①每2个疗程需提供治疗有效的证据后方可继续支付；②由三级医院血液专科或血液专科医院医师处方；③与来那度胺联合使用时，只支付伊沙佐米或来那度胺中的一种

第二节 支付限制变更审评

限定支付条件是为了控制目录内药物安全性，以及医保基金合理使用。因此，在变更支付限制时也应保证满足以上条件。

从全球经验来看，变更医保支付限制的主体分为企业和医保部门两类。医保部门主动改限往往针对目录内所有药品，依据再评估结果完成，耗费资源较多且时效性较弱。在我国现行医保管理体制下，企业应该逐步成为启动变更支付限制的核心主体。

本章第一节介绍了三种不同类型的支付限制。其中，临床用药次序和联合用药限制变更的前提是，药监部门批准了药品说明书相关修改，其医保改限管理模式类似于增加新适应症。相关内容在第八章已作详细分析，此处不再赘述。

本节重点介绍"与安全性有关的支付限制"和"与预算影响有关的支付限制"的变更审评模式，简称为"改限分级审评模式"，其流程如图9-7所示。

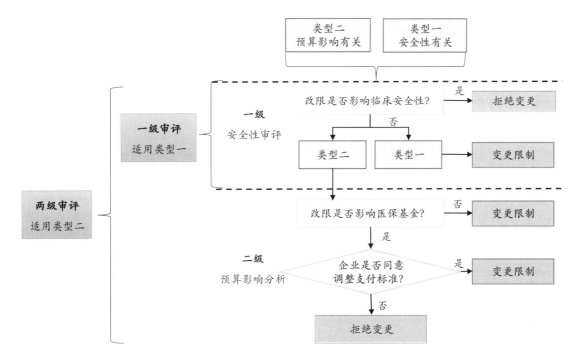

图9-7 改限分级审评示意图

如图9-7，"与安全性有关的支付限制"变更审评适用一级审评，即医保部门仅审评药品使用过程中的安全性要素，并作出是否改限的决策。

"与预算影响有关的支付限制"适用两级审评。即在一级审评的基础上，继续审评对医保基金支出的影响，并结合支付标准调整谈判，作出改限决策。

1 一级审评（与安全性有关的支付限制变更）

一级审评适用于与安全性有关限制的变更。企业申请变更时仅需提交临床使用安全性证据，医保部门对药物安全风险进行评估。审评流程分为企业申请、医保部门评估与决策三步，审评流程简便、周期短。

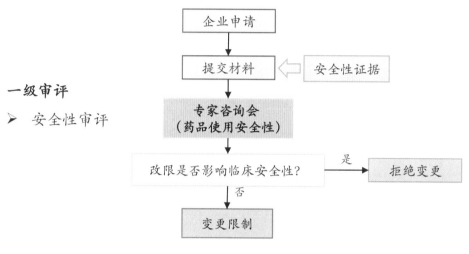

图9-8　一级审评模式示意图

1.1 申请

企业在确定改限内容后，首先向医保部门提出申请，按要求提交相关材料，在初步审核材料的真实性后再进行下一步审查。

进行一级审评时，医保部门重点关注药品的安全性数据，企业除提交药物名称、剂型、规格、原支付限制内容等基本信息材料外，针对不同的支付限制类型，审评时所提交的材料也有所差异，具体如表9-11所示。

表9-11　一级审评模式提交材料内容*

限制类型	提交内容	信息来源
用药情形	药物临床地位、药物临床需求支持材料；不良反应数据统计材料（按变更前后的用药情形分类）；药物不合理使用情况统计材料	◇临床诊疗指南 ◇专家共识
用药地点	医疗机构处方数据统计材料（按变更前后的用药地点分类）；不良反应数据统计材料（按变更前后的用药地点分类）	◇药品不良反应监测系统 ◇医院电子病历管理系统
医生资质	医疗机构处方数据统计材料（按变更前后的医生资质分类）；不良反应数据统计材料（按变更前后的医生资质分类）	◇医疗机构不良反应监测系统 ◇医疗机构合理用药管理系统

*上述相关材料的来源主要是对变更前真实世界数据的收集和分析，从而形成药品在实际使用中潜在获益或者风险的临床证据。

1.2 评估与决策

医保部门组织专家咨询临床证据进行评估。专家成员包括医保部门、药监部门人员、药学专家和临床医学专家。

若经评估后专家一致认为，变更支付限制药物使用安全性更优或是不影响安全性的，医保部门公布同意变更的决定；反之，则拒绝企业支付限制变更的要求，维持原支付限制不变。

2 两级审评（与预算影响有关的支付限制变更）

患者类型和处方量与目标人群和市场份额相关联，是影响基金支出的两个关键指标。因此，对两者设置限制可以保证医保基金的可持续性。此类限制变更适用两级审评模式。

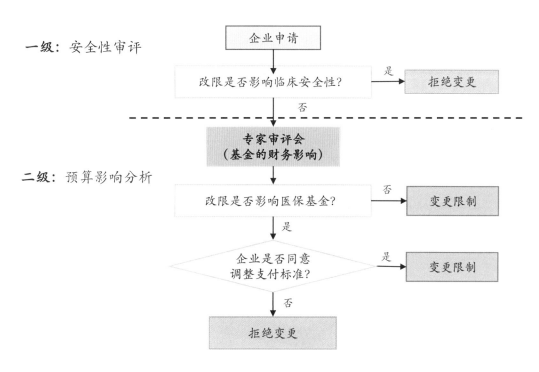

图9-9 两级审评模式示意图

如图 9-9 所示，一级审评同与安全有关支付限制评审，医保部门先对改限"安全性"进行审评，若未通过则拒绝改限。若通过，则进入二级审评，进一步审评对医保基金支出的影响。若对医保基金无重大影响，直接改限；对医保基金会产生重大影响的，则通过谈判调整支付标准后改限。

可见，在二级审评中改限对医保基金的影响是医保部门的关注重点。故企业需提交变更支付限制后预算影响分析报告，以及有效支持材料（如针对患者人群，需提供流行病学数据支撑材料等）。

以澳大利亚为例，二级审评中要求企业提交如下材料，详见表9-12。

表9-12　澳大利亚二级审评要求提交预算影响分析材料[8]

项目	具体内容
预算影响分析信息	药品使用情况及成本评估（药品使用人数及所要报销的药品数量，并进行5年的预算影响分析）
	对目录内其他药品的影响；对PBS的财务影响分析
	对政府的财务影响分析；数据来源的确定；不确定性分析

2.1 直接变更

若审评结果显示,变更支付限制后相关药品未对医保基金支出造成风险,则直接改限。

【案例分析9-6】　澳大利亚直接变更美沙拉嗪支付限制[9]

美沙拉嗪（图9-10）是由夏尔制药公司研发的用于治疗炎症性肠病（包括溃疡性结肠炎和克罗恩病）的药物。2011 年 11 月，澳大利亚将美沙拉嗪缓释片列入 PBS，用于溃疡性结肠炎的治疗。

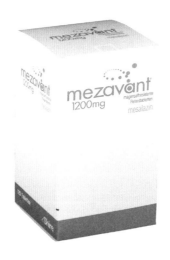

图9-10　美沙拉嗪外包装示意图

2015 年,企业申请将其包装数量限额由原先的"1"变更为"2"。企业在申请中指出,变更包装数量限额可以满足需要更大剂量患者的需求,并与美沙拉嗪其他产品的包装限额保持一致,可以减轻患者经济负担以及医生的管理负担。

表9-13　PBS目录美沙拉嗪包装数量限额调整对照分析表

药品名称和剂型	包装数量限额	重复使用次数	最高限额分配费用
美沙拉嗪（MESALAZINE） Modified released tablets,1.2g	+ 2	5	$■

申请文件中采用市场份额法来估算变更包装数量限额后的 PBS 使用情况及财务影响。假设 90% 的市场份额为新包装限额的美沙拉嗪（即 2 包 ×60 片），剩余 10% 市场份额为原包装限额，经估算得第五年 PBS 净成本的增加额以及五年内可节省的患者共付额（两者具体数值均未公开）。此外，文件中还提供了敏感性分析相关数据。

药品使用附属委员会（Drug Utilisation Sub Committee，DUSC）对美沙拉嗪使用情况的分析结果与企业提交的说法一致。最终，PBAC 结合了 DUSC 的报告，经过 PBAC 会议讨论及卫生部长的决定，同意将编号为 9353G 的美沙拉嗪包装限额改为"2"。由于改限对 PBS 及卫生预算的影响较小，药品支付标准维持不变。

2.2 谈判变更

若变更支付限制后对医保基金支出造成较大风险，则医保部门就支付标准调整问题与企业展开谈判。若谈判达成一致，将按照谈判结果调整药品支付标准及并变更支付限制；若不能达成一致，则拒绝变更申请，维持原支付限制不变。

【案例分析9-7】 瑞典变更利奥西呱支付限制[10-11]

利奥西呱（图 9-11）是拜耳公司研发的一种可溶性鸟苷酸环化酶 (sGC) 刺激剂，用于治疗慢性血栓栓塞性肺动脉高压（CTEPH）和肺动脉高压（PAH）。2013 年 10 月美国 FDA 批准上市，2014 年 3 月获 EMA 批准上市。

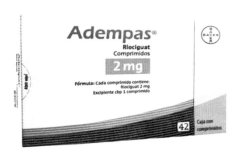

图9-11 利奥西呱外包装示意图

瑞典牙科和药品福利局（TLV）于 2014 年 11 月将其纳入医保目录，用于治疗 PAH 和不能手术或复发的 CTEPH，并对患者进行限制，规定仅对西地那非或他达拉非疗效不佳的患者给予报销。

2017 年 6 月，企业提交申请，要求取消对不能手术或复发的 CTEPH 患者的限制。考虑到 CTEPH 的存活率低，预后性差且发病率逐年上升，而利奥西呱是唯一被批准用于治疗 CTEPH 的药物，TLV 同意企业的变更支付限制申请。

2018 年 3 月，TLV 审评后决定，取消对 CTEPH 患者的限制，即将条件更改为对不能手术或复发的 CTEPH 患者进行一般报销（药物可用于其全部批准用途），对 PAH 患者，在西地那非或他达拉非治疗效果不佳时才给予报销。针对利奥西呱对基金产生的影响（相关信息未公开），TLV 下调了该药的价格，调整情况如表 9-14 所示。

表9-14　Adempas®支付限制变更后价格调整情况

通用名	商品名	包装	调整前价格（瑞典克朗）	调整后价格（瑞典克朗）
利奥西呱	Adempas®	泡罩，84 片	25270	22743
利奥西呱	Adempas®	泡罩，42 片	12635	11371.5

3 中国现状与发展趋势

3.1 我国现状

我国 2019 版医保目录中，支付限制以备注形式表达，但尚未出台相关的政策对支付限制管理作出明确规定。

2020 年 2 月发布的《国家医疗保障局关于印发 2020 年医疗保障工作要点的通知》指出，"修订出台《基本医疗保险用药范围管理暂行办法》，建立医保药品目录的动态调整机制"。动态调整机制的建立，既包含了药物的"调入调出"，也包含了对目录内药物的报销模式实行动态、科学的调整，而支付限制作为关键要素，如何实现改限规范化，将成为医保目录动态调整机制的关注重点。

从患者和医生角度，改限规范化将有利于临床用药结构的优化，充分满足临床需求；从企业角度，改限规范化将使企业与医保部门紧密关联，发挥企业的能动作用；从医保基金角度，改限规范化有利于提高医保审评工作效率及科学性，减少医保基金支出风险。

3.2 发展趋势

（1）分类管理

分类管理可将医保审评资源效用最大化。可将支付限制划分为与安全性有关、与预算影响有关、与成本效益有关三类。针对不同类型，进行分级审评。

（2）分级审评

一级审评的适用范围包括变更用药地点、用药情形和医生资质限制，此类变更通常不涉及临床疗效和成本效益的变化，基本上也不会对医保基金产生较大的影响，因此审评重点仅关注用药过程中的安全风险评估与控制问题。

两级审评的适用范围包括变更患者类型和处方量。从我国医保目录限制的设置情况来看，患者类型和处方量为支付限制是主要类型，因此两级审评将成为我国未来的主要模式，适用于目录内大部分药物。

两级审评在通过一级安全性审评的基础上，进一步评估变更支付限制对医保基金支出的影响情况，并作出是否改限、是否调整支付标准的决策。

参考文献

[1] Phenoxymethylpenicillin[EB/OL].

http://www.pbs.gov.au/medicine/item/1703p-1705r-1787c-1789e-2965c-3028j-3360w-3361x-3363b-3364c-5012t-5024k-5029q-8976k-8977l-9143f，2020-03-27

[2] Aimovig ingår i högkostnadsskyddet med begränsning [EB/OL].

https://www.tlv.se/beslut/beslut-lakemedel/begransad-subvention/arkiv/2018-12-14-aimovig-ingar-i-hogkostnadsskyddet-med-begransning.html，2018-12-14

[3] National Health Act 1953[EB/OL].

https://www.legislation.gov.au/Details/C2014C00353，2014-07-01

[4] Amoxicillin[EB/OL].

http://www.pbs.gov.au/medicine/item/5225B-8705E，2020-03-27

[5] Brimonidine[EB/OL].

http://www.pbs.gov.au/medicine/item/5534g，2020-03-27

[6] Durvalumab for treating locally advanced unresectable non-small-cell lung cancer after platinum-based chemoradiation[TA578] [EB/OL].

https://www.nice.org.uk/guidance/ta578/chapter/3-Committee-discussion，2019-05-01

[7] Spezialitätenliste[EB/OL].

http://www.xn--spezialittenliste-yqb.ch/ShowPreparations.aspx，2020-04-01

[8] PBAC Guidelines[EB/OL].

https://pbac.pbs.gov.au/information/about-the-guidelines.html，2016-09

[9] Public Summary Document – November 2015 PBAC Meeting – MESALAZINE [EB/OL].

http://www.pbs.gov.au/industry/listing/elements/pbac-meetings/psd/2015-11/files/mesalazine-psd-november-2015.pdf，2015-11

[10] Adempas ingår i högkostnadsskyddet med förändrad begränsning [EB/OL].

https://www.tlv.se/beslut/beslut-lakemedel/begransad-subvention/arkiv/2018-03-01-adempas-ingar-i-hogkostnadsskyddet-med-forandrad-begransning.html，2018-03-01

[11] Adempas ingår i högkostnadsskyddet med begränsning [EB/OL].

https://www.tlv.se/beslut/beslut-lakemedel/begransad-subvention/arkiv/2014-12-18-adempas-ingar-i-hogkostnadsskyddet-med-begransning.html，2018-03-01

第十章 退出管理

随着创新药物的迭代更替和市场变化，医保目录内可能逐渐出现部分安全性、有效性或经济性不再符合医保要求的品种。因此，实施退出管理机制，推进目录内药物"腾笼换鸟"，对保障医保基金可持续运行、促进医药产业的良性发展具有重要意义。

本章聚焦"安全性、有效性、经济性"三要件，介绍全球分通道退出管理机制，重点关注信息来源、审评模式和调整方法三环节，详见表 10-1。

表10-1 三类退出通道的管理特点

退出要件 / 调整环节	安全性 （效益风险比）	有效性 （临床价值）	经济性 （成本效益比）
信息来源	药监部门	卫生部门	医保部门
审评模式	依赖药监信息	信息依赖+定性专家论证	定量技术评价
调整方法	直接退出	直接退出+审评退出	谈判调整

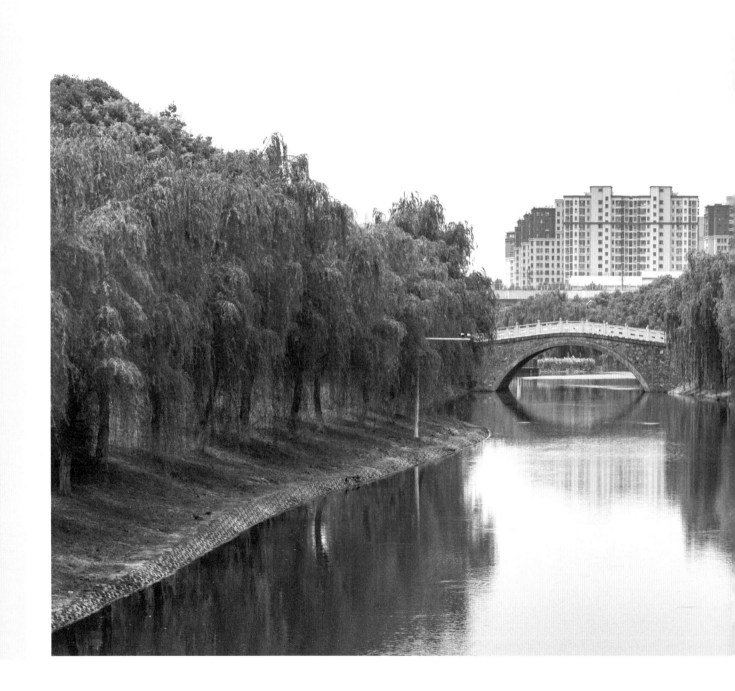

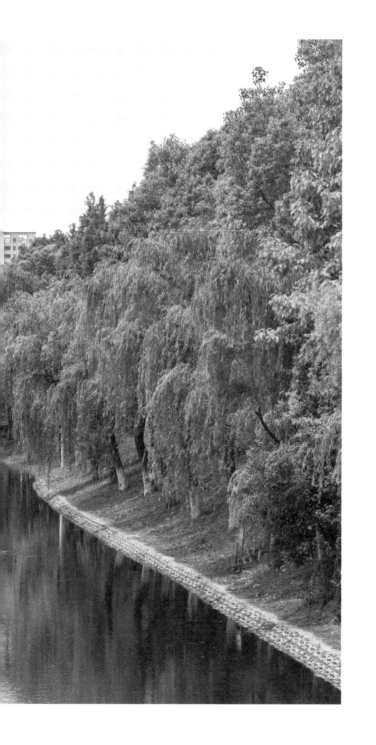

第十章 退出管理

第一节 安全性（效益风险比）

安全性既是各国药监部门批准药物上市的前提条件，更是纳入医保目录的基本要件。然而药物上市前临床研究的局限性，如临床试验的病例数少、研究时间短、试验对象年龄范围窄以及用药条件的严格控制等，不能完全反映药物的潜在安全风险[1]。因此，药物上市后，尤其是医保准入后，通过大样本、长周期、复杂群体用药，药物在真实世界的安全问题逐渐浮现。

为保障参保人的用药安全，出现安全性问题的药物应从医保目录中退出。本节基于全球实践经验，介绍药物退出的"安全性"通道，从"信息来源"与"调整方法"两方面展开。

1 信息来源

药品监管部门负责对药物研制、生产、流通和使用环节中的安全性监管。药物上市后，药品监管部门以"再评价"的方式，根据药物不良反应监测结果和上市后临床试验研究，进一步评价药物的效益风险比[①]，并依据评价结论采取相应的风险控制措施[2]。如果发现严重安全性问题，药监部门采取的主要措施包括撤市和警告[②]两类，如表10-2。

表10-2　药监部门发布安全限制信息情况

类型	具体信息
撤市	①被药品监管部门撤销批准文号、进口药品注册证等药品批准证明文件 ②被药品监管部门禁止生产、销售、使用
警告	药监部门对药品说明书进行修订，发布黑框警告

1.1 撤市

当药物疗效不明确、不良反应严重或产生其他危害人体健康的安全问题时，药监部门通常对药物作出撤销批准文号、进口药品注册证等药品批准文件或禁止生产、销售、使用等限制措施。撤市药物将退出临床使用，因此医保部门应该联动将其从医保目录中退出。

---

① 风险效益比是药物给患者带来的潜在效益与风险的比较，用于衡量药品的优劣。效益风险比高的药物优于效益风险比低的药物。值得注意的是，效益（如疗效）与风险（如不良反应）不能用数字衡量，因此效益风险比并不是具体的值。
② 我国国家药品监督管理局对药物作出警告的形式主要为发布修订说明书的公告。

【案例分析10-1】 澳大利亚将撤市品种退出医保目录[3]

雷尼替丁（图 10-1）是一种 H_2 受体拮抗剂，广泛应用于治疗溃疡病。2019 年，美国 FDA、欧洲 EMA 均发现该药物含有基因毒性杂质 N- 二甲基亚硝胺杂质，并发出安全警告。

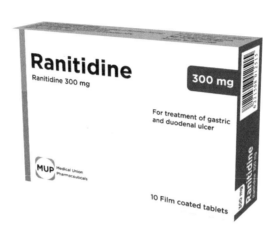

图10-1 雷尼替丁外包装示意图

澳大利亚药物管理局（TGA）与国际药品监管机构合作调查，并对雷尼替丁进行测试后，于 2019 年 10 月发布通知，将雷尼替丁从市场上撤回。PBAC 基于该药被 TGA 撤回的公告，在 2020 年 2 月直接将其从 PBS 目录中退出。

1.2 警告

药监部门基于药物安全性检测与评价所获得的风险信息，修订药品说明书，增加相关的提示信息以控制药物使用风险，保障公众用药安全。若药物可能会发生的严重或威胁生命的不良反应，或其他潜在安全性问题时，药监部门则在说明书中增加黑框警告。

黑框警告是药监部门对上市药物采取的一种较为严重的警告形式，出现在说明书的最前端，用加粗加黑的边框来显示，旨在以醒目的标志提醒医师和患者在药物使用过程中潜在重大安全性问题[4]。药监部门发布黑框警告并不能使药物直接撤市，但由于其安全性存在较大隐患，医保部门大多基于该信息启动退出程序。

以美国 Medicare Part D 为例。Medicare 是针对美国老年人的公共医疗保险计划，由医疗保障和医疗补助服务中心（CMS）管理。CMS 明确规定，在调整 Part D 目录时应将 FDA 发布黑框警告中涉及的药物直接退出[5]。

【案例分析10-2】 Trisenox退出美国Medicare Part D目录[6]

　　Trisenox（三氧化二砷）在 2000 年由美国 FDA 批准上市，用于白血病的治疗。2018 年，FDA 基于其发生的分化综合征、心脏传导异常、韦尼克脑病三个严重不良反应，对该药发布了黑框警告，如图 10-2 所示。

WARNING: DIFFERENTIATION SYNDROME, CARDIAC CONDUCTION ABNORMALITIES, and ENCEPHALOPATHY INCLUDING WERNICKE'S
See full prescribing information for complete boxed warning.
警告：分化综合征，心脏传导异常、韦尼克脑病
- **Patients treated with TRISENOX may develop differentiation syndrome, which can be fatal. If symptoms occur, initiate high-dose steroids immediately and monitor hemodynamics. (5.1)**
- **TRISENOX can cause QT interval prolongation and ventricular arrhythmia, which can be fatal. Before administering TRISENOX, assess the QT interval, correct electrolyte abnormalities, and consider discontinuing drugs known to prolong QT interval. Do not administer TRISENOX to patients with ventricular arrhythmia or prolonged QTcF. (2.3, 5.2)**
- **Encephalopathy including Wernicke's encephalopathy (WE) occurred in patients receiving TRISENOX. If Wernicke's encephalopathy is suspected, immediately interrupt TRISENOX treatment and initiate parenteral thiamine. (5.3)**

图10-2　Trisenox说明书黑框警告[7]

　　基于此安全性风险提示，密歇根州于 2020 年 2 月将该药从 Medicare Part D 目录中退出。

知识拓展：美国FDA效益风险评估[8]

　　美国 FDA 效益风险评估（Benefit-Risk Assessment，BRA）是在监管背景下对药物的预期收益是否大于预期使用潜在风险做出判断，以支持其监管决策。BRA 贯穿了从药物研发、批准上市和上市后整个生命周期。在药物上市后阶段，FDA 根据 BRA 结果作出的决策主要包括修改风险评估与减低计划（Risk Evaluation and Mitigation Strategies，REMS）、修订说明书、增加或删除黑框警告、撤市等。

　　FDA 通过 BRA 框架定性评估药物的效益和风险，该框架包含 4 个维度，分别为：疾病背景分析（Analysis of Condition）、当前治疗现状（Current Treatment Options）、效益（Benefit）、风险及其管理（Risk and Risk Management），其中效益的关键因素为临床终点，而风险的关键因素为不良事件[9]。FDA 基于 4 个维度的证据，结合专家判断得出评估结论，并作出相应的监管决策，如药物在评估后确认效益大于风险可被 FDA 批准上市。

2 调整方法

药监部门对药物安全性存在问题的品种发布的信息具备客观性和权威性。因此医保部门通过直接引用的方式,依赖药监部门的官方信息,将相关品种直接从医保目录中退出。

2.1 随时调整

用药安全是重大民生问题,因此域外部分国家在药监部门发布信息后随时启动退出程序,依据药监部门信息即时调整目录范围、公布决策结果,以确保目录调整的及时性。

以美国商业保险公司 Gateway Health 为例,其报销范围内的药物原则上每年调整一次,但在特殊情况下也可以随时调整。比如 FDA 发布撤市等药物安全信息时,Gateway Health 会立即将其从药物报销清单中退出[10]。保险公司和 FDA 之间存在信息联动机制,准确获取 FDA 药品监管信息, 及时调整药物报销范围。

【案例分析10-3】 商保Gateway Health即时退出加巴喷丁恩那卡比[11]

加巴喷丁恩那卡比（商品名：Horizant®，图 10-3）是加巴喷丁的前药，2011 年美国 FDA 批准该药用于中度至重度不宁腿综合征①,2012 年被批准用于治疗疱疹后遗神经痛。

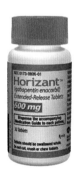

图10-3 加巴喷丁恩那卡比外包装示意图

2018 年，FDA 基于其不良事件报告系统识别出该药具有潜在的严重危险信号，在 2012 年至 2017 年提交给 FDA 的 49 份病例报告中，有 12 人死于加巴喷丁引起的呼吸抑制。因此 2019 年 12 月，FDA 发布警告，宣告与阿片类药物或其他抑制中枢神经系统药物联用、老年人以及有呼吸障碍的患者使用加巴喷丁类药物（包括商品名：Neurontin®，Gralise®，Horizant®）和普瑞巴林类药物（包括商品名：Lyrica®，Lyrica CR®）可能出现危及生命的呼吸困难，要求企业在说明书中增加该不良反应的警告。

在 Gateway Health 发布 Medicare Part D 药品目录中，加巴喷丁恩那卡比于 2020 年 1 月起不再获得报销。

---

① 不宁腿综合征是一种中枢神经系统疾病，临床特征为发生于下肢的一种自发的、难以忍受的痛苦的异常感觉。

2.2 定期调整

国外医保部门通常建立信息联动机制，设置每月或每季度的较短调整周期，定期将安全性存在重大隐患的品种调出医保目录。澳大利亚是定期调整的典型国家，每月公布目录调整情况（具体包含增加、删除和变更品种信息），如图 10-4 所示。

PBS Publications Archive

2019 | 2018 | 2017 | 2016 | 2015 | 2014 | 2013 | 2012 | 2011 | 2010 | 2009 | 2008 | 2007 | 2006 | 2005 | 2004 | 2003

2020

1 March 2020 2020年3月1日　　　PBS目录变更概要
Schedule of Pharmaceutical Benefits (Summary of Changes) (PDF 2MB) - Download (ZIP 961KB)
Schedule of Pharmaceutical Benefits (Volume 1 - General Schedule) (PDF 20MB) - Download (ZIP 14MB)
Schedule of Pharmaceutical Benefits (Volume 2 - Section 100) (PDF 10MB) - Download (ZIP 8MB)
Efficient Funding of Chemotherapy Supplement (PDF 3.7MB) - Download (ZIP 1.5MB)
PBS Text files (ZIP 3.6 MB)
PBS XML file V3 file (ZIP 5 MB)
PBS XML V2 down-converted file (ZIP 6MB)

1 February 2020 2020年2月1日

Schedule of Pharmaceutical Benefits (Summary of Changes) (PDF 2MB) - Download (ZIP 961KB)
Schedule of Pharmaceutical Benefits (Volume 1 - General Schedule) (PDF 20MB) - Download (ZIP 14MB)
Schedule of Pharmaceutical Benefits (Volume 2 - Section 100) (PDF 10MB) - Download (ZIP 8MB)
Efficient Funding of Chemotherapy Supplement (PDF 3.7MB) - Download (ZIP 1.5MB)
PBS Text files (ZIP 3.6 MB)
PBS XML file V3 file (ZIP 5 MB)
PBS XML V2 down-converted file (ZIP 6MB)

图10-4　澳大利亚PBS每月更新示意图[12]

2.3 模式对比

上述两种调整模式都起到了将存在安全隐患的药物及时退出医保目录的作用。随时调整模式需医保部门在药监部分发布措施后立即调整，时效性更强，但对医保部门的行政管理能力要求较高;定期调整模式为医保部门留出一定的数据收集时间，可操作性更强，且保证了数据收集的全面性。

第二节 有效性（临床价值）

有效性是指药物在临床实际使用中是否具备患者获益与价值，临床价值是其核心评估标准。药物进入目录后，随着临床治疗技术不断更新，同一疾病治疗领域可选择的替代药物增加，治疗顺序亦被更优的新药取代，使得药物的临床地位不断下降，在临床使用中逐渐被淘汰。此时，将不再满足"有效性"的品种从目录中退出，有利于为临床价值和患者获益更高的药物腾出目录空间。

本节主要介绍直接退出和定性审评两种退出调整方法。

1 直接退出

直接退出是有效性通道最为简便的调整方法，医保部门依据卫生管理部门发布的限制性药物目录，直接将医保目录内品种退出。

1.1 信息来源

域内外卫生管理部门通常依据药物临床疗效再评价的结果作出决策，公布药品限制使用目录，具有较强的权威性，可直接被医保部门所参考。

【案例分析10-4】 英国限制一级保健处方药品目录[13]

英国通过国民保健服务（NHS）实现全民卫生服务与医疗保健的统一管理。在NHS体系内部，同样存在卫生部门限制性目录为医保部门引用的联动机制，如图10-5所示。2017年，NHS下设的临床研究委员会（NHS Clinical Commissioners，NHSCC）首次发布一级保健处方限制指南①，要求国家全科医生联盟（Clinical Commissioning Groups，CCGs）限制性开具其中的药物处方。

隶属于NHS的证据评估机构NICE在动态修订药物技术评估指南或临床指南时，会参考引用该限制指南的相关品种信息，并作出相应推荐，作为NHS支付报销的退出决策参考。另外，由于NHS通过购买医疗服务提供免费医疗，一级保健处方药物目录调整后，通过CCGs临床处方的限制取消药物的报销。

---

① NHS实行分级保健制，其中一级保健（Primary Care）是NHS的主体，由全科医生和护士提供服务，NHS 70%以上的资金用于此级保健服务[14]。

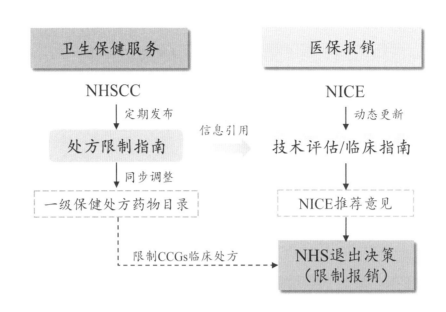

图10-5　英国限制一级保健处方药物目录的形成机制

被该指南建议限制使用的药物具备三个特征：缺乏临床有效性证据或存在重大安全隐患；有效但可以被更具成本效益的药物替代；有效但处于NHS低优先级。通过限制这些药物的使用，可以有效减少"低价值"处方并提高NHS基金的使用效率。2017年限制的药物有12种，2019年该指南发布了更新版本，增加了5种限制使用药物[①]，详见表10-3。

表10-3　NHS限制一级保健处方的药物品种

序号	通用名（2017年）	序号	通用名（2019年新增）
1	丙氧氨酚复方片	1	阿利吉仑
2	度硫平	2	胺碘酮
3	多沙唑嗪	3	决奈达隆
4	芬太尼	4	米诺环素
5	软骨素	5	胰岛素
6	利多卡因贴剂		
7	碘赛罗宁		
8	羟考酮/纳洛酮复方制剂		
9	对乙酰氨基酚/曲马多复方制剂		
10	精氨酸培哚普利		
11	他达拉非		
12	曲米帕明		

① 此处仅统计具体药物品种，非药物项目不包括在内。

1.2 操作方法

类似于"安全性"通道,"有效性"通道的直接退出方法由医保方直接引用卫生部门的官方目录,筛选拟退出品种清单后以定期调整和随时调整两种方式将药物退出医保目录。

2 定性审评

药物的有效性以临床价值为评估标准,包括治疗地位、疾病负担、治疗效果等多个维度。除了卫生管理部门颁布的限制性用药目录外,关于药物临床价值变化信息更多的散落在多个参考信息来源,其质量水平存在差异。因此医保部门需自主开展论证,通过定性审评作出退出决策,以保证目录调整的科学性。

2.1 形成评审清单

定性审评信息来源于全球主要权威卫生组织、学术机构以及市场信息三类。

信息来源1:全球主要权威卫生组织

与各国卫生部门一样,全球权威卫生组织也会发布药物目录,并公布目录调整的品种。但不同的是,全球权威卫生组织是基于全球的情况作出的调整决策,不一定适用于单个国家的实际情况,因此在可借鉴程度上较本国卫生部门发布的限制性目录弱,需通过医保部门的进一步评审论证。

典型的全球权威卫生组织是世界卫生组织(WHO),其每两年发布的基本药物目录收集了卫生保健所必需的基本药物,可以明确体现药物的临床价值。在 WHO 基本药物目录中调出的品种均为经过科学评估后确认不再满足"有效性"的药物,对于医保部门具有一定的借鉴意义。

【案例分析10-5】 WHO将卡那霉素退出基药目录[15]

卡那霉素(图 10-6)是从卡那霉素链霉菌中分离得到的一种氨基糖苷类抗生素,对多种病菌感染有效,通常用于治疗结核病。

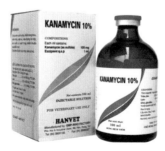

图10-6　卡那霉素注射剂外包装示意图

2019 年 WHO 发布的最新版基药目录已经退出了卡那霉素,理由是与其他结核病治疗药物相比,卡那霉素的疗效更差、治疗失败率和复发率更高。

知识拓展：韩国借鉴WHO基本药物目录[16]

韩国 2007 年启动目录内"存量"药物的全面再评价工作，并退出部分药物。在临床疗效的考量上，韩国健康保险审查局（HIRA）参考了 WHO 基药目录的推荐情况，将药物在 WHO 基药目录的推荐范围内，作为其临床价值的认定依据之一，进一步结合其他信息论证药物是否具备临床价值。

信息来源2：学术机构

针对特定疾病领域，域内外权威学术组织机构定期发布临床指南（或专家共识）、撰写医学 / 药学教材，此类信息中相关药物的推荐情况也能一定程度上反映其实际临床价值。

【案例分析10-6】 澳大利亚根据指南推出抗艾滋病药物[17]

澳大利亚艾滋病医学会（Australasian Society for HIV medicine，ASHM）是 1988 年由澳大利亚临床医生建立的艾滋病学术协会。ASHM 每年发布 HIV 抗逆转录病毒指南、HIV 暴露前预防指南等，分享经验和专业知识支持卫生工作者。

2019 年，ASHM 在 HIV 抗逆转录病毒药物指南中提出了关于富马酸丙酚替诺福韦（TAF）和富马酸替诺福韦酯（TDF）在 HIV 治疗中的选择问题。

TAF 和 TDF 在治疗 HIV 时通常与其他抗病毒药物联用，以固定剂量组合药物的方式提高患者依从性，目前澳大利亚 TGA 批准上市的含 TAF 和 TDF 的固定剂量组合药物如表 10-4 所示。

表10-4　TGA批准的含TAF和TDF的固定剂量组合药物*

含TAF药物组合（商品名）	含TDF药物组合（商品名）
Genvoya	Truvada特鲁瓦达
Odefsey	Atripla
Descovy达可挥	Eviplera
Biktarvy必妥维	Stribild
Symtuza	Delstrigo

*表中标黄品种为PBS退出品种

TAF 和 TDF 均为核苷类逆转录酶抑制剂，通过抑制 HIV 病毒的复制起到治疗作用。TAF 是 TDF 的新前体药物，其相对 TDF 的优势在于用药剂量低、抗病毒活性好且肾毒性和骨质疏松风险低。因此 ASHM 指南更推荐治疗时使用 TAF[18]。2019 年 9 月，澳大利亚 PBAC 宣布将不再继续报销含 TDF 的两种固定剂量组合的药物 Stribild®（替诺福韦 / 恩曲他滨 / 埃替格韦 / 可比司他）和 Eviplera®（替诺福韦 / 恩曲他滨 / 利匹韦林）（图 10-7）。

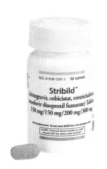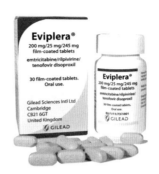

图10-7 Stribild® 和 Eviplera®产品外包装示意图

PBAC 的理由是，含 TAF 的药物可以取代含 TDF 的药物，且转为使用含 TAF 的方案满足当前澳大利亚现行指南。PBAC 为医生和 HIV 患者提供了 6 个月的过渡期，2020 年 3 月正式将两种组合药物从 PBS 目录中退出。

信息来源3：市场信息

除了临床价值信息外，医保部门通常还收集药物实际生产、采购和供应数据，以了解药物临床的实际使用情况。特别关注两种情形：药物未实际生产，或有实际生产但无采购数据。这从供给侧表明，该产品可能已经退出市场供应。

以日本为例。日本将市场无供应的药物退出目录时，由厚生劳动省下属的争议调解委员会委托专业学会对其真实供应情况进行审查。若厚生劳动省根据专业学会的评估结果认定药物没有供应情况属实，决定退出药物，则将该决定告知企业并发布撤出目录期限公告，到期后正式退出目录[19]。

2.2 专家定性审评

医保部门对上述三类信息进行分类筛选，形成拟退出名单后，组织临床、医学、药学等多方专家围绕临床价值开展论证。

临床价值体现了药物临床使用过程中满足临床治疗需求的程度，包含五个维度：疾病负担、临床疗效、临床地位、创新水平、社会经济影响（详见第一章）。在退出目录时，专家重点关注临床地位和临床疗效两个维度。值得注意的是，准入后药物绝对临床价值一般不会发生较大变化，但由于疗效更优的竞品上市，使得目录内药物的相对临床价值降低。

临床地位：主要论证治疗顺序和不可替代性两项指标。包括药物在其治疗领域被推荐的情况、在实际临床使用中是否已被淘汰、药物在目录内是否有可替代的品种等。

临床疗效：主要论证增量疗效和患者获益两个指标。主要关注目录内同治疗领域其他药物对治疗效果的改善和缓解程度，以及减少住院和用药时间等患者获益的改变。

【案例分析10-7】 巴西退出特拉匹韦和波普瑞韦[20]

巴西国家卫生技术实施委员会（National Committee for Health Technology Incorporation, Conitec）负责对药物在公共卫生系统（Sistema Único de Saúde，SUS）中的准入、退出和限制使用开展评估。在目录退出时，Conitec 将国际相关文献以及指南纳入考量范围，并以临床价值为主要决策依据[21]。以特拉匹韦和波普瑞韦为例（图10-8）。

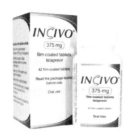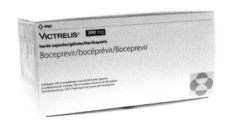

图10-8　特拉匹韦和波普瑞韦外包装示意图

特拉匹韦和波普瑞韦均为丙型肝炎病毒（HCV）蛋白酶抑制剂，用于治疗 HCV 1 型感染，通常与干扰素或利巴韦林联合用药。美国 FDA 于 2011 年 5 月批准两种药物上市。2012 年，特拉匹韦和波普瑞韦纳入巴西 SUS。

2015 年，索非布韦、达卡他韦、西咪匹韦等治疗 HCV 的新药纳入 SUS。巴西的艾滋病和病毒性肝炎协会和卫生部门据此制定了新的 HCV 指南，推荐索非布韦、达卡他韦、西咪匹韦，并建议停止使用特拉匹韦和波普瑞韦。

Conitec 在对特拉匹韦和波普瑞韦再评估时认为，目录内存在索非布韦、达卡他韦、西咪匹韦等新药，可替代性较高；两者需联合干扰素或利巴韦林使用，患者依从性较差，且安全性、用药剂量和治疗时间均劣于上述三种新药。同时，丙肝的治疗指南已明确不推荐特拉匹韦和波普瑞韦。基于上述信息，Conitec 在 2016 年 5 月全体会议上决定，将特拉匹韦和波普瑞韦退出 SUS。

2.3 退出决策

专家考量药物的临床价值后，由医保部门对拟退出清单的品种作出最终决策。医保部门结合市场供应信息对临床价值作出进一步判断。若药物临床价值降低，且无实际生产、采购或供应需求的，直接退出医保目录；药物具有一定的临床价值，且有实际生产、采购或供应需求的，暂不退出目录。在调整周期上，定性评审退出一般设置定期调整，使医保部门有充足时间收集信息并召集专家论证，以保证决策的科学性和准确性。

第三节 经济性（成本效益比）

药物的经济性是指药物经济成本与健康产出之间的"性价比"，在医保准入时体现为通过成本效益评估，判断相关药物是否符合医保"价值购买"的战略需要。但随着药物上市时间、市场竞争的变化，目录内药物的成本效益情况可能发生改变，导致其不再满足目录管理对"性价比"的需求，进而对医保资源配置造成负面影响。

基于此，医保部门通常建立完整的遴选评审体系。针对目录内经济性较差的药物实施退出管理，以维持基金可持续运行。如图10-9。

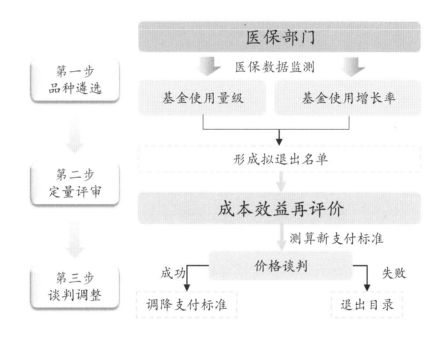

图10-9 "经济性"退出通道流程图

1 第一步：品种遴选

在"经济性"通道的启动过程中，全球医保部门通常基于目录内药物的医保监测数据，定期选择基金风险较大的品种，形成该退出通道的评审清单。以利用有限资源针对性开展成本效益再评价，体现医保管理"抓大放小"原则。

1.1 遴选指标

医保部门依托"基金使用量级"与"基金使用增长率"两项关键指标进行遴选。

（1）基金使用量级

基金使用量级是指，目录内药物在统计当期所占用的医保基金数量级别。该指标直接体现药物对医保基金的影响程度，量级越大，基金运行风险越高。

（2）基金使用增长率

基金使用增长率是指，目录内药物在医保准入后的基金使用增长速率。增长率可体现药物占用基金支出增长趋势，显示对基金的影响预期。

1.2 遴选方法

成本效益再评价品种遴选方法主要为"双因素"法，即同时考虑两类指标因素，针对性选择"量级大、增速快"的目录内药物进入后续评审程序。

如，日本医保部门将上述两关键指标纳入综合调整公式，通过量化换算得出拟进行退出管理品种范围（详见第七章）；荷兰医保部门针对目录内住院用药（inpatient drug）进行周期为4年的定期再评价，其品种遴选标准的经济性层面即综合考量了药物的基金用量和费用增长情况[22]；英国癌症药物基金（CDF）在退出管理中也将"双因素"作为核心遴选标准。

【案例分析10-8】 英国CDF双因素遴选退出评审清单[23]

自CDF成立以来，部分癌症药物的可支付性显著提升，但其运行成本逐年增长，自2013年起开始大幅超支（原定预算2亿以英镑/年）。为保障NHS整体资金的收支平衡，2014年12月，NHS针对CDF目录内药物启动再评价与优先排序工作，以期删除部分成本效益较差、尚未到期的癌症药物。

NHS下设的CDF评价小组基于基金占用和费用增速情况，对目录内29个药物品种（涉及47个适应症）展开遴选，小组专家综合论证后，形成了包含贝伐单抗等25个品种（涉及42个适应症）在内的"潜在昂贵药物"评审目录。

针对上述评审目录内药物，评价小组开展了成本效益再评价，基于评审结果对11个药物品种（涉及17个适应症）予以退出。2015年11月，CDF按相似程序开展第二次再评价工作，再次退出了6个药物品种（涉及7个适应症）。得益于两次退出管理工作，CDF在2015~2016年的支出符合预期。

但部分处于HTA应用初期阶段的国家（如韩国），在新旧政策过渡时期，针对此前未经科学评审准入的"存量"品种，通常利用依据单因素方法（多为基金使用量）进行快速遴选。

2 第二步：定量评审

理论上说，拟退出药物的绝对临床疗效与价格（治疗成本）并无显著变化，往往是医保准入后，经过较长的一段时间其治疗环境和参照药物发生较大改变，所以相对疗效和相对价格发生变化，导致其成本效益不再符合医保要求。

医保目录退出事关参保人和生产企业的切身利益，需要慎重实施管理机制。而对于安全有效、临床必需的药物，仅因为成本效益不符合要求退出医保，更需要利用全面、专业的评审程序提供科学证据，保障退出管理的科学与公平性。

2.1 评审要点

实践中，医保部门将重点围绕药物的成本效益展开再评价，定量判断药物准入后的成本效益变化情况，推算其在当前参照条件下的合理支付水平。再评价过程中，应合理选择参照药物，全面收集准入后的实际成本和健康效用数据，根据定量评审结果形成调整决策参考。

2.2 操作流程

不同于前两类通道主要依赖外部机构评审结果，"经济性"通道的定量评审由医保部门主动展开。多数国家不强制要求企业提交自评报告[①]，而是由医保部门或下设专业机构自主收集相关数据信息，开展再评价工作。

成本效益再评价的流程与准入评审相似，但在以下两方面存在明显差异。

（1）参照药物的选择

由于"成本效益"是一个增量概念，评价过程中对于参照药物的选择可直接影响最终结果。准入评审中，医保部门及企业通常依据"3+2"标准遴选目录内同适应症下临床首选药物作为参照药物（详见第一章）。

退出管理中，若此前未开展成本效益评估的"存量"品种，应根据遴选标准适当选择参照药物，作为企业自评的基础与医保评审的依据。若此前经过 HTA 评价准入的协议期药物，则适用于续约管理中的"参照药物变更原理"，根据市场情况动态更新。如英国 NICE 根据临床"金标准"变化替换奥希替尼参照药物，并重新评价其当前成本效益情况（参见第七章）。

（2）评价方法的偏好

在分析方法的选择上，各国倾向于选用流程简明的最小成本分析（CMA）。在验证临床价值相同或相当的前提下，比较拟退出药物与参照药物的成本数据，并依据成本最小

---

① 退出管理中，目录内药物在准入后可能已有仿制药上市、准入，不再是独家品种，企业自评在开展的主动性与可行性上存在一定现实阻碍。因此多数国家省略该评审步骤，直接由医保部门自主开展评价，也有部分国家的再评价中企业可选择性提交支撑数据/信息以供参考。

化原则推算理论价格水平。若临床价值差异较大，则应选用准入中常用的成本效用分析（CUA）或成本效果分析（CEA）方法[24]。

在报告类型上，多数国家倾向于选择二次文献研究，在无需独立开展长期观察性或试验性研究的前提下，整合医保准入后的多方研究成果，通过科学方法形成全面的高质量证据。

【案例分析10-9】 韩国针对高血脂症、偏头痛药物的退出评审程序[24]

2007 年，韩国改革推行"正目录"报销制度，并启动"药物费用支出合理化计划"（Drug Expenditure Rationalization Plan，DERP）以控制不断上涨的药物费用。DERP 要求在 5 年内对目录内的"存量"品种开展再评价，并首先选取市场份额适中、不治疗急重症的高血脂症药物和偏头痛药物 2 个功效组（按药物功能和用途划分）作为试点项目。

具体评审程序如图 10-10 所示：HIRA 或 HIRA 通过竞争选择的独立研究团队将基于自主收集资料与企业提供材料（非必需）开展评审，若药物满足临床实用性标准，则通过日均费用排序确定成本效益评估范围①。

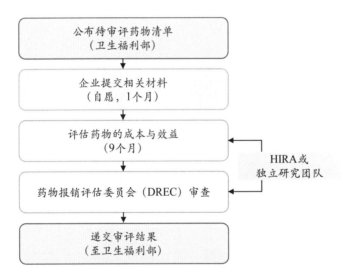

图10-10 韩国DERP目录退出试点项目评审程序

在成本效益评估中，HIRA 或独立研究团队以最小成本分析为主要方法，在可替代药物次组中选择参照药物（通常选择相对低价药物），并自主检索收集信息资料，利用以二次文献研究为主的药物准入后数据展开评价。并利用成本最小化原则，基于定量评价结果推算药物建议参考价格范围，递交至卫生福利部，作为后续决策的参考依据。

---

① 将功效组内药物细分为可替代药物次组，对其日均费用进行排序，排序位于组内后25%的药物被认定为"相对低价药物"（无需进行成本效益评估），其他药物则需开展独立于企业材料的成本效益评估。

3 第三步：谈判调整

在综合评审药物的成本效益情况后，医保部门会以再评价结果为参考，引入谈判机制助力调整决策。调整周期上，由于医保部门主导遴选、评审工作，无需与其他管理机构协调联动，故通常设置定期调整周期。调整方法上，医保部门将以定量评审结果为依据，与企业协商调降支付标准，若协商不成功则退出目录。

3.1 调降支付标准（谈判成功）

根据成本效益再评价的定量评审结果，测算形成支付标准的调降参考范围，医保部门以此为谈判"底价"与企业谈判。若协商一致，则调降药物支付标准。

实践中，各国在确定调降参考范围时存在两类操作方法：其一，根据个案评审结果定量推算调降幅度（类似第二章"药物经济学倒推法"）；其二，根据定量评审结果进行分类，针对不具"成本效益"的药物品种，划档设置固定调降比例或调整公式。

【案例分析10-10】 比利时谈判调降吗多明支付标准[25]

比利时对公共医疗保险明确规定，经卫生技术评估准入目录的药物可定期通过特定程序改变其报销方式或退出目录。

吗多明（molsidomine，图 10-11）是一种长效血管舒张药物，用于治疗心绞痛。比利时国立健康与残疾保险研究所（Rijksinstituut voor ziekte- en invaliditeitsverzekering，RIZIV）2017 年 8 月起基于该药物的成本效益再评价结果，谈判调降支付标准。

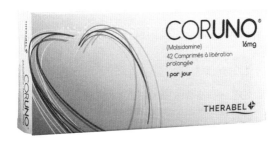

图10-11 吗多明产品外包装示意图

再评价中，RIZIV 分析了药物原支付标准制定依据以及实际报销数据，并围绕药物对医保开支的影响、治疗成本与实际临床价值之间的关系等要素开展定量评审。基于"成本效益较差"的评审结果，RIZIV 与企业展开谈判协商，最终将其支付标准调降 43.64%（具体价格未公开）。

知识拓展：韩国"经济性"通道支付标准调降方式改革

　　由【案例分析10-9】可知，韩国 DERP 要求对医保制度改革前所有"存量"品种开展再评价。在初期试点实践中，韩国医保部门采取"个案推算"方法对拟退出药物进行成本效益评价，以参考价格范围为底价，与企业进行价格谈判，若达成一致则调降支付标准，反之则退出目录。

　　但考虑到后续实际评审谈判工作量过大（涉及近 1.5 万"存量"品种），韩国将支付标准调降方式改革为按固定比例调整。对于不具成本效益的拟退出品种，若企业自愿降价至原支付标准的 80%，则不退出（整个调价过程可在 3 年内完成）；若企业不愿降价则视为谈判失败，予以退出。

3.2 退出目录（谈判失败）

　　若企业无法接受支付标准调降幅度，导致谈判失败，医保部门则会在确保目录内存在可替代品种的情况下，将此类成本效益较差、相对价格过高的药物退出目录。部分国家针对性设置过渡报销阶段，以保障参保人的刚性福利。

【案例分析10-11】 雌二醇因谈判失败退出瑞典医保目录[26]

　　瑞典牙科和药品福利局（TLV）每年针对目录内高成本药物进行定期评审。雌二醇（阴道片，10mg，图 10-12）可用于更年期女性由于雌激素缺乏而引起阴道干燥、尿失禁和复发性尿路感染。

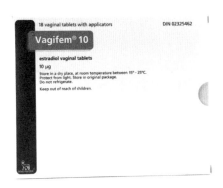

图10-12　雌二醇产品外包装示意图

2013 年 10 月，TLV 对雌二醇开展成本效益再评价，评审结果显示雌二醇的增量疗效不高于目录内参照药物（雌二醇，阴道霜），且其治疗成本为参照药物的近 4 倍，TLV 认定其成本效益较差，将其纳入退出谈判范围。

谈判中，TLV 提出将支付标准调降至参照药物水平（即下调约 75%），企业因无法接受该降幅导致谈判失败。由于目录内存在 3 种以上可替代品种，TLV 予以退出目录，并提供了 4 个月的报销过渡期。TLV 预测，该决策将为医保基金每年节约 2500 万瑞典克朗。

第四节 中国现状与发展趋势

全球经验表明，"安全性、有效性、经济性"三类退出通道特点显著："安全性"通道依赖药监部门权威信息，直接形成退出决策；"有效性"通道参考卫生管理部门和学术机构的外部信息，根据证据强度决定直接退出或定性审评后退出；"经济性"通道依据医保大数据进行主动遴选，自主开展成本效益再评价，通过谈判形成调整决策。

随着目录调整与医保谈判工作的不断推进，我国医保目录动态调整趋于常态化，目录退出机制也亟待完善。本节在总结我国退出管理现状基础上，展望未来发展趋势。

1 中国现状

为进一步满足广大参保人的用药需求，提高医保基金使用效率，《2019 年国家医保药品目录调整工作方案》中明确规定，药品目录调整包括药品调入和药品调出两项内容，将一些不符合医保目录要求的药物予以退出。

理论上说，我国目录退出与目录准入基本保持审评标准一致性，即当目录内药物不再满足"安全有效、临床必需、价格合理"任一标准时，启动退出机制。

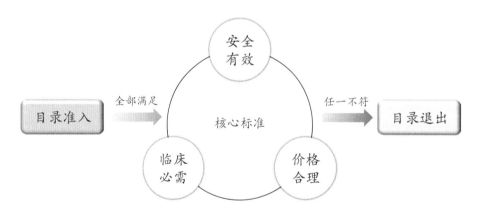

图10-13 我国医保目录准入退出逻辑关系

实践中，2019 年目录调整工作坚持"优化结构，有进有出"的原则，对目录内品种进行全面梳理，常规退出 150 种药物[27]。具体操作中，我国主要考虑"安全有效"与"临床必需"两项退出要件。

"安全有效"层面 针对不符合安全有效特性、被国家药监部门撤销文号的药物品种，医保部门将基于公开信息予以"直接退出"决策。2019 年目录调整工作中，国家医保局共退出 71 个目录已被撤销文号品种。

"临床必需"层面 对于临床价值不高、滥用明显、有更好替代的药物，医保部门组织专家论证后，考虑将相关品种退出目录。2019 年目录调整工作中，专家重点参考了国家卫健委发布的第一批国家重点监控合理用药目录（详见表10-5），经专项论证，一致决定将重点监控药品全部退出国家医保目录。

表10-5　第一批国家重点监控合理用药目录[28]

序号	通用名	序号	通用名
1	神经节苷脂	11	鼠神经生长因子
2	脑苷肌肽	12	胸腺五肽
3	奥拉西坦	13	核糖核酸Ⅱ
4	磷酸肌酸钠	14	依达拉奉
5	小牛血清去蛋白	15	骨肽
6	前列地尔	16	脑蛋白水解物
7	曲克芦丁脑蛋白水解物	17	核糖核酸
8	复合辅酶	18	长春西汀
9	丹参川芎嗪	19	小牛血去蛋白提取物
10	转化糖电解质	20	马来酸桂哌齐特

注：表中标黄品种为2017年版医保目录内的重点监控品种，在2019年版目录调整中全部退出。

可见，当前我国目录退出实践中，主要参考外部机构权威信息，对于安全有效、临床必需存在明显不足的目录内品种予以退出。评审阶段已引入专家定性论证程序，但医保管理部门尚未建立自主遴选、定量评审的完整退出管理体系。总体上对于前两项标准的实践经验较为丰富，"价格合理"标准的实际应用较少。

2　发展趋势

为完善我国目录退出机制，加强评审程序与调整决策的科学性，笔者提出如下思考。

2.1　退出标准动态化

我国目录退出标准"安全有效、临床必需、价格合理"，总体上仍属于静态定性标准。今后可引入"效益风险比、临床相对价值、成本效益比"等动态标准，提升退出管理的科学性与精细化程度，进一步明晰分通道管理理念，完善信息联动与数据收集机制，加强退出标准的动态化建设。

2.2　调整模式多样化

我国现阶段退出管理机制，在信息来源、评审方法和调整模式的应用上较为单一。今后，我国可探索建立多样化调整模式，实现行政与评审资源的效用最大化。例如，针对"安全性"通道建立联动机制，建立随时调整模式；针对"经济性"通道则可进一步完善定量评价方法，引入定期谈判调整模式。

需要注意的是，我国国情与产业背景相对复杂，医保目录内"存量"品种数量多、医保基金控费压力大、部分品种生产和销售量较大，退出管理政策对于广大参保人和医药产业都具有重大影响，需要进一步加强理论研究与实践探索，科学设计相关制度。

参考文献

[1] 颜敏，吴晔 . 药品上市后再评价工作的现状与思考 [J]. 中国医药情报，2001, 7(6):19-24.

[2] 何伟 . 我国药品上市后再评价的概念辨析与类型介绍 [J]. 中南药学，2015,13(07):780-782.

[3] Schedule of Pharmaceutical Benefits (Summary of Changes). [EB/OL].

http://www.pbs.gov.au/info/publication/schedule/archive, 2020-02

[4] 钱思源 . 说明书黑框警告与风险控制 [J]. 中国临床药理学杂志，2015,31(14):1466-1468.

[5] Formulary Changes During the Plan Year. [EB/OL].

https://q1medicare.com/PartD-CMSExemptionFromFormularyChanges.php?utm_source=partd&utm_campaign=TextLink&utm_medium=inPageLink, 2020

[6] 2020 Drug List Negative. [EB/OL].

https://mmp.michigancompletehealth.com/content/dam/centene/michigan-complete-health/pdfs/2020-MI-CHANGENOTICE-MMP.pdf, 2020

[7] HIGHLIGHTS OF PRESCRIBING INFORMATION. [EB/OL].

https://www.accessdata.fda.gov/drugsatfda_docs/label/2019/021248s018lbl.pdf, 2019

[8] Benefit-Risk Assessment Throughout the Drug Lifecycle FDA. [EB/OL].

https://healthpolicy.duke.edu/sites/default/files/atoms/files/discussion_guide_b-r_assessment_may16_0.pdf, 2019

[9] Curtin F, Schulz P. Assessing the benefit: risk ratio of a drug-randomized and naturalistic evidence. Dialogues in clinical neuroscience, 2011,13(2):183.

[10] 2020 Annual Provision of Notice Regarding Formulary Changes Gateway Health. [EB/OL].

https://www.gatewayhealthplan.com/Portals/0/docs/forms/Provider%20Pharmacy%20Tools/MedicareFormularyChangeNotice.pdf, 2020

[11] FDA Drug Safety Communication. [EB/OL].

https://www.fda.gov/drugs/drug-safety-and-availability/fda-warns-about-serious-breathing-problems-seizure-and-nerve-pain-medicines-gabapentin-neurontin, 2019-12

[12] PBS Publications Archive. [EB/OL].

http://www.pbs.gov.au/info/publication/schedule/archive, 2020

[13] Items which should not be routinely prescribed in primary care: Guidance for CCGs. [EB/OL].

https://www.england.nhs.uk/publication/items-which-should-not-be-routinely-prescribed-in-primary-care-guidance-for-ccgs/, 2019-08-14

[14] 吕艳霞. 英国国家卫生制度及其对中国的启示 [J]. 经济研究导刊，2014(34):303-304+326.

[15] The Selection and Use of Essential Medicines WHO. [EB/OL].

https://www.who.int/medicines/publications/essentialmeds_committeereports/en/，2019

[16] Lee H, Kim J. Delisting policy reform in South Korea: failed or policy change?. Value in Health,2012, 5(1):204-12.

[17] Public Summary Document – March 2019 PBAC Meeting. [EB/OL].

http://www.pbs.gov.au/industry/listing/elements/pbac-meetings/psd/2019-03/files/tenofovir-with-emtricitabine-combination-drugs-psd-march-2019.pdf

[18] Antiretroviral Guidelines ASHM. [EB/OL].

https://arv.ashm.org.au/what-to-start-initial-combination-regimens-for-the-antiretroviral-naive-patient/, 2019

[19] 王煜昊，徐伟，李赛赛，路娜娜，刘朝一，孟令萱. 日本医保药品目录动态调整机制研究及对我国的启示 [J]. 中国卫生经济，2019,38(09):93-96.

[20] Telaprevir, boceprevir, filgrastim e alfaepoetina para o tratamento da hepatite C. [EB/OL].

http://conitec.gov.br/recomendacoes-sobre-as-tecnologias-avaliadas-2016

[21] Pereira VC, Barreto JO, da Rocha Neves FA. Health technology reassessment in the Brazilian public health system: Analysis of the current status. PloS one, 2019,14(7).

[22] Margreet Franken , Decision making in drug reimbursement[M]. Erasmus University, 2014

[23] Aggarwal A , Fojo T , Chamberlain C , et al. Do patient access schemes for high-cost cancer drugs deliver value to society?—lessons from the NHS Cancer Drugs Fund[J]. Annals of Oncology, 2017.

[24] Hwayoung Lee, Jinhyun Kim. Delisting Policy Reform in South Korea: Failed or Policy Change?[J]. Value in Health the Journal of the International Society for Pharmacoeconomics & Outcomes Research, 15(1):204-212.

[25] Coruno en Corvaton (molsidomine): terugbetaling vanaf 1 augustus 2017. [EB/OL].

https://www.riziv.fgov.be/nl/themas/kost-terugbetaling/door-ziekenfonds/geneesmiddel-gezondheidsproduct/terugbetalen/specialiteiten/wijzigingen/Paginas/coruno-corvaton-molsidomine.aspx，2018-02-21

[26] Originalläkemedlet Vagifem 10 mikrogram utesluts ur högkostnadsskyddet.[EB/OL].

https://www.tlv.se/lakemedel/omprovning-av-lakemedel/avslutade-omprovningar-av-lakemedel/arkiv/2013-06-18-originallakemedlet-vagifem-10-mikrogram-utesluts-ur-hogkostnadsskyddet.html，2013-06-18

[27] 国家医疗保障局、人力资源社会保障部印发国家基本医疗保险、工伤保险和生育保险药品目录.[EB/OL].

http://www.nhsa.gov.cn/art/2019/8/20/art_14_1664.html，2019-08-20

[28] 第一批国家重点监控合理用药药品目录发布 [EB/OL].

http://www.gov.cn/fuwu/2019-07-02/content_5405241.htm，2019-07-02

附录　术语与缩略写表

类别	缩写	全称	中文翻译
官方机构	ACE	Agency for Care Effectiveness	新加坡护理效果评估中心
	AEMPS	Agencia Espanola de Medicamentos y Productos Sanitarios	西班牙药品和医疗器械管理局
	AIFA	Agenzia Italiana del Farmaco	意大利药物监督管理局
	CADTH	Canadian Agency for Drugs and Technologies in Health	加拿大药物卫生技术局
	CDEC	Canadian Drug Expert Committee	加拿大药品专家委员会
	CMS	Centers for Medicare & Medicaid Services	美国医疗保障和医疗补助服务中心
	Conitec	National Committee for Health Technology Incorporation	巴西国家技术实施委员会
	DHA	Department of Health and Ageing	澳大利亚卫生与老龄部门
	DUSC	Drug Utilisation Sub Committee	澳大利亚药品使用附属委员会
	EMA	European Medicines Agency	欧洲药品管理局
	FDA	Food and Drug Administration	美国食品药物监督管理局
	G-BA	Gemeinsamer Bundesaussehuss	德国联邦联合委员会
	HAS	Haute Autorité de santé	法国国家卫生管理局
	HIRA	Health Insurance Review Agency	韩国健康保险审查局
	HIQA	Health Information and Quality Authority	爱尔兰健康信息和质量管理局
	HITAP	Health Intervention Technology Assessment Program	泰国卫生技术评估项目组
	HSE	Health Service Executive	爱尔兰卫生服务主管部门
	IQWiG	Institut für Qualität und Wirtschaftlichkeit im Gesundheitswesen	德国医疗质量和效率研究所
	MHLW	Ministry of Health, Labour and Welfare	日本厚生劳动省
	NCPE	National Centre for Pharmacoeconomics	爱尔兰国家药物经济学中心
	NHS	National Health Service	英国国民保健服务
	NHSCC	NHS Clinical Commissioners	英国NHS临床研究委员会
	NHSO	National Health Security Office	泰国国家健康保障局
	NICE	The National Institute for Health and Care Excellence	英国国家卫生和临床技术优化研究所
	NMPA	National Medical Products Administration	国家药品监督管理局
	PBAC	Pharmaceutical Benefits Advisory Committee	澳大利亚药物福利咨询委员会
	pERC	pCODR Expert Review Committee	加拿大肿瘤药物评估专家评审委员会
	RIZIV	Rijksinstituut voor ziekte- en invaliditeitsverzekering	比利时国立健康与残疾保险研究所
	TGA	Therapeutic Goods Administration	澳大利亚治疗用品管理局
	TLV	Tandvårds-och läkemedelsförmånsverket	瑞典牙科和医药福利局
	WHO	World Health Organization	世界卫生组织

类别	缩写	全称	中文翻译
学术机构	ASCO	American Society of Clinical Oncology	美国肿瘤协会
	ASHM	Australasian Society for HIV medicine	澳大利亚艾滋病医学会
	CCGs	Clinical Commissioning Groups	英国国家全科医生联盟
	CSCO	Chinese Society of Clinical Oncology	中国临床肿瘤学会
	DPO	Drug Pricing Organization	日本药价算定组织
	ERG	Evidence Review Group	英国证据审查小组
	ESMO	European Society for Medical Oncology	欧洲肿瘤内科学会
	ISPOR	International Society for Pharmacoeconomics and Outcomes Research	国际药物经济学指南和结果研究协会
	NCCN	National Comprehensive Cancer Network	美国国家综合癌症网络
管理政策	CDF	Cancer Drug Fund	英国癌症药物基金
	DERP	Drug Expenditure Rationalization Plan	韩国药物费用支出合理化计划
	EAMS	Early access to medicines scheme	英国早期药物获得计划
	NHIS	National Health Insurance Service	韩国国民健康保险公司
	PAS	Patient Access Scheme	英国患者准入计划
	PBS	Pharmaceutical Benefits Scheme	澳大利亚药物福利计划
	pCODR	pan-Canadian Oncology Drug Review	泛加拿大肿瘤药物审查
	PPRS	Pharmaceutical Price Regulation Scheme	英国药品价格调控计划
	SUS	Sistema Único de Saúde	巴西公共卫生系统
专业术语	ADE	Adverse Drug Events	药物不良事件
	ADR	Adverse Drug Reaction	药物不良反应
	ASMR	Amélioration du Service Médical Rendu	药物疗效改善程度分级（法国）
	ASP	Average Sales Price	平均价格数据
	ATC	Anatomical Therapeutic Chemical classification system	解剖-治疗-化学分类系统
	BCR	Benefit-Cost Ratio	效益费用比
	BIA	Budget Impact Analysis	预算影响分析
	BRA	Benefit-Risk Assessment	效益风险评估
	CBA	Cost-Benefit Analysis	成本效益分析
	CEA	Cost-Effectiveness Analysis	成本效果分析
	CMA	Cost Minimization Analysis	最小成本分析
	CUA	Cost-Utility Analysis	成本效用分析
	EQ-5D	EuroQol five dimensions questionnaire	欧洲五维健康量表
	HCPCS	Healthcare Common Procedure Coding System	医疗保健通用操作编码系统（美国）
	HRQoL	Health Related Quality of Life	健康相关生命质量
	HTA	Health Technology Assessment	卫生技术评估
	ICER	Incremental Cost-Effectiveness Ratio	增量成本效果比

类别	缩写	全称	中文翻译
专业术语	ICUR	Incremental Cost-Utility Ratio	增量成本效用比
	MEAs	Managed Entry Agreements	管理准入协议
	NHB	Net Health Benefit	净健康获益
	ORR	Objective Response Rate	客观缓解率
	OS	Overall Survival	总生存期
	PAP	Patient Assistance Program	患者援助项目
	PBAs	Performance-Based Agreements	绩效分担协议
	PCT	Pragmatic Clinical Trials	实际临床试验
	PD	Progressive Disease	疾病进展
	PFS	Progression Free Survival	无进展生存期
	PIM	Promising Innovative Medicine	潜在创新药物（英国）
	PPP	Purchasing Power Parity	购买力平价指数
	PROs	Patient Reported Outcomes	患者报告结局
	PVAs	Price Volume Agreements	量价协议
	QALE	Quality Adjusted Life Expectancy	质量调整预期寿命
	QALY	Quality-adjusted life year	质量调整生命年
	QoL	Quality of Life	生存质量
	RCT	Randomized Controlled Trial	随机对照试验
	RWD	Real World Data	真实世界数据
	RWE	Real World Evidence	真实世界证据
	SF-6D	the Six Dimensions Short Form Health Survey	六维健康调查简表
	SMR	Service MédicalRendu	药物临床价值分级（法国）
	WTP	Willing to Pay	最大支付意愿

后 记

书稿即将付梓之际，正值中共中央、国务院《关于深化医疗保障制度改革的意见》颁布之时。正如《意见》所言，"医疗保障是减轻群众就医负担、增进民生福祉、维护社会和谐稳定的重大制度安排"，本书讨论的主题正是这个"重大制度安排"中的一个具体问题，希望能为"全面建立中国特色医疗保障制度"，"解决医疗保障发展不平衡不充分的问题"贡献绵薄之力。

来自政府和企业医保管理实践的一线专家对我们的研究给出了诸多有启迪的建议，国内外学者论文和研究也让我们拓宽了研究视野，在此深表感谢。

在课题研究与书稿撰写的过程中，特别感谢我的学生李伟博士、李轶同学、陈烨博士、李佳明博士、夏启瑞同学、侯梦佳同学、施慧同学、吴逸飞同学、李小春同学为本书基础工作所付出的大量心血。感谢我的家人长期以来对我的研究工作的理解和鼓励，感谢学校的培养和稀饭团所有成员的大力支持！

正是因为你们的支持，才能让我心无旁骛、奋笔疾书，将近十年来对医药、医疗、医保政策理论研究和实践操作中的点滴感悟汇总成册，以飨读者。也希望本书的出版对提升广大参保人的健康福祉，促进我国医药产业创新升级有所裨益。